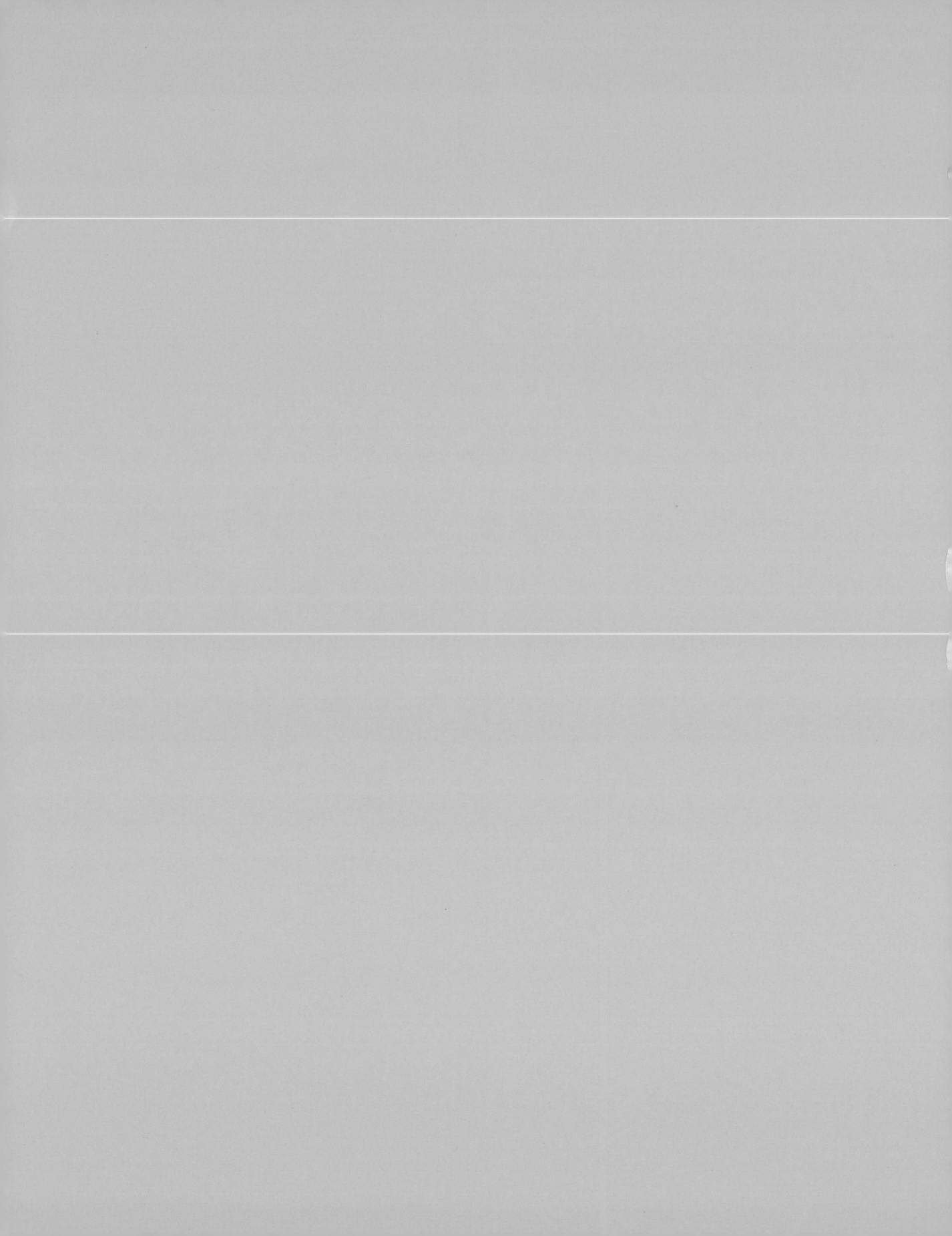

DIET!
Personal
Training

34kg 감량 신화 이경영의

다이어트
퍼스널
트레이닝

이경영, 이병주 지음

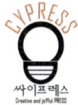

CYPRESS
싸이프레스
Creative and joyful PRESS

다이어트 퍼스널 트레이닝 전성시대!

몇 해전부터 소녀시대, 전혜빈, 휘성 등 많은 연예인들의 식단을 분석해달라는 인터뷰 문의가 쇄도하고 있습니다. 아울러 연예인들이 즐겨 하는 운동법에 대한 특징을 알고 싶어하는 매체들도 많았죠. 놀라운 것은 한국 매체뿐만 아니라 일본이나 유럽 매체들도 다수 포함되었다는 사실입니다. 한류 열풍을 타고 한국 연예인의 트레이닝 방법 역시 뜨거운 관심을 받고 있기 때문인 것 같습니다. 제가 분석한 많은 연예인들의 식이요법 방법은 조금씩 달랐지만 운동요법에는 근력운동이 반드시 포함되어 있었습니다. 또한 다이어트에 성공한 대부분의 연예인들은 퍼스널 트레이너와 함께 단기간이 아닌 꾸준히 운동을 즐기고 있었습니다.

1990년대 연예인들의 몸매 관리 비결은 원푸드 다이어트와 같은 식이요법 중심이었습니다. 그 당시 방송에서 소개된 벌꿀 다이어트나 포도 다이어트, 양배추 다이어트, 식초콩 다이어트 등은 유명 연예인들이 효과를 봤다고 알려지면서 일반인들이 많이 따라 했던 식이요법이었습니다.

소아비만이었던 저는 18년 전 식이요법과 운동요법으로 34kg 감량에 성공했는데, 그 당시 헬스클럽에서 근력운동을 하는 여성은 거의 없었던 것으로 기억됩니다. 어릴 적부터 운동을 제대로 해본 적이 없었고 운동을 무척 싫어했던 제가 건강한 다이어트를 위해서는 근력운동이 꼭 필요하다는 것을 알았기 때문에 덤벨과 모래주머니 등을 이용해서 집에서도 꾸준히 근력운동을 했습니다. 지방세포 수가 많은 소아비만은 요요현상이 많이 나타나는데, 18년 전부터 시작된 근력운동은 제 몸이 과거의 비만 상태로 돌아가는 것을 막는 강력한 방어막 역할을 해주었습니다. 특히 2년 전 출산 후 저의 탄력 없는 몸매를 해결해준 것 역시 근력운동이었습니다.

18년 전 다이어트 성공 후 미국을 여행하면서 인상적이었던 점은 미국 연예인들이 새

작품에 들어가기 전에 다이어트 전문가나 트레이너를 고용해서 몸 만들기에 돌입한다는 이야기가 잡지에 자주 소개되는 것이었습니다. 마치 운동선수가 코치의 도움을 받아 경기력을 향상시키듯 배역에 적합한 몸을 만들기 위해 집중 트레이닝을 받는다는 것이 그 당시의 저에게는 신기하기만 했습니다. 그러다 2000년대에 접어들어 우리나라 연예인들도 할리우드 배우들처럼 노출이 심한 의상을 입기 시작하면서 식이요법만으로는 몸 속에 감춰둔 살을 가리기 힘들게 되었죠. 따라서 시각적 이미지가 중요한 연예인들에게 운동을 통한 몸 관리는 필수가 되었습니다. 그러면서 연예인이나 경제적으로 여유 있는 이들의 특권으로 누려졌던 퍼스널 트레이닝이 일반인들에게도 대중화되기 시작했습니다.

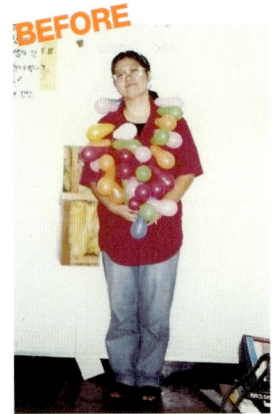
대학교 2학년 때

과유불급! 오버 트레이닝 증후군에 빠진 퍼스널 트레이닝은 주의하자

퍼스널 트레이닝이 과거에 비해 널리 보급되긴 했지만 아직도 가야 할 길은 먼 것 같습니다. 많은 매체에서 다이어트 서바이벌 쇼를 선보이고 퍼스널 트레이너들이 큰 활약을 하고 있습니다. 그런데 방송에서 소개되는 다양한 운동 동작들은 참신하기는 하지만 운동 수행 능력이 떨어지는 비만인들이 따라 하기에는 무리를 줄 수 있고 자칫 운동 상해로 이어지기도 합니다. 또, 단시간에 빠른 체중감량 효과를 위해 하루 4시간 이상 무리한 운동 프로그램에 매진하는 것을 마치 인간승리를 이룬 것처럼 표현하기도 합니다. 안타까운 것은 단기간 몇 kg 감량을 했다고 자랑하지만 그 후 요요현상에 대해서는 누구도 책임지지 않는다는 것입니다.

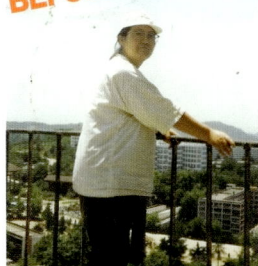
대학교 3학년 때

많은 분들이 운동을 해서 살을 빼면 요요현상이 없을 것이라고 오해합니다. 제가 만난 많은 비만인들 중에 과거에 놀랄만한 체중감량에 성공했던 분들도 많았습니다. 감량 당시에는 하루 3~4시간 운동을 하면서 높은 성취욕도 느꼈지만 다이어트 후 약해진 관절과 끝없이 이어지는 폭식증상만 남았지요. 장시간 트레이닝을 하면서 지나치게 탄수화물을 제한하면 거의 비슷한 부작용이 나타납니다. 바로 끝없이 갈구하는 탄수화물 중독증이 생기는 것이지요. 그리고 장시간 트레이닝을 해서 몸 만들기를 한 경우에는 운동 강도나 시간, 식이요법에 대한 비정상적인 강박관념이 생기게 됩니다. 운동을 해도 하루 3~4시간 땀으로 목욕하고 근육이 아플 정도가 되지 않으면 마치 운동을 안 한 것 같다고 느껴집니다. 식이요법도 독할 정도로 식사량을 줄이고 탄수화물을 적게 먹고 단백질 파우더 냄새가 날 정도로 신장에 무리를 줄 수 있는 고단백질 섭취를 고집합니다. 결

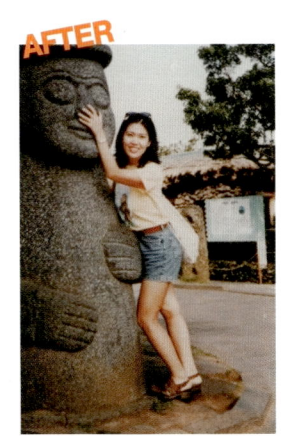
대학교 4학년 때 6개월간 34kg을 감량한 후 제주도 여행 때 모습

국 체중감량에 성공해도 유지하기가 힘들기 때문에 심신은 지쳐가기만 합니다.

결과가 중요할 뿐 과정은 묻지 않는다는 조급증을 가진 한국병이 몸 만들기에도 악영향을 주는 것 같습니다. 운동생리학자 중 누구도 성공적인 다이어트를 위해 고강도 트레이닝을 하거나 하루 3~4시간씩 운동에 전념하라고 권하지는 않습니다. 운동생리학자들이 권하는 운동은 일상생활에 큰 지장을 주지 않으면서, 심장을 튼튼하게 하고 근육을 강화시키며 결국 운동을 좋아하는 마인드가 생기게 되는 것을 목적으로 합니다. 비만관리나 건강개선을 목적으로 운동을 하는 일반인들에게는 하루 한 시간에서 길게는 한 시간 반 정도의 운동이면 충분합니다. 일반인이 마치 직업 운동선수처럼 헬스클럽에서 장시간 머무는 것은 운동을 안 하는 것만큼 건강을 해칠 수 있습니다. 과유불급이라는 조상들의 말을 귀담아 들을 필요가 있는 것입니다.

원푸드 NO! 트레이닝의 효과를 높이는 과학적인 저염식 고단백 다이어트가 필요하다

독한 트레이닝만 문제가 되는 것이 아니라 식이요법에서도 극단적인 방법을 선호하는 경우가 많습니다. 몇 해 전 수 백 명의 트레이너들에게 영양 교육을 한 적이 있었습니다. 트레이너들이 헬스클럽 회원들에게 권장하는 식단을 조사해보니 닭가슴살, 고구마, 달걀, 브로콜리, 아몬드 등 8가지도 안 되는 식품들로 식단을 구성하고 있었습니다. 영양학자들은 하루 20가지 이상 식품을 골고루 섭취해야 인체에 필요한 영양 균형을 맞출 수 있다고 강조합니다. 따라서 전문 직업선수가 아닌 이상 몇 가지 식품으로 장기간을 버틸 수는 없지요. 특정 식품만 주로 먹게 되면 쉽게 질리게 되고 이상 식욕이 생겨 폭식증이나 마구먹기 장애가 나타날 수 있습니다. 따라서 트레이닝의 효과를 높여주는 과학적이고 합리적인 식이요법이 중요합니다.

다이어트 중 아무리 운동이 중요하다 해도 체중감량에는 식이요법이 더 효과적이라는 것은 누구도 부인할 수 없습니다. 하지만 대부분의 근력운동 책들을 보면 식이요법에 대한 정보가 틀린 경우가 많거나 부족한 편입니다. 그래서 이 책에는 다른 트레이닝 책들에 비해 트레이닝 효과를 높여줄 수 있는 과학적인 식이요법에 대해 많은 페이지를 할애했습니다. 근력운동에서 강조하는 단백질 섭취에 대해 인터넷 등에서 잘못 알려진 정보들을 바로 잡고 이상적인 단백질 섭취 가이드 라인을 제시하였습니다. 근력운동 중 고단백질 만큼 중요한 저염식을 쉽게 하는 방법도 소개했습니다. 그리고 탄수화물 중독증이 심한 한국인들에게 좋은 탄수화물 다이어트도 소개합니다.

이경영의 다이어트 퍼스널 트레이닝으로 4주에 4kg 감량 목표!

'유전 몸짱, 무전 비만'이라고, 돈이 있으면 트레이너를 고용하고 지방 흡입 수술을 해서 쉽게 몸을 만들 수 있다고 생각하는 이들이 많습니다. 반면에 돈 없고 여유가 없는 일반 서민들은 값싼 패스트푸드로 배를 채우고 스트레스를 컴퓨터 게임으로 풀다 보니 점점 살이 찌게 됩니다. 이러한 비만의 양극화 현상은 이미 미국에서는 흔한 일이며 이제는 우리나라에서도 조금씩 나타나고 있습니다. 따라서 이러한 비만의 양극화 현상을 조금이나마 줄여보고자 다이어트 퍼스널 트레이닝 프로그램을 선보이게 되었습니다. 이 책은 비싼 다이어트 프로그램이나 퍼스널 트레이닝 비용을 내지 않아도 스스로 퍼스널 트레이너가 되어 건강한 다이어트를 할 수 있도록 구성했습니다. 그리고 이 책을 통해 4주 4kg 감량을 할 수 있도록 프로그램을 만들었습니다.

파트 1은 몸을 만들기 전에 반드시 알아야 할 트레이닝 준비 내용으로, 초보자도 쉽게 이해할 수 있는 운동과 식이요법에 대해 소개하고 있습니다. 파트 2는 구체적인 근력운동 방법을 제시하고 있는데 초보자와 중급자를 위한 바벨, 덤벨, 밴드, 짐볼 등을 이용한 운동 동작을 소개하고 있습니다. 파트 3는 파트 1과 파트 2를 응용하여 자신의 체형에 따라 4주 다이어트 프로그램에 도전해보도록 구성하였습니다. 세부적으로는 고도비만, 상체비만, 하체비만, 과체중, 저근육형비만을 위한 초급자용 4주 운동 프로그램과 식이 지침, 식단 등을 소개하고 있습니다. 이 밖에도 근육을 크게 만들고 싶은 남성을 위해 중급자 프로그램도 선보이고 있습니다.

이 책을 준비하는 동안 많은 분이 도움을 주셨습니다. 저와 함께 근력운동 프로그램을 구성해준 다이어트 프로그래머 제자이자 공동 저자인 퍼스널 트레이너 이병주 선생님께 감사드립니다. 아울러 과학적인 식단 구성을 위해 칼로리, 나트륨, 단백질 숫자와 씨름하며 저의 책 작업을 도와준 벤에세레 다이어트 프로그래머 김성경 실장, 이정아 주임, 민지혜 주임에게도 고맙다는 인사를 드립니다. 독자에게 제대로 된 트레이닝 책을 선사하고 싶다는 저의 마음을 적극적으로 지지해주신 싸이프레스 출판사 김영조 대표님께도 감사드립니다. 끝으로 주말마다 책 작업으로 바쁜 엄마 대신 아들 시원이와 잘 놀아준 남편 이상화 사장님에게 사랑을 보냅니다.

저자 이경영

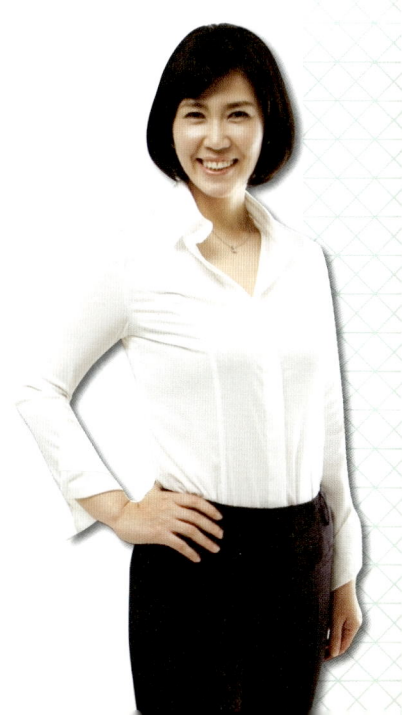

Contents

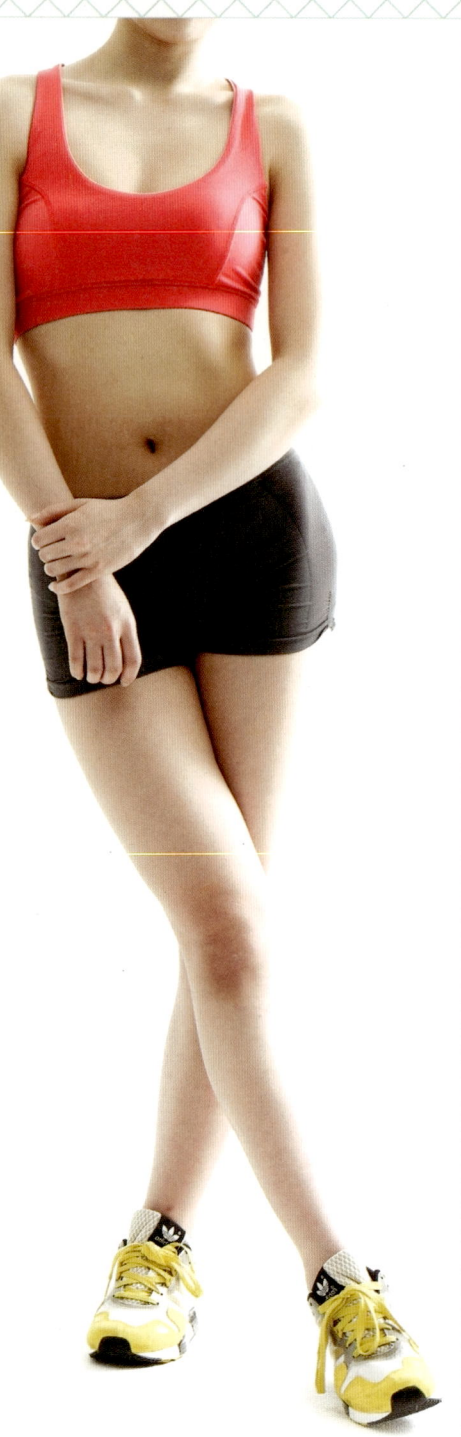

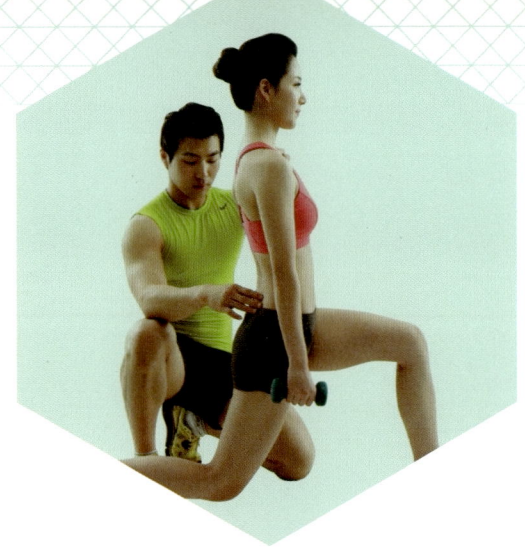

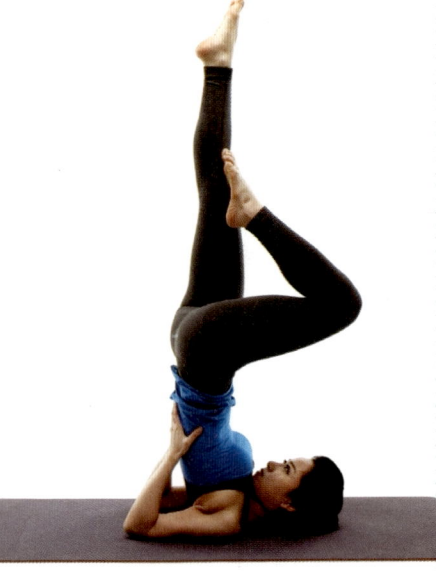

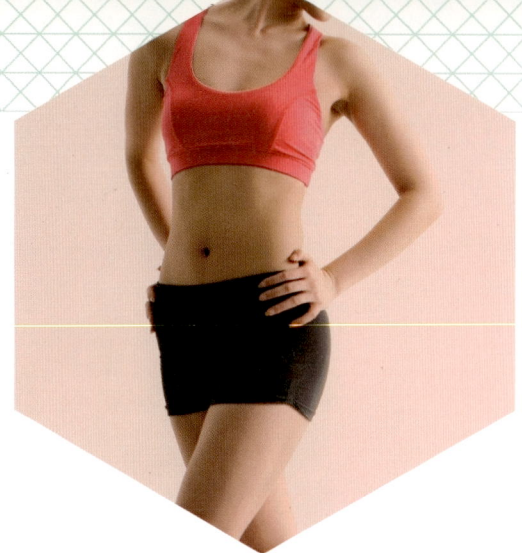

 PART 2 **실전편**
다이어트 퍼스널 트레이닝 동작 배우기

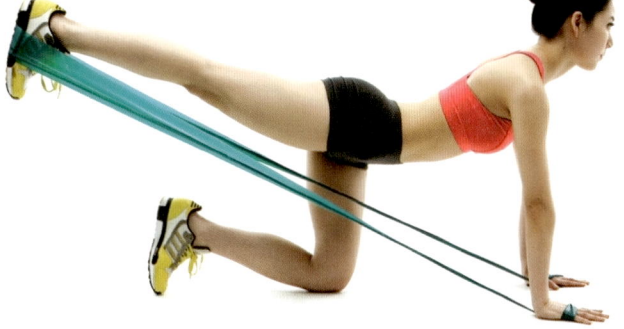

PART 3 응용편
체형별 4주 다이어트 퍼스널 트레이닝

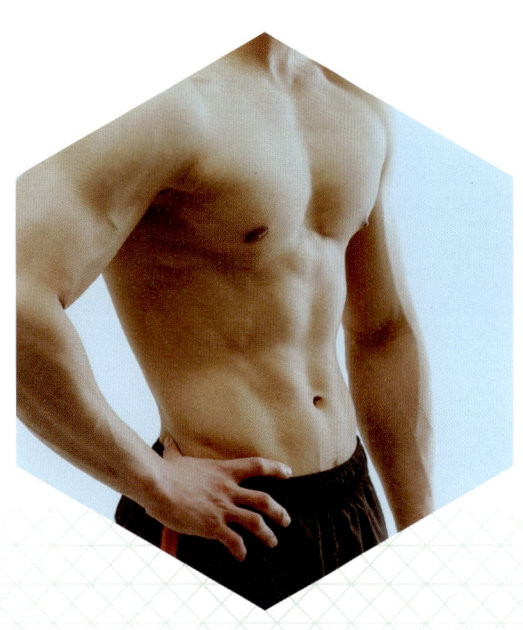

Diet PERSONAL Training

다이어트 퍼스널 트레이닝 준비하기

파트 1에서는 본격적인 트레이닝에 들어가기 전에 성공적인 다이어트를 위해 꼭 알아야 하는 다이어트 이론을 소개하고 있다. 내 몸의 비만 상태를 파악해보고 스트레칭, 유산소운동, 근력운동 등 트레이닝을 구성하는 운동 종목을 효과적으로 다이어트에 접목시키는 방법을 알아본다. 또한 정설처럼 알려져 있지만 실은 잘못된 트레이닝 루머를 파헤쳐서 진실 관계를 확인해보고, 성공적인 다이어트를 위해 운동보다 더 중요한 식이요법의 비밀을 알아본다. 이 밖에도 다이어트 중 비타민이 필수 아이템인 이유와 모든 비만인의 로망인 요요현상 없는 몸 만들기 비법을 배워본다.

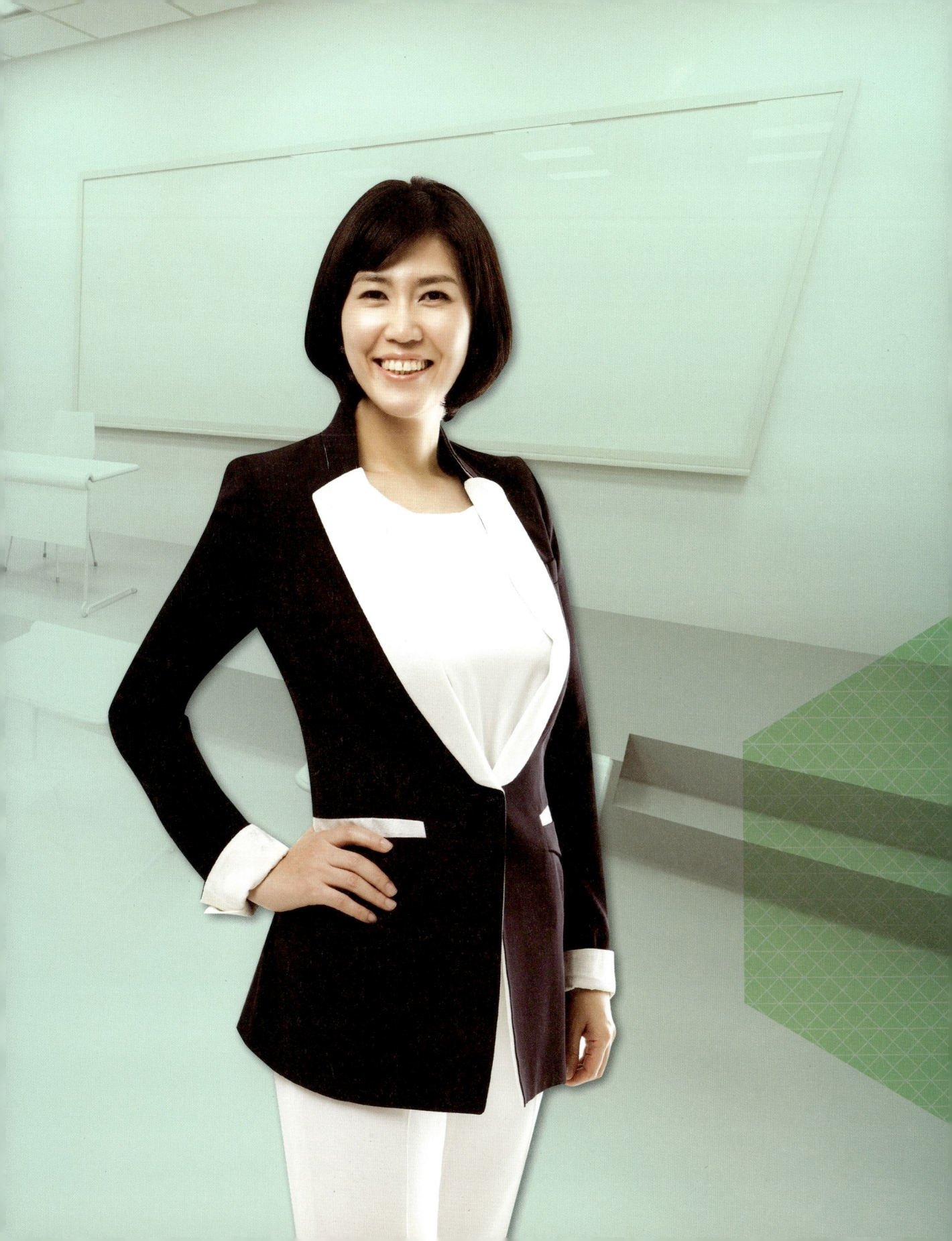

1 내 몸과 비만 동반지수 파악하기

얼마 전 SNS를 이용해서 4주간 다이어트 프로그램 서비스를 실시한 적이 있었는데, 필자가 있는 압구정 센터까지 내방하기 힘든 고객들의 신청이 쇄도했다. 온라인 신청 고객들의 신상파악을 할 때 가장 중요한 점은 우선 이들의 비만지수를 파악하는 것이다. 고객의 비만 상태를 제대로 파악해서 고객의 상태에 맞게 프로그램을 결정하는 것이 과학적인 다이어트 프로그램의 시작이기 때문이다. 그러면 어떤 기준으로 비만 상태를 체크할 수 있을까? 가장 쉬우면서도 과학적인 기준은 체질량지수, 체지방율, 복부둘레이다.

1 가장 대중적인 기준: 체질량지수

체질량지수(BMI) = 체중(kg) ÷ [신장(m)]²

$$\text{체질량지수(BMI)} = \text{체중(kg)} \div [\text{신장(m)}]^2$$

체질량지수(BMI: Body Mass Index)는 체중을 키의 제곱으로 나누어 비만도를 알아보는 방식으로 가장 대중적인 기준이다. 일반 성인 기준으로 연령과 성별에 관계없이 일정하게 적용할 수 있는 비만 지표이지만 근육량 비율이 높아 몸무게가 많이 나가는 운동 선수, 키가 너무 작은 성인, 근육량이 많이 떨어지는 노인의 경우에는 적합한 기준이 되기 어렵다. WHO(세계보건기구) 국제 기준에 비해 체격이 작은

체질량지수를 이용한 비만 판정

BMI	한국인 기준	국제기준(WHO)
18.5 미만	저체중	저체중
18.5~22.9	정상체중	정상체중
23~24.9	과체중	정상체중
25~29.9	경도비만	과체중
30~34.9	중등도비만	경도비만
35~39.9	고도비만	중등도비만
40 이상	초고도비만	고도비만

동양인은 좀 더 엄격하게 기준을 정하기 때문에 국제 기준에서는 과체중이라도 우리나라 기준에서는 비만이 될 수 있다. 가령 키가 163cm인 여성의 몸무게가 68kg이라면 체질량지수는 25가 넘는다. 이 여성이 미국인이라면 과체중이지만 한국인이면 영락없이 비만 판정을 받게 된다.

필자는 몇 년 동안 구청에서 당뇨강의를 한 적이 있는데, 강의를 들으러 오는 이들 중에는 체질량지수가 정상기준인데도 성인 당뇨병에 걸린 사람들이 많았다. 한국인은 당뇨 취약 유전자를 가지고 있는 경우가 많아 몸무게가 조금만 늘어도 대사 질환의 위험도가 높아진다. 반면에 미국에서 만난 비만인들 중에는 체중이 100kg에 육박해도 당뇨나 고혈압 증상이 없는 경우가 많았다. 사정이 이렇다면 비만 기준이 동양인에게 엄격하다고 불평할 이유는 전혀 없지 않을까?

그렇다면 몸무게는 언제 측정하는 것이 좋을까? 몸무게는 일주일에 최소 1번 이상 측정하는 것이 좋고, 주초에 측정하는 것이 주말 과식을 막을 수 있는 지름길이다. 그리고 아침에 볼일을 본 후 식사 전에 측정해야 가장 정확한 몸무게를 알 수 있다. 특히 잘 붓는 여성의 경우 저녁에 측정하는 몸무게는 신뢰하기 어렵다. 그러므로 월요일 아침을 몸무게 측정하는 날로 잡도록 한다.

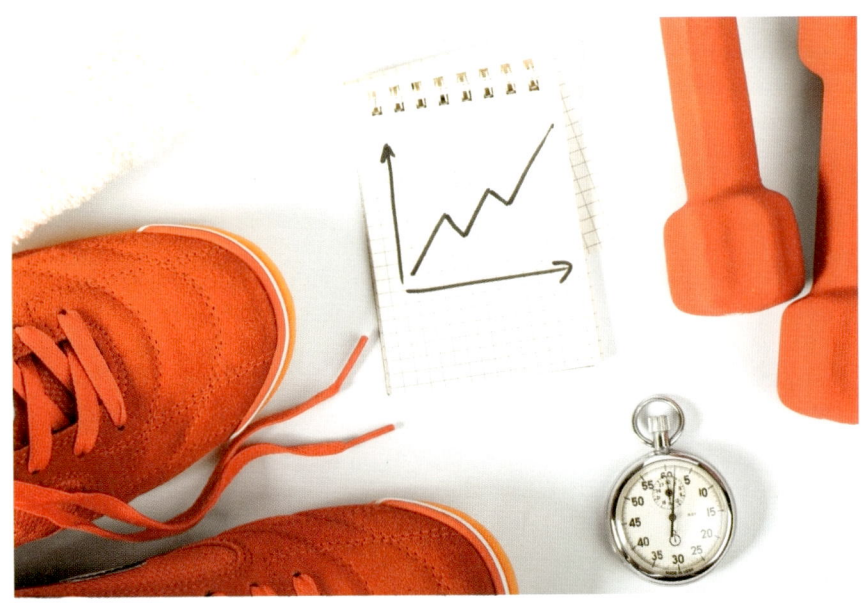

2 사기성 비만 체형 잡아내는 체지방율

체질량지수를 통해 정상이라고 판정되어도 안심하긴 이르다. 최근에는 몸무게만 봐서는 비만도를 정확하게 파악하기 힘들 정도로 마른 비만, 즉 사기성 비만이 늘고 있다. 몸무게는 정상인데 근육량이 적고 체지방량이 많은 비만형은 특히 여성과 중년기 이후 남녀 모두에게 많이 나타난다. 인터넷이나 TV 시청 시간이 많은 현대인의 라이프 스타일은 근육량 손실로 이어지기 쉽기 때문에 정확한 비만 판정을 위해서는 체지방율을 측정하는 것이 필요하다.

체지방율 측정은 남성보다 여성에게 특히 중요하다. 여성은 대사기능을 수행하기 위해 필요한 필수지방량이 남성보다 약 4배 정도 많은 편이다. 필수지방이란 보기 싫은 뱃살이 아니라 우리 몸이 정상적인 대사를 하기 위해 꼭 필요한 지방을 말한다. 여성은 유방, 엉덩이, 대퇴부 등 생식기 주위에 필수지방을 남성보다 많이 축적해야 한다. 아무리 운동을 열심히 해도 남성은 최소 3%, 여성은 12% 정도 체지방율이 넘어야 하는 이유 역시 필수지방이라는 존재 때문이다.

최근에는 가정용 체지방측정기가 많이 보급되어 있고 헬스클럽이나 보건소, 다이어트 센터 등에서도 쉽게 측정할 수 있다. 정상 몸무게인데도 옷 스타일이 살지 않

체지방율에 의한 비만 판정

비만 기준	과체중	경도 비만	중도 비만	고도 비만
남성	15% 이상	20% 이상	25% 이상	30% 이상
여성	23% 이상	28% 이상	35% 이상	40% 이상

Dr. Lee's Tip

마른비만

최근 비만을 연구하는 학계에서는 마른비만(Sarcopenic Obesity)에 대한 관심이 높아지고 있다. 몸무게의 뚜렷한 증가 없이 체지방, 특히 복부지방이 증가하면서 근육량이 감소하는 이른바 ET형 체형을 보이는 이들이 늘고 있다. 이런 근육감소형 비만은 정상체중이나 정상근육비만에 비해 당뇨, 고혈압, 심혈관 질환 등 대사질환의 위험이 훨씬 높은 것으로 나타나 근력운동의 중요성이 더 높아지고 있다.

는다면 체지방율을 확인하는 것이 급선무이다. 일반적으로 남성은 체지방율이 20%를 넘으면 비만으로 판정한다. 반면에 필수지방량이 많은 여성은 더 높은 기준인 28%가 체지방율에 의한 비만으로 본다.

3 목숨 걸고 관리해야 하는 복부둘레

'목숨 걸고 뱃살 빼기!'

다이어트 프로그래머인 필자가 목숨이라는 단어까지 쓰면서 강조하는 것이 바로 뱃살이다. 사람마다 체형이 달라서 팔, 다리가 굵을 수도 있고 이른바 통허리라고 불리는 굴곡 없는 체형일 수도 있다. 하지만 복부둘레는 체형, 체질 탓을 하기에는 우리 건강에 큰 위협을 준다. 많은 연구에서 팔이나 허벅지 살과 대사질환에 대한 상관관계보다 복부와 대사질환의 상관관계가 훨씬 높다는 것이 이미 증명되었다. 복부둘레 1인치만 줄여도 수명이 5년 연장된다. 자, 건강하게 오래 살고 싶은가? 대답은 하나이다. 북부둘레는 목숨 걸고 관리해야 한다. 왕년에 소녀시대 뺨치게 잘록한 개미허리였다고 자랑하지 마라. 나이가 들어 주름이 지는 것은 참아도 복부둘레가 느는 것은 절대로 용서하지 말자. 32인치 넘는 치마를 입는 여성이나 36인치의 바지도 꼭 끼는 남성은 목숨 걸고 뱃살을 빼야 한다.

복부둘레에 의한 비만 판정

비만 기준	복부둘레
남자(성인)	90cm(36인치)
여자(성인)	80cm(32인치)

체질량지수, 체지방율, 복부둘레를 통해 자신의 비만 동반지수를 파악한다면 자신의 비만 체형을 정확하게 알 수 있다. 일반적으로 체형별 다이어트는 고도비만, 상체비만, 하체비만, 저근육형비만, 과체중 등 5가지로 분류된다. 그리고 각 체형에 맞는 식이요법과 운동요법을 통해 과학적인 다이어트 프로그램을 수행한다면 자신의 체형 문제 해결에 많은 도움이 될 것이다. 파트 3에서 제공하는 체형별 4주 다이어트 프로그램을 적극적으로 활용해보자.

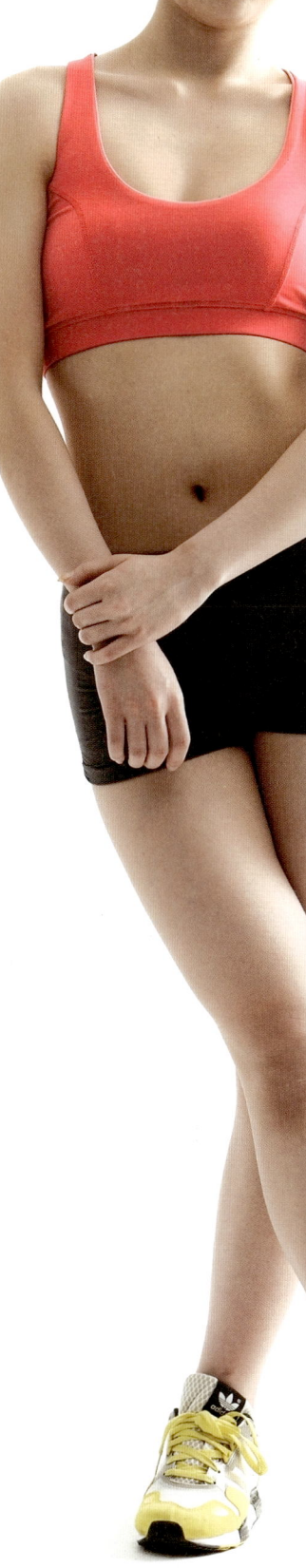

2 존재감 없지만 은근 중요한
스트레칭 제대로 배우기

운동생리학자들은 체중감량 프로그램을 위한 운동 처방에서 주 7회 스트레칭, 주 5회 유산소운동, 주 3회 근력운동이 필수라고 강조한다. 그러므로 이 원칙을 기본으로 해서 자신의 체형에 맞도록 응용하면 된다. 예를 들어, 저근육형비만의 경우 유산소운동 시간을 줄이고 근력운동 시간을 늘리도록 한다. 고도비만의 경우 스트레칭에 좀 더 신경을 써서 운동 중 부상을 예방하도록 한다. 그런데 스트레칭은 주 7회 해야 할 정도로 중요함에도 불구하고 운동 강도가 약하고 칼로리 소모가 적다는 이유만으로 찬밥 신세가 되기 쉽다.

1 풋내기 취급 당하지만 모든 운동의 기본인 스트레칭

헐레벌떡 헬스클럽에 들어와 옷을 갈아입고 트레드밀에 올라 정신 없이 뛰는 그녀, 손목 발목 살짝 돌리다 말고 벤치 프레스를 하는 그 청년! 과연 이들의 관절은 안녕하실까? 의외로 운동을 할 때 스트레칭과 담쌓는 이들이 많다. 바쁜 시간 쪼개서 하는 운동에 스트레칭까지 챙길 여유가 없다는 이유에서다.

스트레칭은 강도는 약하지만 절대로 가볍게 보아선 안 된다. 준비 스트레칭을 통해 관절의 움직임이 부드러워지면 관절이 움직일 수 있는 가동 범위가 넓어져 운동 상해를 막을 수 있다. 그리고 심장과 근육에 '운동을 곧 할 것'이라는 메시지를 주기 때문에 두 기관의 부담을 줄여줄 수 있다. 힘든 운동 후 귀찮은 정리 스트레칭 역시 근육의 통증을 줄여주고 우리 몸 곳곳에 퍼진 혈액을 모아 심장으로 돌려준다. 이때 허벅지나 종아리의 노폐물을 제거해주니 하체비만에게는 아주 고마운 은인이다. 운동 강도가 약하기 때문에 무시당하고 소외되기 쉬운 스트레칭, 운동 중 정형외과 방문을 하고 싶지 않다면 꼭 챙겨야 한다.

스트레칭은 보통 한 동작 당 15~30초 정도 실시하며 준비운동과 정리운동은 5~15분 정도 구성한다. 운동 수행 능력이 떨어지거나 평소 운동을 하지 않은 경우에는 이보다 더 오래 해주는 것이 좋다. 일반적으로 준비운동과 정리운동을 비슷한 패턴으로 하기도 하지만 준비운동은 관절을 부드럽게 풀어주는 동작을 중심으로 하고 정리운동은 하체 근육에 쌓인 피로물질을 풀어주는 것을 중심으로 구성하는 것이 좋다. 운동 상해 위험이 높은 고도비만이나 상체비만은 준비운동에 좀 더 시간을 할애하고, 피로 물질이 쌓이기 쉬운 저근육형비만이나 하체비만은 정리운동에 시간을 할애하자. 준비운동과 정리운동 방법은 파트 2를 참고해보자.

2 스트레칭 업그레이드 버전, 요가

스트레칭 동작으로 이루어진 요가는 특히 정적 스트레칭인 등척성 동작이 많은데 준비운동이나 정리운동에 비해 강도가 높아 칼로리 소모도 만만치 않다. 가령 56kg인 여성이 1시간 동안 요가를 하면 228kcal가 소모되어 보통 속도로 1시간을 걸을 때(4.8km/h) 태워지는 열량 252kcal와 크게 차이 나지 않는다. 특히 혈액순환과 림프순환 장애에 도움이 되고, 전신 유산소운동 후 나타나는 젖산 분비가 많지 않아 근육 피로나 뭉치는 현상도 없다. 또한 동양 여성에게 많이 나타나는 하체비만에 큰 도움이 되기 때문에 엉덩이, 허벅지, 종아리에 살이 많은 여성이라면 파워워킹과 요가를 병행하는 것도 큰 도움이 된다. 하체비만 외에도 스트레스성 폭식이 있는 경우 시상하부의 공복 중추 자극을 줄여주는 명상이나 요가를 통해 식욕 조절에도 도움을 받을 수 있다.

Dr. Lee's Tip

요가 트레이닝 제대로 배우기

1 요가는 상체를 구부리는 동작이 많기 때문에 식사 후 적어도 2시간이 지난 후 실시한다.
2 장시간 공복 후에는 집중력이 떨어질 수 있으므로 아침 요가는 1시간 전에 생과일주스나 저지방우유 1잔을 먹을 수 있다.
3 어려운 동작에 도전하는 것보다 쉬운 동작이라도 정확한 자세가 나올 수 있도록 집중한다.
4 호흡은 입보다 코로 하도록 하고 들이마시는 숨보다 내쉬는 숨이 더 오래가도록 한다.
5 파워워킹이나 줄넘기, 러닝 등 다른 유산소운동을 할 때보다는 운동 중 물을 적게 마시도록 한다. 10분에 한두 모금 정도가 적당하다.
6 체중조절이 필요한 임산부의 경우 유산 위험이 높은 초기 3개월은 피하고 누운 자세는 태아의 체중이 하대정맥을 누르기 때문에 삼간다. 또한 고온에서 실시하는 핫요가는 임산부의 탈수증을 유도할 뿐만 아니라 태아의 선천적 기형이나 성장부진의 위험이 높기 때문에 피한다.

YOGA 1

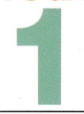

예쁜 뒤태 만들어주는 구부리기 자세

엉덩이 군살과 허벅지 뒤쪽의 셀룰라이트 분해에 효과

1

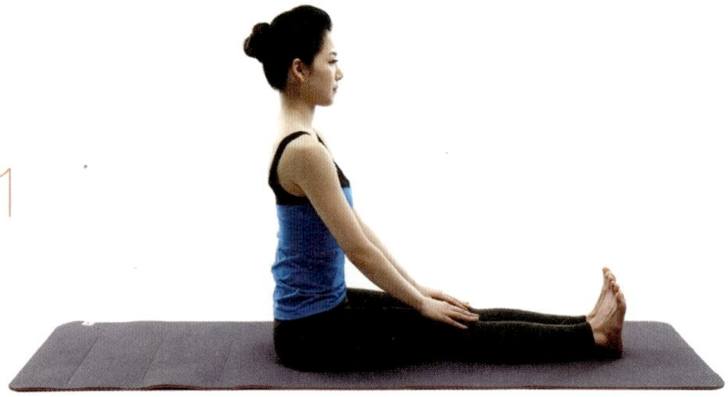

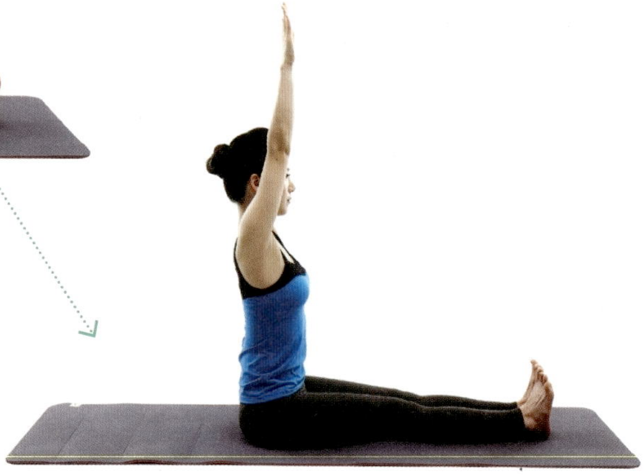

2

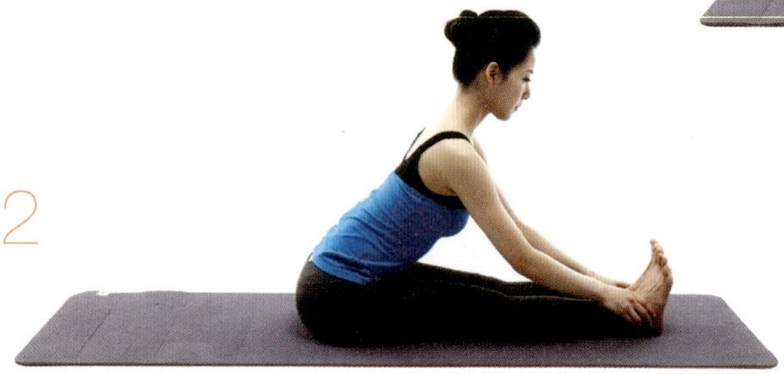

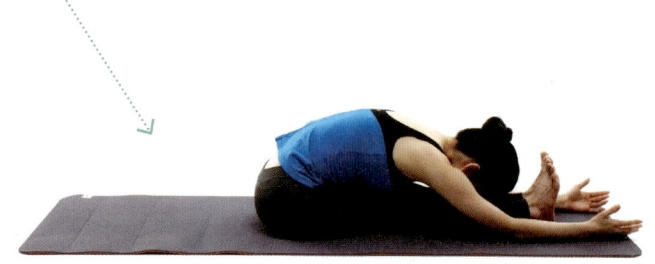

HOW TO

1 양발을 펴고 앉은 후 숨을 들이 쉬면서 손바닥을 앞으로 향한 채 머리 위로 올린다.

2 숨을 천천히 내쉬면서 상체를 앞으로 구부려 손으로 발목을 잡고 가슴이 허벅지에 닿게 한다.

YOGA 2 넓어진 골반을 좁혀주는 골반 교정 자세

골반이 벌어지거나 비뚤어지고 엉덩이에 살이 많은 체형에 효과

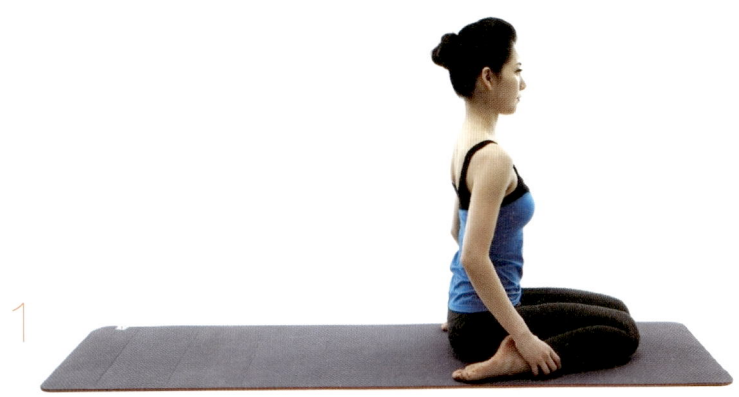

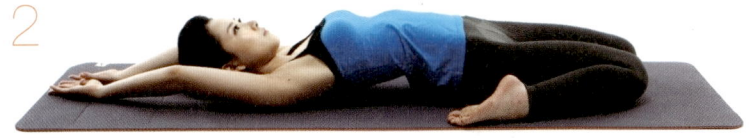

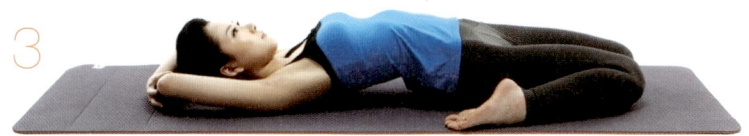

HOW TO

1 무릎을 꿇고 앉은 후 종아리를 밖으로 뺀 다음 양손으로 발목을 잡는다.

2 상체를 천천히 뒤로 젖혀 눕는다.

3 양손은 머리 밑에 깍지를 끼고 천천히 호흡한다.

처진 힙을 올려주는 메뚜기 자세

오래 앉아 있어 힙 라인이 또렷하지 않고 힙 아래 군살이 나온 체형에 효과

1

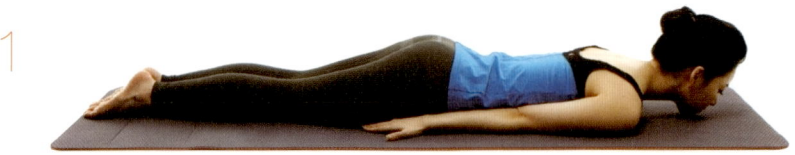

2

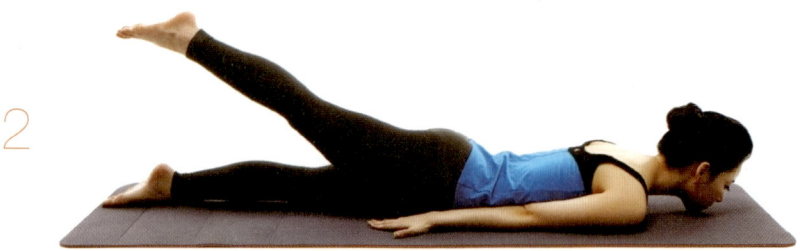

3

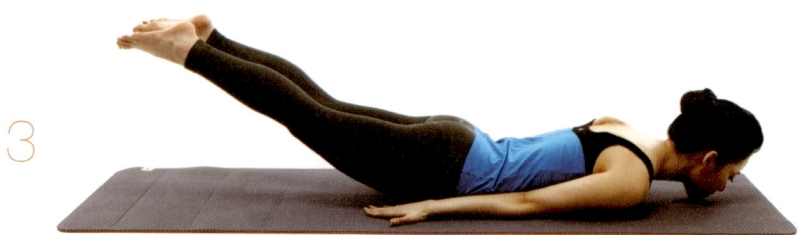

HOW TO

1 바닥에 엎드린 다음 양 손바닥이 바닥을 향하게 한다.

2 숨을 들이쉬면서 오른쪽 다리를 들어 올렸다가 숨을 내쉬면서
제자리로 돌아온다. 반대쪽 다리도 실시한다.

3 숨을 들이쉰 다음 양다리를 동시에 천천히 들어 올렸다가 숨을
천천히 내쉬면서 처음 자세로 돌아간다.

하체 부종을 줄여주는 쟁기 자세

하루 종일 서 있거나 앉아 있어 다리가 잘 붓는 부종형 비만에 효과

HOW TO

1 바닥에 누워 숨을 들이쉬면서 양다리를
천천히 들어 올린다.

2 양손으로 허리를 받치고 숨을 내쉬면서
다리를 머리 뒤로 넘긴다.

3 양팔을 바닥에 대고 멈췄다가 아랫배
힘으로 양다리를 내린다.

1

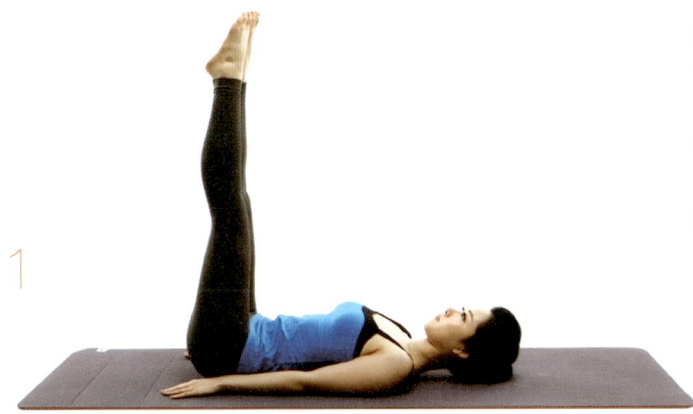

2

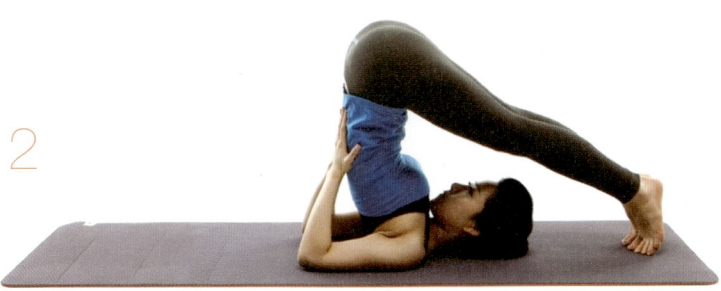

3

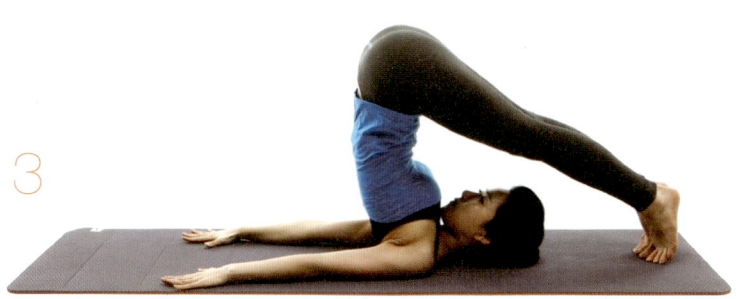

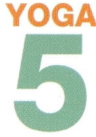

YOGA 5 하체 지방을 태우고 부종을 줄여주는 공중자전거 자세

하체 부종과 지방을 동시에 가지고 있는 하체비만 체형에 강한 효과

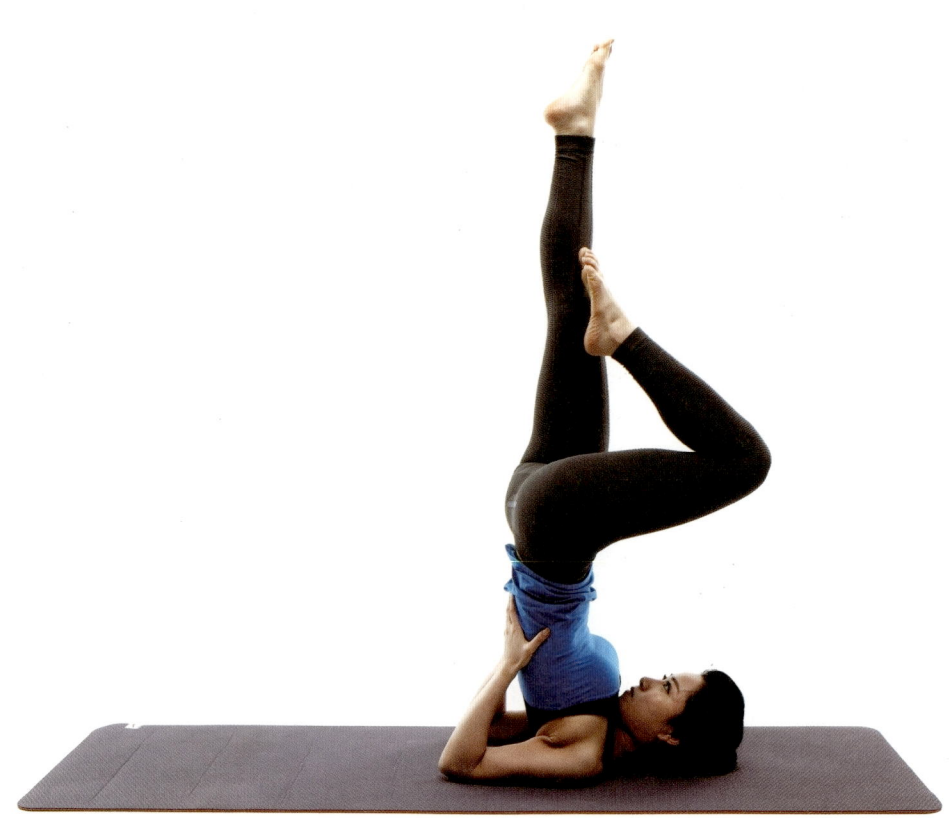

HOW TO

1 바닥에 누워 숨을 들이쉬면서 양다리를 천천히 들어 올린다.

2 그 상태에서 양손을 허리에 대고 자전거 페달을 밟듯 다리를 움직인다. 천천히 400회 정도 실시하는데 힘들면 200회부터 시작한다. 머리는 정중앙에 두고 시선은 발을 응시한다. 하루 동안 하체에 쌓인 피로를 줄여주려면 밤에 하는 것이 더욱 효과적이다.

다이어트 퍼스널 트레이닝 준비하기

YOGA 6 다리 근력을 강화하는 나무 자세

하체 부종이 심하거나 근육보다 살이 많은 체형에 효과

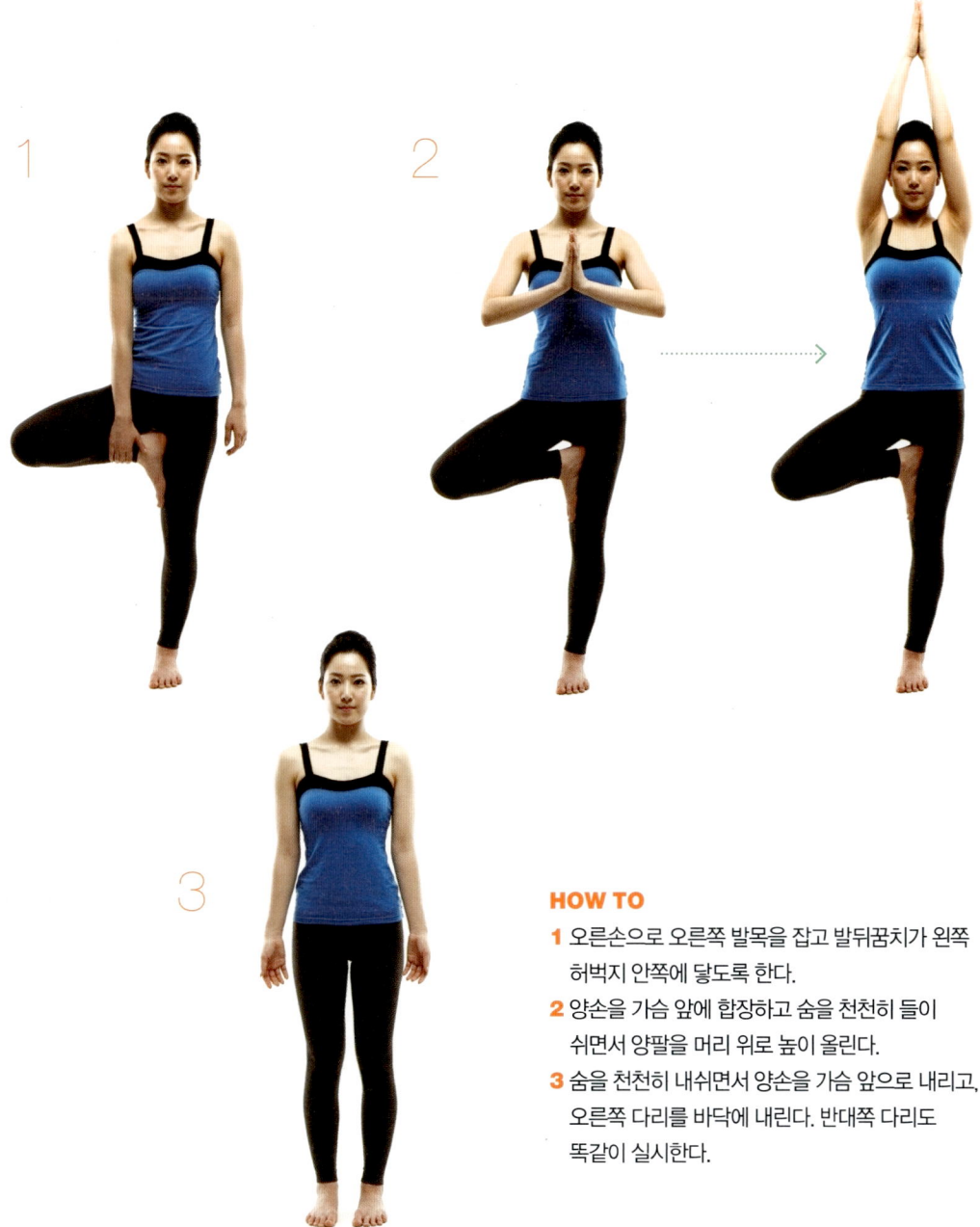

1

2

3

HOW TO

1 오른손으로 오른쪽 발목을 잡고 발뒤꿈치가 왼쪽 허벅지 안쪽에 닿도록 한다.

2 양손을 가슴 앞에 합장하고 숨을 천천히 들이쉬면서 양팔을 머리 위로 높이 올린다.

3 숨을 천천히 내쉬면서 양손을 가슴 앞으로 내리고, 오른쪽 다리를 바닥에 내린다. 반대쪽 다리도 똑같이 실시한다.

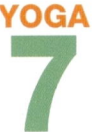

YOGA 7

허벅지 안쪽 군살 정리해주는
다리 벌려 상체 구부리기 자세

허벅지 안쪽에 탄력이 없고 군살이 많은 체형에 효과

1

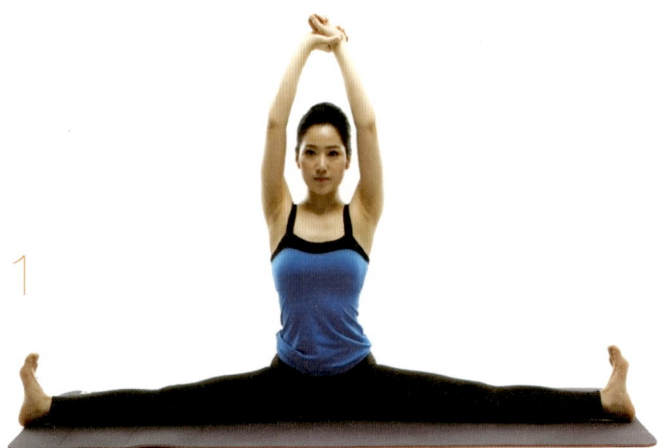

HOW TO

1 양다리를 최대한 벌려서 앉은 후 숨을 들이쉬면서 깍지를 낀 양손을 머리 위로 올린다.

2 숨을 천천히 내쉬면서 상체를 오른쪽으로 기울여 양손이 오른발에 닿도록 한다. 다시 천천히 숨을 들이 쉬면서 가운데 위치로 돌아온다.

3 같은 동작으로 왼쪽도 실시한다.

2

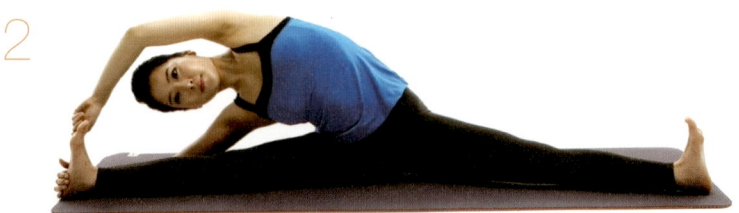

3

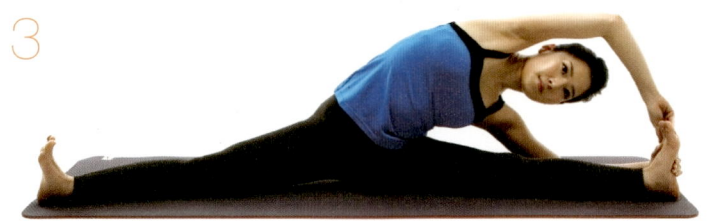

YOGA 8 날씬한 종아리와 발목을 만들어주는 발끝으로 서기 자세

발목과 종아리의 경계가 없는 체형에 효과

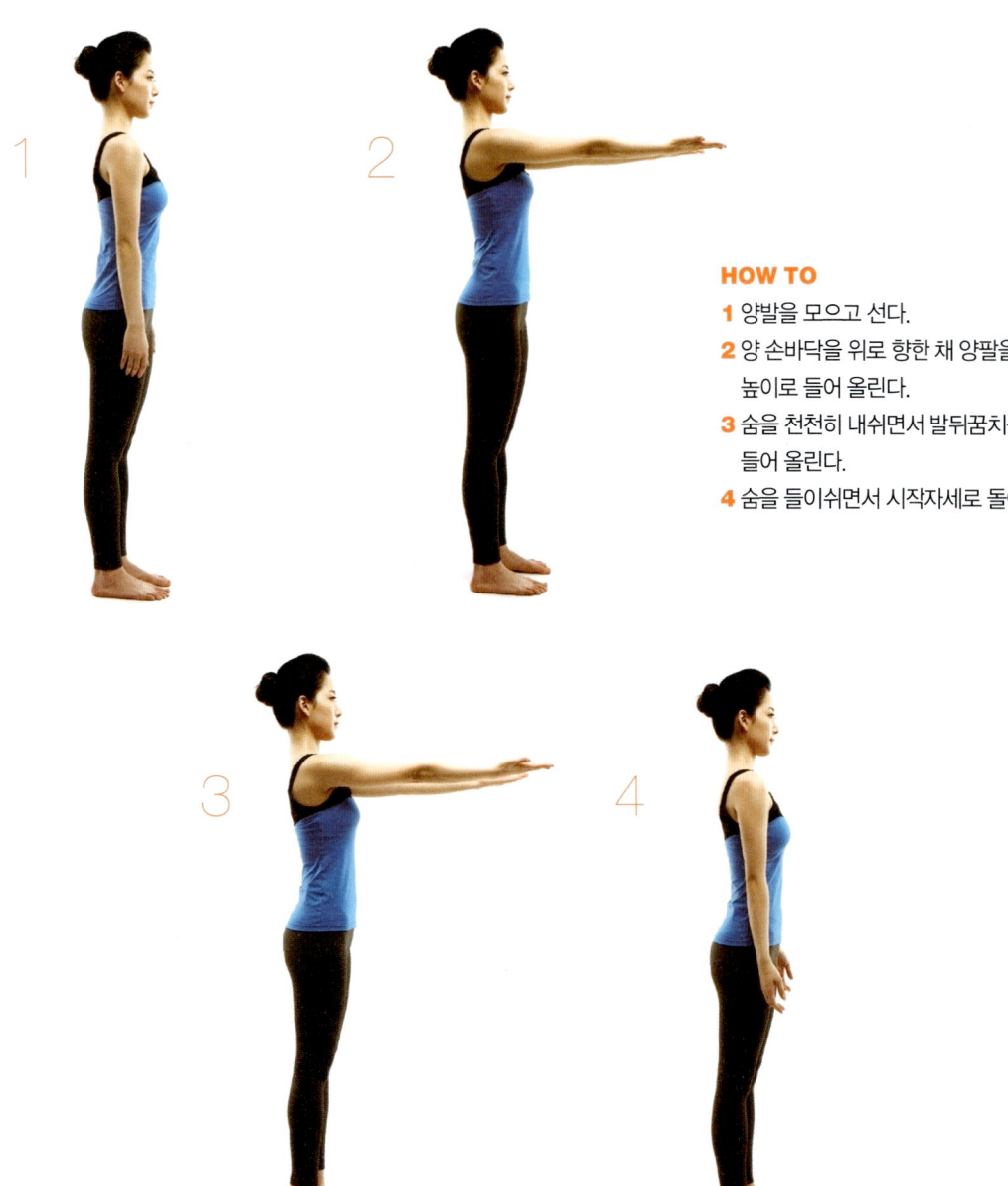

HOW TO

1 양발을 모으고 선다.
2 양 손바닥을 위로 향한 채 양팔을 어깨 높이로 들어 올린다.
3 숨을 천천히 내쉬면서 발뒤꿈치를 천천히 들어 올린다.
4 숨을 들이쉬면서 시작자세로 돌아간다.

YOGA 9 이상 식욕을 억제시키는 명상 자세

배꼽시계가 아닌 정신적 스트레스로 식욕이 높아질 때 효과

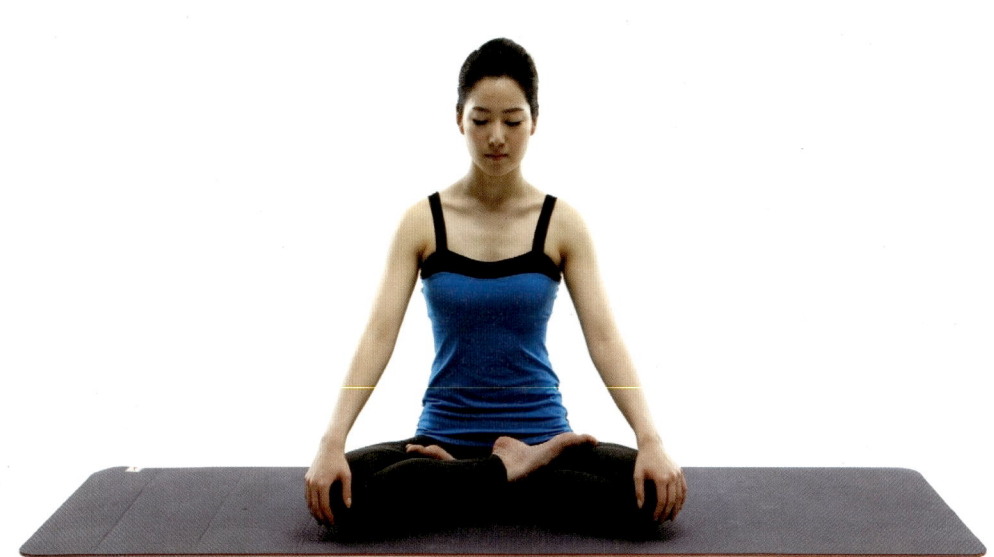

HOW TO

1 가부좌 자세로 앉아 양손을 무릎에 올린다.

2 천천히 코로 숨을 들이쉬면서 아랫배가 나오게 한다.

3 천천히 코로 숨을 내쉬면서 아랫배가 들어가게 한다.

지방 태우기는 내가 제일 잘나가!
유산소운동

3

아직도 살을 빼기 위해서 유산소운동만을 고집하는 사람은 없을 것이다. 그만큼 근력운동이 기초대사량을 증가시키는 데 중요한 역할을 한다는 것은 누구나 아는 상식이 되었다. 그런데 지나치게 근력운동을 강조하다 보니 오히려 유산소운동을 등한시 하게 되기도 한다. 심지어 유산소운동을 거의 시키지 않는 트레이너들도 있다. 하지만 튼튼한 심장과 높은 폐활량은 유산소운동을 배제하고는 결코 얻을 수 없다. 모든 일이 그렇지만 운동에도 밸런스가 중요하다. 특히 몸짱 신드롬에 근력운동이 부각되면서 정작 지방 연소 효율에서는 최고라고 할 수 있는 유산소운동의 역할이 줄어들고 있다. 유산소운동은 말 그대로 산소를 이용해서 지방을 태워주고 세포의 지방 연소 공장인 미토콘드리아 기능을 높여주기 때문에 여전히 다이어트 프로그램에서 비만인의 구원자 역할을 충분히 할 수 있다.

1 유산소운동 횟수: 주 5회 스케줄 확보하기

건강관리를 위한 유산소운동은 주 3회면 적합하지만 체지방 연소를 목적으로 하는 다이어트 프로그램에서는 주 3회로는 부족하다. 운동생리학자들은 체중감량을 위해 주 5회 유산소운동을 권장한다. 그럼 매일 하는 것은 어떨까? 연구에 의하면 주 5회와 주 7회 유산소운동의 효과는 거의 차이가 없다고 한다. 오히려 주 7회 유산소운동은 피로 증후군을 가져올 수도 있어 하루 정도는 쉬는 것이 좋다.

2 유산소운동 시간: 최소 20분은 지켜주는 센스

유산소운동은 한번에 20분 이상 하는 것이 좋다. 이는 지방 연소에 도움이 되는 에피네프린, 노르에피네프린, 성장호르몬 등의 분비가 운동 후 20분 정도는 지나야 높아지기 때문이다. 그렇다면 10분씩 하는 것은 효과가 없을까? 10분씩 두 세 번에 걸쳐 운동을 해도 다이어트 효과는 나타난다. 하지만 심장에 적당한 과부하를 주고 지방 연소 효율을 높이려면 한번에 20분 이상 하는 것이 좋다. 이렇게 하루 총 40분 ~1시간 정도 유산소운동을 하는 것이 바람직하다.

그렇다면 지방 연소를 더 많이 하기 위해 하루 3시간씩 하는 것은 어떨까? 인터넷에 떠도는 다이어트 수기들을 보면 '하루에 5시간씩 걸어서 다이어트에 성공했다', '하루에 8시간씩 등산을 즐겨했다'는 식의 무서운(?) 운동 요법들이 많은데, 이런 방법들에는 피로 물질을 증가시키고 식욕을 높인다는 함정이 있다. 바쁜 현대인들에게 운동 시간을 지나치게 투자하는 것은 현실적으로도 어렵고 다이어트에도 효과적이지 않기 때문에 하루에 한 시간 반을 넘지 않도록 한다.

3 유산소운동 강도: 저강도부터 중강도까지 능력껏 선택하기

유산소운동을 할 때는 자신에게 적합한 운동 강도를 선택하는 것이 필요하다. 지방 연소 효율을 생각하면 무조건 저강도 운동이 좋겠지만 운동 시간이 길어지고 총 에너지 소비량이 적어지기 때문에 중강도 운동이 적당하다. 물론 비만 상태가 심하다면 몸이 받을 충격을 고려해서 저강도부터 시작하는 것이 좋다. 전문가들이 권하는 다이어트를 위한 운동 강도는 자신의 최대 운동 강도의 40~70%가 적당한데, 체력이 낮다면 40% 강도로 하고 운동 경험이 많다면 70%까지 높일 수 있다. 그렇지만 80%를 넘는 고강도 운동은 주의해야 한다. 호흡을 헐떡거리고 숨이 넘어갈 정도의 높은 강도는 유산소운동에서 무산소운동으로 운동의 본질이 변하기 때문에 주의해야 한다.

그럼 자신에게 적합한 운동 강도를 정하는 방법으로 최대심박수나 운동자각도를 활용하는 방법을 알아보자.

1 심박수로 운동 강도 알아보기

자신의 최대심박수는 220에서 자신의 나이를 빼면 된다. 예를 들어, 20살 여대생이 운동 중 최대로 높아질 수 있는 심박수는 200인 셈이다. 여기에 60% 강도로 운동을 한다면 심박수가 120회를 유지해야 하는 것이다. 운동 중 심박수는 요골동맥에서 많이 측정한다. 이때 엄지에 맥박이 흐르기 때문에 두 번째와 세 번째 손가락을 사용해서 측정한다.

그 밖에 목에 있는 경동맥이나 관자놀이에 흐르는 측두동맥에서도 측정할 수 있

심박수 체크 방법

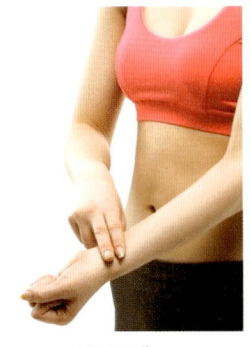
요골동맥

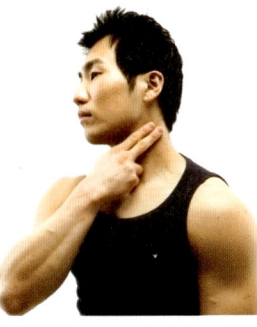
경동맥

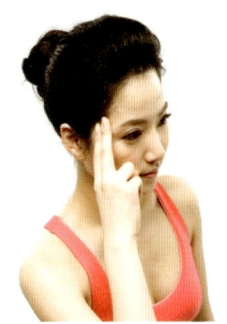
측두동맥

다. 운동 중 60초 동안 심박수를 측정하는 것이 쉽지 않다면 15초간 측정해서 4를 곱하는 방법을 이용하면 자신의 운동 중 심박수를 파악할 수 있다.

2 운동자각도로 운동 강도 알아보기

심박수 측정이 힘들다면 운동자각도를 응용해본다. 운동 중 자신의 주관적인 느낌을 등급으로 매기는 방법인데, 심박수와 관계가 높아 현장에서 많이 사용한다. 체중감량에 효과적인 등급은 9~16단계 사이로 자신의 체력 수준에 맞게 정한다.

운동자각도 체크 방법

운동자각도		최대심박수(%)
6		
7	매우 매우 가볍다	
8		54 이하
9	매우 가볍다	
10		
11	상당히 가볍다	
12		
13	다소 힘들다	
14		55~84
15	힘들다	
16		
17	매우 힘들다	
18		85 이상
19	매우 매우 힘들다	
20		

3 운동 강도 업그레이드 시점 확인하기

얼마 전 상담을 받은 한 회원은 3개월 전부터 트레드밀을 이용해서 하루에 40분씩 걷고 있다고 말했다. 3개월 동안 시속 5km로 매일 40분씩 걷는데 더 이상 살이 빠지지 않아 고민이 이만 저만 아니었다. 그런데 이러한 현상은 정체기가 아니라면 운동 강도 조절로 쉽게 해결할 수 있다. 운동을 할 때 일정 강도로 수행할 경우 인체는 4~6주 정도면 적응을 하기 때문에 더 이상 자극을 받지 못한다. 따라서 운동 효과를 높이려면 이전보다 더 많은 운동량이 필요한데, 운동 시간이나 빈도를 늘리기 힘들기 때문에 강도 조정을 해야 한다. 주의할 점은 강도를 높일 때 일주일에 10% 이상은 높이지 않는 것이다. 예를 들어, 시속 5km로 일주일을 걷다가 그 다음 주에 시속 6km로 업그레이드 하는 것은 오히려 몸에 무리를 줄 수 있지만, 4~6주 후 6km로 높이는 것은 문제가 되지 않는다. 일주일에 10%가 아니라 최소 4주 후에 운동 강도를 20% 높인 것이기 때문이다.

4 유산소운동 종목: 체형과 능력에 맞게 선택하기

다이어트에 좋은 유산소운동 하면 대표적으로 파워워킹을 떠올릴 수 있다. 파워워킹 외에도 자전거, 줄넘기, 에어로빅, 수영, 스쿼시, 테니스, 달리기 등을 지방 연소에 좋은 유산소운동 종목으로 꼽는다.

1 누구나 쉽게 따라 할 수 있는 파워워킹

많은 유산소운동 중에 가장 사랑받는 파워워킹은 특별한 준비물이 필요 없고 걸을 공간만 있으면 누구든 시작할 수 있다. 걷기 운동은 하체 근육만 주로 쓰는 자전거보다 지방 연소율이 18% 정도 높기 때문에 단시간에 지방 연소 효율을 증가시키려면 파워워킹을 선택하는 것이 좋다. 또한 고도비만, 상체비만, 하체비만, 저근육형비만 등 체형에 구애받지 않고 누구나 쉽게 시작할 수 있어 실천력도 매우 높은 운동이다.

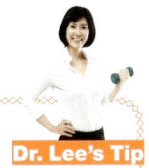

파워워킹의 바른 자세

1 무릎을 완전히 펴고 보폭은 여자의 경우 어깨너비만큼, 남자의 경우 어깨너비+10cm로 넓게 만든다.
단, 하체에 힘이 없다면 무릎을 억지로 펴지 않는다.

2 가슴을 쭉 펴서 새우등이 되지 않도록 하고 엉덩이가 뒤로 빠지지 않도록 한다.

3 발등과 정강이는 90도를 유지하도록 한다.

4 팔꿈치는 90도를 유지해서 옆구리를 스치듯이 몸 쪽으로 붙이는데,
팔꿈치가 견갑골로 모아진다는 느낌을 갖게 한다.

5 착지할 때 발뒤꿈치와 지면의 각도는 40도 정도가 되도록
한다.

6 11자 걸음으로 오른발과 왼발 사이를 유지한다.

7 눈은 전방 20m를 주시하고 양쪽 어깨가 수평이
되게 한다.

8 파워워킹을 할 때 적합한 속력은 약속에 늦었을 때
허겁지겁 가는 정도로, 옆 사람과 대화 시 편안하지
않고 숨이 찬 상태이다. 자신의 최대심박수의
50~60% 정도가 파워워킹에 적당한 속력이다.

9 파워워킹에 적합한 운동화를 착용한다. 걸을
때 체중의 1.5배의 충격을 흡수해야 하기 때문에
밑창이 단단하고 앞볼이 유연한 것이 좋다. 또한
종아리 근육에 부담을 줄 수 있게 아치를 단단히
지지할 수 있는 것이 좋다. 최근 전문적인 워킹슈
즈가 많이 출시되어 있는데 발뒤꿈치와 앞발굽의
각도 차이가 작은 것을 선택한다. 하루 1시간
5km를 걷는다면 빠르면 6개월에서 늦어도
1년 안에는 운동화를 교체해주어야 적절한
쿠션 기능을 유지할 수 있다. 자신에게
적합한 운동화 사이즈 기준은
신발끈을 매지 않고 발뒤꿈치를
올렸을 때 같이 따라 올라가는
것이다. 색상은 검정색처럼
어두운 색은 열 흡수를 높이기
때문에 밝은 색을 선택한다.

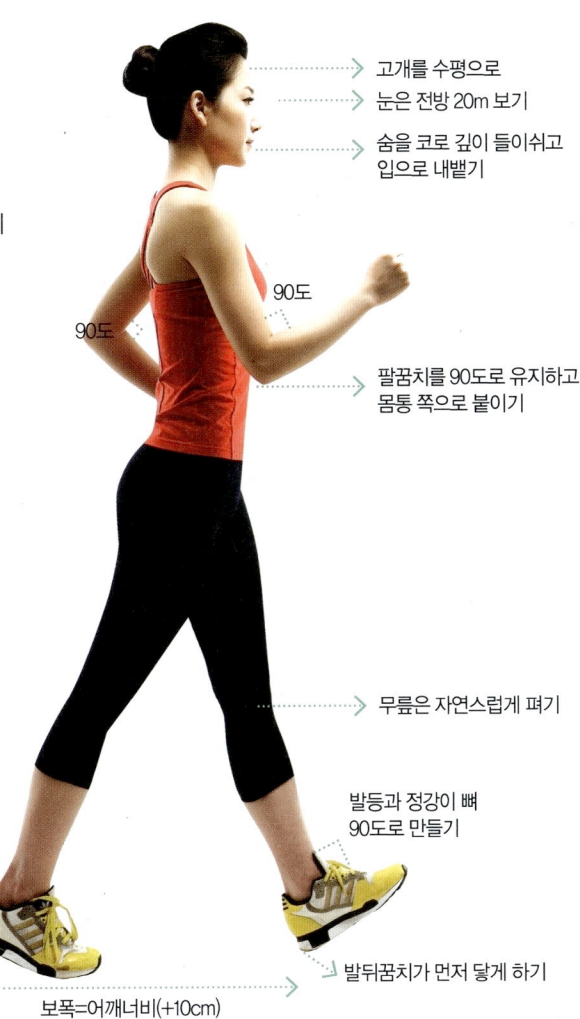

고개를 수평으로
눈은 전방 20m 보기
숨을 코로 깊이 들이쉬고 입으로 내뱉기
90도
90도
팔꿈치를 90도로 유지하고 몸통 쪽으로 붙이기
무릎은 자연스럽게 펴기
발등과 정강이 뼈 90도로 만들기
발뒤꿈치가 먼저 닿게 하기
보폭=어깨너비(+10cm)

2 칼로리 연소 대왕 줄넘기

권투, 레슬링, 유도, 태권도 등 체급별 경기에 앞서 체중 조절이 우선인 운동 선수들이 단시간 내에 체중을 줄이는 데 가장 효과적인 유산소운동으로 줄넘기를 손꼽는다. 줄넘기는 1분에 70회를 하는 저강도 조차 파워워킹의 약 2배 정도의 칼로리를 소모시킨다. 가령 56kg인 여성이 줄넘기를 저강도로 할 경우 한 시간에 546kcal가 소모되는데, 파워워킹(시속 5km 기준)을 할 경우 282kcal가 태워지기 때문에 단시간 칼로리 소모로는 스쿼시만큼 효과적인 셈이다.

하지만 고도비만이나 상체비만인 경우 상체 무게를 하체가 지탱하기 어려워 줄넘기를 할 경우 고관절, 무릎, 발목 등에 부상이 생기기 쉽다. 그러므로 아래의 체크 사항에서 두 가지 항목 이상에 해당된다면 줄넘기보다는 수영이나 자전거를 선택하는 것이 좋다.

무릎 건강 상태가 양호하다면 줄넘기 트레이닝에 도전해본다. 줄넘기 트레이닝은 주 3회 정도가 적당하고 나머지 이틀은 수영이나 파워워킹 등 무릎에 무리가 적은 종목을 선택한다.

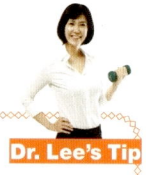

Dr. Lee's Tip

무릎 건강 상태 체크
- ☐ 무릎을 구부리거나 일어날 때 '딱' 소리가 난다.
- ☐ 앉았다 일어날 때 무릎 앞쪽에 통증이 있다.
- ☐ 오래 서 있으면 무릎이 시리다.
- ☐ 쪼그리고 앉거나 무릎 꿇고 일할 때 통증을 느낀다.
- ☐ 계단을 오를 때 통증을 느낀다.

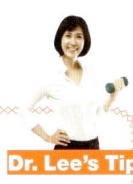

줄넘기 트레이닝 방법

1 우선 양발 모아 뛰기를 해서 1분당 최대 몇 회까지 뛸 수 있는지 확인해본다. 1분에 최대 185회 정도 뛸 수 있다면 자신의 최대심박수의 40% 정도가 70회이고, 중강도는 1분에 125회 정도 뛰는 것이다. 목표는 분당 70회에서 125회 사이로 정한다. 4주 정도 지나면 심폐기능이 개선되면서 분당 횟수를 높일 수 있다.

2 처음부터 무리하지 말고 1분 뛰고 2분 쉬는 인터벌 트레이닝 방법으로 3분을 1세트로 해서 3~5세트 실시한다. 무릎에 부담을 줄 수 있는 동작이 많으므로 준비운동과 정리운동을 철저하게 한다.

3 초보자는 줄넘기 줄을 잡을 때 한 발로 줄 가운데를 밟고 양 줄의 끝이 겨드랑이 쪽으로 오도록 해서 실시하고, 중급자는 줄의 길이를 줄여 배꼽 정도 길이에서 줄넘기를 시작한다.

4 줄넘기 자세는 상체가 앞으로 굽거나 뒤로 쏠리지 않게 등을 펴고 어깨에 힘을 뺀 후 몸을 약간 앞쪽으로 해서 정면을 본다.

5 줄을 넘길 때 손잡이를 잡은 손이 허리 쪽을 향하게 한다.

6 어려운 동작보다 지구력을 높이는 데 효과적인 양발 모아 뛰기를 가장 기본으로 한 후 응용동작을 한다.

7 줄넘기는 충격을 흡수할 수 있는 육상 트랙이나 흙이 있는 곳에서 하는 것이 좋고 딱딱한 콘크리트 바닥은 피한다. 쿠션 기능이 중요하기 때문에 밑창이 닳은 운동화는 피한다.

초보자

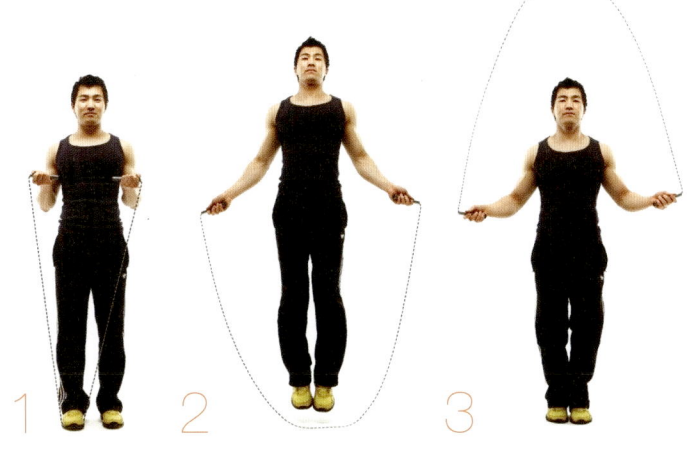

중급자

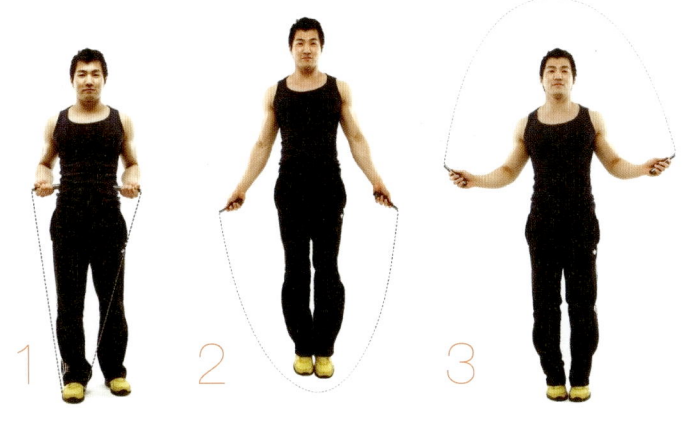

HOW TO

1 양손에 줄넘기를 잡고 양발을 가지런히 모은 뒤 발 뒤쪽에 줄을 둔다.

2 원을 그리듯이 줄을 위쪽으로 한 번 돌리고 양발을 모아 가볍게 뛰어 넘는다. 이때 줄은 팔이 아닌 손목으로 돌린다. 바닥에서 3~4cm 정도 높이로 뛰는데 앞쪽 발에 무게중심이 가도록 한다.

5 유산소운동 종목별 칼로리 연소 효율 따져보기

인체가 운동을 할 때는 자신의 몸무게를 이동시키면서 칼로리를 소모하기 때문에 체중이 많이 나갈수록 절대적인 에너지 소비량은 늘어난다. 그런데 왜 비만인이 운동을 할 때 다이어트 효과가 떨어진다고 할까? 그 이유는 비만인이 운동을 할 때는 지방보다 탄수화물을 연소시키려는 경향이 커지기 때문에 몸 속의 탄수화물이 빠져나가면서 피로도는 높아지고 지방 덩어리를 분해시키려는 효소들의 활동성이 떨어지기 때문이다. 하지만 트레이닝의 위대한 점은 이러한 비만인의 운동 속성을 없애주고 지방이 잘 타는 운동 선수들의 체질처럼 만들어준다는 것이다.

그렇다고 방심은 금물이다. 유산소운동은 근력운동에 비해 효과가 오래 가지 못한다. 여행이나 입원 등으로 운동을 못하게 되는 상황이 생기면 유산소운동으로 키워진 심폐지구력은 절반 가까이 줄어든다. 반대로 한 번 만들어진 근력은 천천히 줄어들기 때문에 8주까지 근력운동을 못해도 근력의 10% 정도만 감소하는 고마운 현상이 생긴다. 결국 건강한 심장과 폐를 가지려면 규칙적인 유산소운동이 중요하다.

다음 표는 일상에서 자주 하는 유산소운동을 비롯한 유무산소운동, 무산소운동의 칼로리 소모 표이다. 많은 이들이 웨이트 트레이닝은 무산소운동만 있는 것으로 생각하는데, 횟수를 늘리고 휴식 시간을 줄이는 근지구력 트레이닝이나 서킷 트레이닝을 통해서도 얼마든지 칼로리 소모를 높일 수 있다. 다만 조깅이나 줄넘기, 에어로빅만큼 심장이나 폐에 적극적인 과부하를 기대하기는 힘들기 때문에 튼튼한 심장과 폐 기능을 유지하려면 유산소운동이 꼭 필요하다.

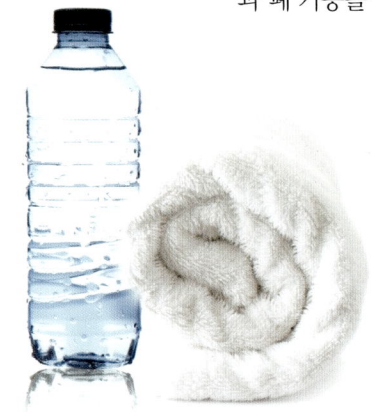

운동량과 몸무게에 따른 칼로리 소모(1시간 기준)

		50kg	56kg	62kg	68kg	74kg	80kg	86kg	92kg	98kg
	당구	126	144	156	168	174	180	198	210	222
걷기	천천히(3.4km/h)	156	180	198	216	234	252	270	294	312
	보통(4.8km/h)	228	252	276	300	330	354	390	414	438
	빠르게(6.2km/h)	294	324	360	396	432	468	504	534	570
	요가	186	210	228	252	276	300	318	342	366
자전거	중강도(8.9km)	192	216	240	264	282	306	330	354	378
	고강도(15.1km)	300	336	372	408	444	480	516	552	588
	탁구	204	228	252	276	300	324	348	378	402
골프	실내	234	264	294	324	348	378	408	432	462
	라운딩	288	324	360	390	426	462	498	534	564
	볼링	288	324	360	396	432	462	504	534	570
	에어로빅	288	336	372	402	432	468	504	546	582
	배드민턴	294	324	360	396	432	468	498	534	570
	스키	294	330	366	402	438	468	504	540	576
	테니스	330	366	408	444	486	522	564	600	642
	수상스키	360	402	450	492	546	588	630	672	720
	축구	366	414	456	498	546	588	630	678	720
	인라인(야외)	372	420	462	504	552	594	642	684	732
	배구	396	444	486	534	582	630	678	726	774
조깅	중강도(8.4km/h)	408	456	504	552	600	654	702	750	798
	고강도(10.7km/h)	582	648	720	786	858	924	996	1068	1134
	복싱	414	462	516	564	612	660	714	762	810
	농구(게임)	420	498	552	606	660	714	768	822	876
수영	자유형	468	522	582	636	690	750	804	864	918
	평영	468	546	600	660	720	780	834	894	954
	배영	510	570	630	690	750	810	870	930	996
	접영	516	576	642	702	762	822	852	948	1008
	등산	474	534	594	648	702	762	822	876	936
줄넘기	저강도(70회/분)	486	546	600	660	720	780	834	894	954
	중강도(125회/분)	534	594	666	720	786	852	912	978	1038
	유도	528	588	654	714	780	840	906	966	1032
	검도	582	648	720	792	858	930	1002	1068	1140
	스쿼시	630	708	780	858	930	1008	1086	1158	1236
	스쿠버다이빙	672	708	744	780	816	852	888	924	960
	기구(웨이트)	258	288	318	348	378	408	444	474	504

4 자랑하고 싶은 몸 만들어주는
친절한 근력운동 가이드

88 서울올림픽 이후 한국인의 여가활동에서 운동이 차지하는 비율이 점점 높아졌다. 하지만 당시만 해도 자전거나 등산, 줄넘기, 에어로빅, 배드민턴, 탁구 등 유산소운동이 중심을 이루고 있었다. 그러다 1990년대에 접어들면서 TV와 잡지, 영화 등 많은 대중매체에서 연예인들의 노출이 많아지고 몸매가 강조되는 패션이 선보이기 시작했다. 배우 차인표 씨가 신인 시절 주인공으로 나온 드라마에서 가슴근육이 남다르게 발달한 것을 보고 한국에서도 할리우드 배우처럼 몸을 만드는 사람이 있다는 것이 신기할 정도였다. 그 당시만 해도 할리우드 배우들이 작품 촬영 전에 개인 트레이너를 고용해서 몸 만들기에 먼저 들어간다는 해외 기사를 읽어도 달나라 이야기처럼 들렸던 때였다. 한국에서는 웨이트 트레이닝을 즐기는 인구가 많지 않았기에 차인표 씨가 드라마에서 가슴근육을 움직이는 장면은 하나의 센세이션이었다. 그 후 권상우 씨와 몸짱 아줌마가 등장하면서 근력운동을 하면 몸매가 예뻐진다는 사실을 누구나 알게 되었다.

최근 방송마다 다이어트 서바이벌 쇼가 쏟아져 나오면서 덤벨이나 모래주머니 등을 이용한 근력운동 방법을 소개하고 있다. 처음에는 운동생리학자 입장에서 이러한 현상이 반가웠지만 이제는 점점 걱정이 앞선다. 우선 방송에서 참신한 근력운동 방법이라고 소개하는 동작들 중 균형을 잡기 힘들고 허리에 부담을 많이 주는 등 운동 상해 위험이 높은 동작들이 많았다. 근력운동 방법은 참신성이 중요한 것이 아니라 해당 근육에 안전하게 과부하를 줄 수 있느냐가 중요하다. 또, 근력운동을 2시간 이상 지속해서 오히려 피로도가 높아지고 운동 효과가 떨어지는 트레이닝 방법도 많이 선보였다. 근력운동 시 가장 중요한 것은 기본을 중심으로 해서 응용하는 것이고 운동 시간 역시 하루에 1시간을 넘기지 않는 것이 중요하다. 체중감량에 좋다고, 단시간 내에 근육을 만드는 데 효과가 높다고 이를 악물고 참는 것은 근력운동의 본질에서 벗어난다. 그 어떤 트레이닝 보다도 과부하 원칙을 적용해야 하는 근력운동은 꾸준한 운동을 통해 근육을 합성시키고 근력을 키워야 하는 것이 철칙이다.

근력운동 기구로는 헬스클럽에서 많이 사용하는 웨이트 머신과 덤벨, 바벨 등이 있는데, 웨이트 머신은 등받이가 있어 정해진 중량보다 힘이 덜 들고 자세를 바르게 교정해주는 데 도움이 된다. 하지만 프리 웨이트 기구인 덤벨이나 바벨은 관절의 가동 범위를 넓혀서 운동 동작 범위를 크게 만들어주기 때문에 근육 형성에 더 큰 도움이 된다. 결국 같은 무게라도 프리 웨이트 기구가 더 큰 부하를 줄 수 있고 집이나 사무실에서도 쉽게 할 수 있어 운동 수행도가 높은 편이다. 따라서 파트 2에서는 프리 웨이트를 중심으로 프로그램을 구성하고 있다.

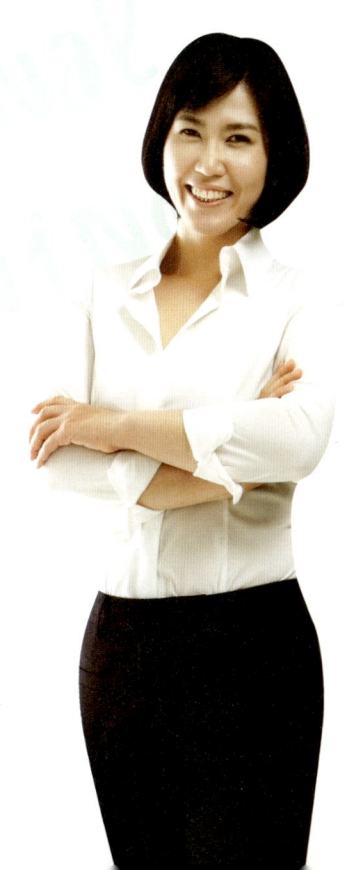

1 나에게 맞는 근력운동 강도 쉽게 구하기

근력운동에서 자신에게 적합한 운동 강도를 구하는 것은 매우 중요하다. 올바른 운동 강도를 구하려면 먼저 자신의 최대 근력(1RM, One-Repetition Maximum)을 알아야 하는데, 근력운동 경험이 많은 사람이나 운동 선수인 경우에는 무게를 계속 증가시켜서 자신의 최대 근력을 직접 측정하는 방법을 쓴다. 하지만 일반인들은 다음 표를 이용해서 간접적으로 구하면 된다. 예를 들어, 5kg짜리 덤벨로 팔 운동을 하는데 20회 정도 반복할 수 있다면 자신의 최대 근력의 55% 정도라고 생각하면 된다.

최대 근력 비율과 반복 횟수

최대 근력 비율(%1RM)	최대 반복 횟수
100%	1
95%	2
90%	3~4
85%	5~6
80%	7~8
75%	9~10
70%	11
65%	12~15
60%	16~19
55%	20~24
50%	25~30

*출처: 이경영, 신윤아 저, 다이어트 운동생리학, 2012, 파워북

근력운동은 반복 횟수가 근력 증대나 근육 크기 증가, 근파워 향상을 높이기 때문에 반복 횟수가 많을수록 유산소성이 가미된 근지구력 향상을 목적으로 한다. 따라서 다이어트 프로그램으로 근력운동을 선택할 때는 근지구력 트레이닝을 우선적으로 선택한 후 자신의 체형에 적합하게 반복 횟수를 조절한다.

위의 표처럼 운동 선수의 경우 운동을 할 때 순간적으로 강한 힘을 내야 하기 때

근력운동 목표에 따른 운동 방법

트레이닝 목표	운동부하(%1RM)	반복 횟수	세트	휴식시간
근파워	80~90%	1~2	3~5	2~5분
	75~85%	3~5	3~5	2~5분
근비대	65~85%	6~15	3~6	30~90초
근지구력	65% 이하	15~25	2~6	30초 이하

*출처: 이경영, 신윤아 저, 다이어트 운동생리학, 2012, 파워북

문에 근파워 트레이닝을 많이 하는 편이다. 이는 고강도 트레이닝이기 때문에 한 세트 당 5회 이하를 할 수 있고, 무거운 중량을 들어올리기 때문에 근피로도가 높아져 세트 사이에 2~5분 정도 충분한 휴식을 목표로 한다.

한편 근비대 트레이닝은 운동량을 많이 늘려서 근육의 크기를 증가시키는 것으로, 저근육형비만이나 마른 남성들이 근육의 크기를 키우기 위해 많이 한다. 근비대 트레이닝 역시 근파워 트레이닝처럼 무거운 중량을 들어올리긴 하지만, 충분한 휴식을 취하는 근파워 트레이닝과 달리 휴식시간을 짧게 해서 근육이 완전 회복하기 전에 다음 세트를 실시하여 근피로를 유도하는 방법이다. 이는 근육을 크게 만드는 트레이닝 방법이기 때문에 여성들에게는 특별히 권하지 않고 보디빌딩 대회를 준비하는 이들이 많이 선택한다.

마지막으로 근지구력 트레이닝은 저강도로 반복 횟수를 많이 늘려 유산소성 성격을 가미하는 운동으로, 근력운동을 하면서도 지방을 태울 수 있기 때문에 체중감량을 목표로 하는 사람들에게 좋다. 휴식시간을 30초 이내로 매우 짧게 하는 것 역시 근력운동 중 유산소성을 추가하기 위해서이다. 일반적으로 최대 근력의 65% 이하를 실시하며 반복 횟수는 15회 이상을 하는 것이 좋은데, 보통 15~20회 정도를 많이 실시한다.

초보자용 근력운동의 경우 적절한 중량은 남성 5kg, 여성 5파운드(2.25kg)부터 시작하는 것이 좋고, 4~6주 간격으로 부하를 올리도록 한다. 부하를 올리는 시점은 15~20회씩 3세트를 반복한 후 4번째 세트를 추가해도 힘들지 않은 시점이다.

보통 4주, 늦으면 6주가 지나면 초기의 중량으로는 더 이상 근세포가 자극을 받지 않게 된다. 지금까지 알려진 근육 합성의 원리는 근육이 자극을 통해 근섬유의 미세한 손상을 유발하게 한 후 손상을 회복시키기 위해 근육이 재합성되면서 더 강하고 큰 근육이 만들어지는 것이다. 헬스클럽에서 1kg짜리 핑크색 덤벨을 들고 1년을 운동하는 주부들이 멋진 근육을 만드는 데 실패하는 이유도 여기에 있다.

2 어떤 근육을 먼저 사용해야 좋을까?

헬스클럽에 가면 가장 이해가 안 되는 것 중 하나가 바로 근력운동 시작부터 손목에 힘을 주면서 전완운동을 하고 있는 모습이다. 또, 뱃살을 빼야 한다면서 들어가자마자 바로 복근운동에 주력하는 모습도 많이 목격된다. 하지만 올바른 근력운동은 큰 근육을 먼저 사용하고 작은 근육을 움직여야 피로도를 줄이고 운동 상해를 막을 수 있다. 우리 몸에서 대근육군은 가슴(대흉근), 어깨(삼각근), 등(광배근), 엉덩이(둔근), 대퇴(대퇴사두근, 슬굴곡근), 종아리(비복근, 가자미근) 부위이고, 소근육군은 복부(복근), 등(승모근), 위팔(상완이두근, 상완삼두근), 아래팔(전완)이다.

그렇다면 근력운동 후 얼마나 쉬어야 할까? 근력운동 후 적어도 이틀은 휴식을 취하는 것이 해당 근육의 피로를 줄이는 데 도움이 된다. 낮은 중량을 사용하는 초보자는 1~2일 정도의 휴식이 필요하고, 운동 강도가 높은 중급자나 고급자는 해당 근육에 2~3일 정도 휴식을 취하는 것이 좋다. 단, 해당 부위를 4일 이상 쉬게 하면 오히려 운동 효과가 떨어진다.

다음 표는 근력운동 숙련도에 따라 근력운동 프로그램에 어떤 차이가 있는지를 보여준다. 초급자의 경우 주 3회 기준으로 근력운동을 시작하는데, 한 근육군 당 1~2종목을 실시하여 해당 근육을 자극시키는 것을 목표로 하고, 저중량으로 반복 횟수가 많은 근지구력 트레이닝을 위주로 한다. 먼저 가슴 근육(대흉근)을 강화하기 위해서는 덤벨 프레스나 덤벨 플라이, 푸시업 중 한 두 가지를 선택한다. 운동 순서는 대근육을 중심으로 상체 근육 운동을 먼저 하고, 하체 근육 운동을 하는 동안 상체 근육은 휴식을 취하는 순서로 한다. 예를 들어, '가슴 → 허벅지 → 등 → 종

다이어트 퍼스널 트레이닝 준비하기

숙련도에 따른 근력운동 프로그램 구성

숙련도	운동 목적	프로그램	운동 방법
초급자	• 근육 자극 • 정확한 자세 연습	• 근지구력 운동 • 프리웨이트 중심(덤벨, 바벨) • 저중량, 많은 반복 • 근육군 당 1~2종목	• 주 3회 • 상체, 하체 번갈아 실시
중급자	• 근력 발달 • 근력 휴식	• 근비대 운동 • 근육군 당 3~4종목	• 3분할 운동 월 · 목: 가슴, 삼두, 이두 화 · 금: 등, 어깨, 복근 수 · 토: 힙/허벅지, 종아리, 복근
고급자	• 목표 부위 집중	• 세부적인 분할운동 • 근육군 당 4~6종목	• 4분할 운동 월: 대흉근, 삼두근 화: 광배근, 이두근 수: 삼각근, 승모근 목: 대퇴사두근, 비복근, 가자미근 금: 휴식

*출처: 이경영, 신윤아 저, 다이어트 운동생리학, 2012, 파워북

아리 → 어깨 → 팔 → 복근' 순으로 하는 것이다.

초급자 코스를 8~12주 정도 하게 되면 중급자 코스로 넘어가게 된다. 중급자 코스부터는 본격적인 근력 발달을 목적으로 하는데, 근비대 운동을 목적으로 한다면 강도를 증가시킨다. 초급자와 달리 한 근육군 당 3~4종목의 운동을 할 수 있다. 즉, 팔이나 허벅지 운동을 할 때 각 근육 당 4가지 다른 운동을 병행하여 근력을 키우는 것이다. 중급자는 3분할 운동법을 많이 사용하는데 3일간 서로 다른 근육을 단련시키는 방법을 말한다. 중급자 코스를 끝내고 1년 정도 지나 근력운동 숙련도가 높아지거나, 중급자 코스에서 근육이 과부하에 적응해버려 더 이상 자극이 이루어지지 않아 근력 증가가 되지 않을 때 고급자 코스로 업그레이드 한다. 고급자 코스는 하루에 다양한 부위의 근력운동을 하는 것이 아니라 2~3개의 근육 부위를 집중 훈련하는 방식을 취한다. 이 코스는 일반인보다 운동 선수나 트레이너, 보디빌딩 대회 준비를 하는 사람들이 많이 선택하며, 체중감량을 목표로 하지는 않는다. 체중감량을 목표로 한다면 초급자 코스에서 중급자 코스가 적당하다.

근육 명칭 알아보기

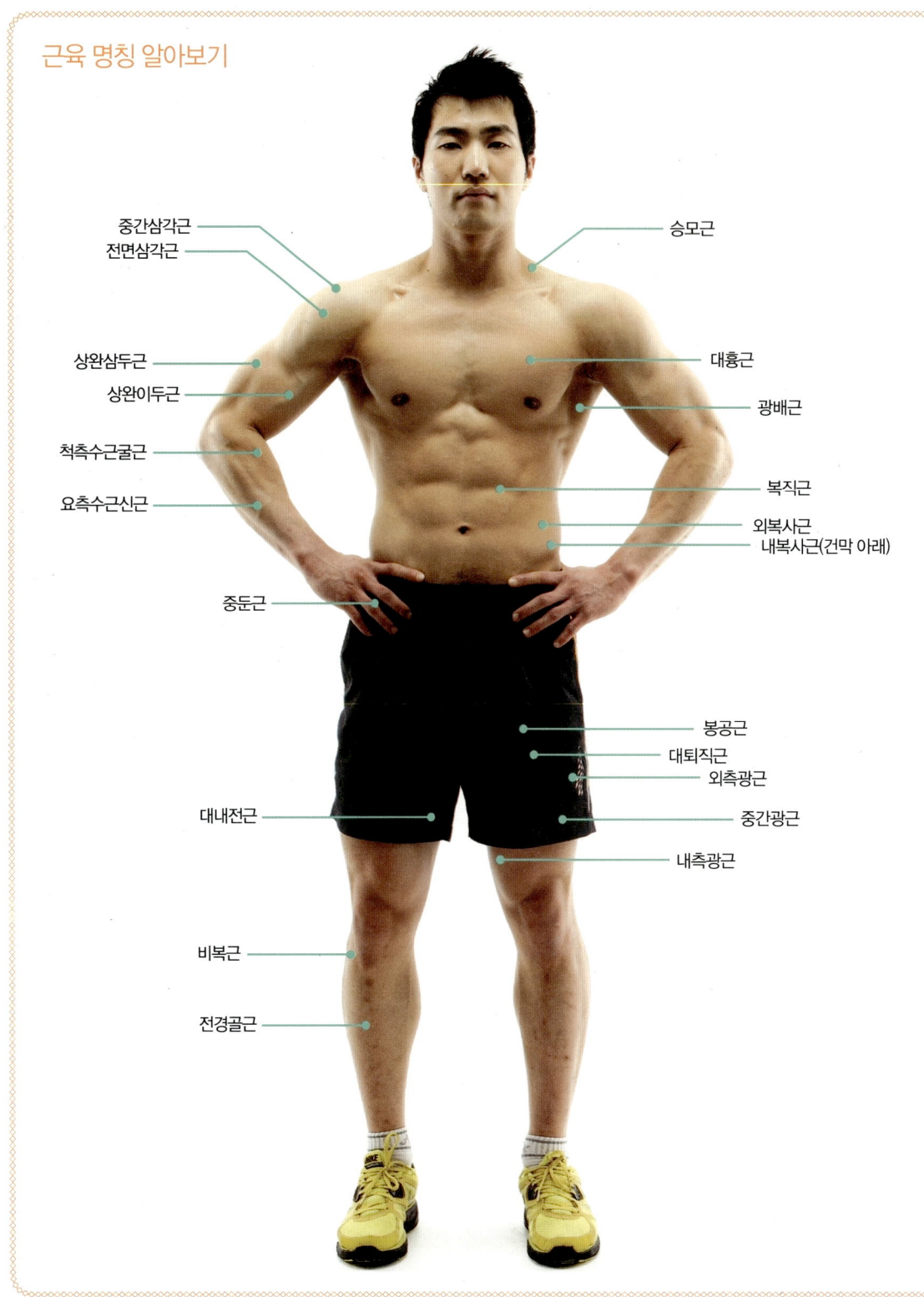

중간삼각근
전면삼각근

승모근

상완삼두근
상완이두근

대흉근

광배근

척측수근굴근

복직근

요측수근신근

외복사근
내복사근(건막 아래)

중둔근

봉공근
대퇴직근
외측광근

대내전근

중간광근

내측광근

비복근

전경골근

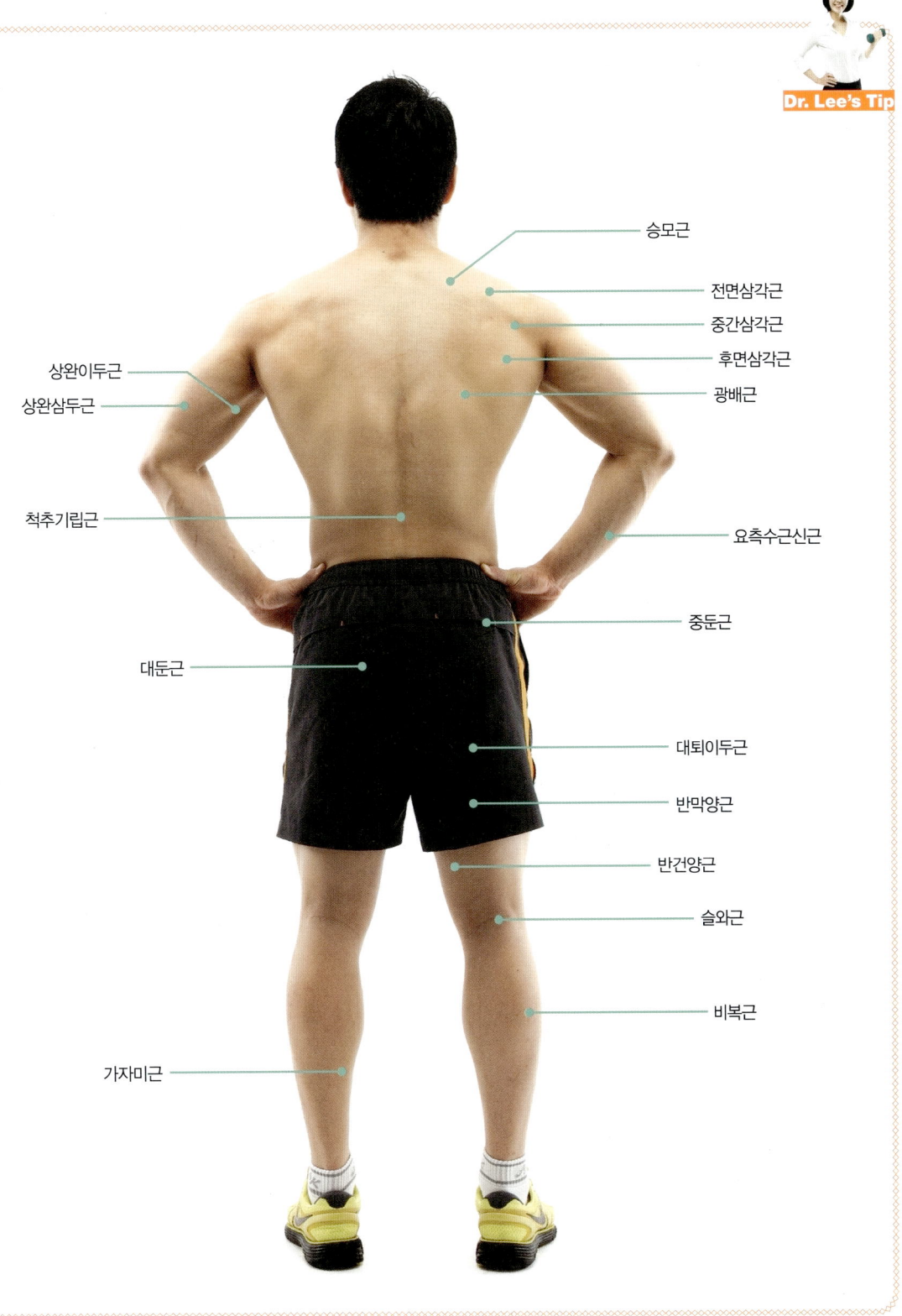

승모근

전면삼각근

중간삼각근

후면삼각근

광배근

상완이두근

상완삼두근

척추기립근

요측수근신근

중둔근

대둔근

대퇴이두근

반막양근

반건양근

슬와근

비복근

가자미근

3 근력운동 응용 기구 알아보기

덤벨과 바벨은 집이나 사무실에서 쉽게 사용할 수 있는 근력운동 기구이지만 아무래도 휴대하기 힘들고 아이가 있는 집에서는 위험할 수 있어 주부들이 구매하기는 다소 어렵다. 이런 경우에는 안전한 밴드나 짐볼 등을 이용해서 근력운동을 할 수 있다.

1 운동 강도 조절이 쉬운 밴드 트레이닝

밴드 트레이닝은 고무 장력의 저항을 이용한 것인데, 밴드를 이중으로 접거나 짧게 잡으면 운동 강도를 높일 수 있다. 실제로 밴드 트레이닝을 해보면 생각보다 강도가 세다고 놀라는 경우가 많은데, 밴드 트레이닝은 스트레칭보다 근력운동에 가깝기 때문에 준비운동을 충분히 한 후에 실시한다. 밴드 트레이닝은 파트 2에서 각 근육군별 응용할 수 있는 동작이 자세히 소개되어 있다.

밴드 튜닝하는 방법

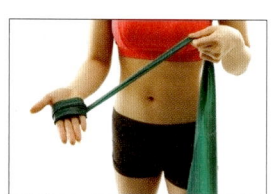 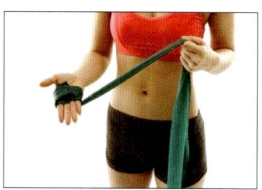 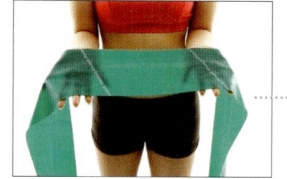 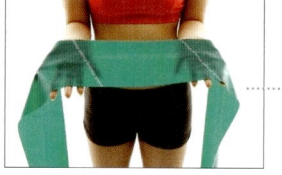

저강도 밴드를 손에 2번 감는다.	**중강도** 밴드를 손에 3~4번 감는다.	**고강도** 밴드의 폭을 절반으로 접어 감는다.

다이어트 퍼스널 트레이닝 준비하기

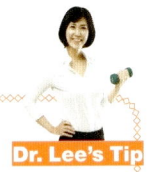

밴드 트레이닝 시 주의점

1 밴드에 반지나 목걸이가 걸릴 수 있으므로 액세서리 착용을 주의한다.

2 밴드를 얼굴 가까이 대지 않도록 한다. 특히 안경을 쓴 경우 주의한다.

3 밴드 사용 후에는 순한 비누로 닦은 다음 햇빛과 습기가 없는 곳에 말리도록 한다.

4 척추와 가슴을 펴고 근육을 수축시킬 때 숨을 3초 정도 내쉬고 근육을 이완시킬 때 숨을 3초 정도 들이쉰다.

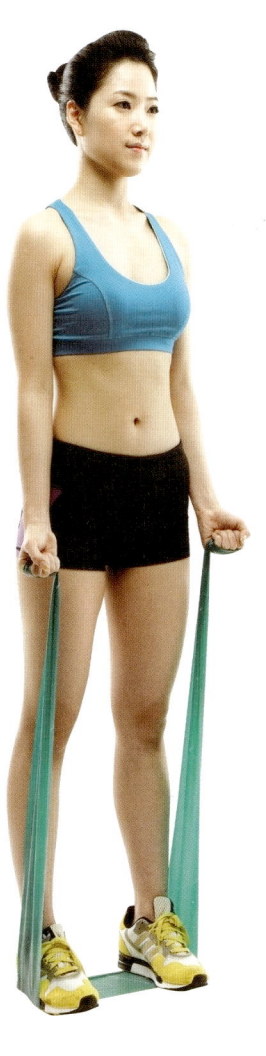
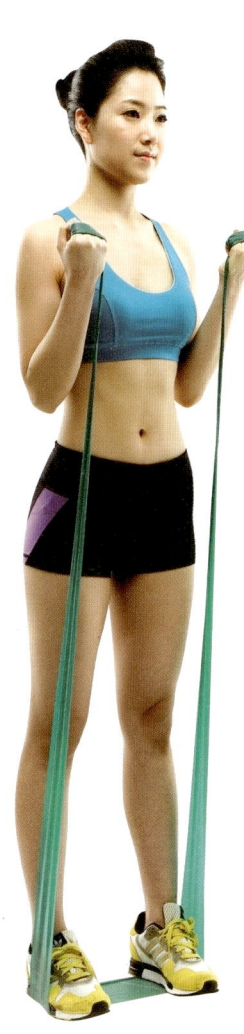

HOW TO

1 양발을 어깨너비로 벌리고 밴드 중앙에 발을 고정한 후 가슴을 곧게 편다. 그 다음 양손으로 밴드를 잡아 골반 옆에 붙인다. 이때 밴드 튜닝 방법을 참고하여 자신에게 맞는 강도로 조절한다.

2 숨을 내쉬며 팔꿈치를 옆구리에 붙인 채 양손을 어깨 높이로 들어 올린다. 그 다음 숨을 들이쉬면서 시작자세로 돌아간다. 1세트 당 15~20회 실시하고 2~3세트를 하여 익숙해지도록 한다.

2 운동 재미가 붙는 짐볼 트레이닝

근력운동이 재미가 없고 아이 때문에 덤벨을 집에 두기 곤란하다면 짐볼 한 개를 구입하여 근력운동을 시작해본다. 유연성을 키우는 데도 도움이 되고 볼을 이용해서 평소 사용하지 않았던 근육의 자극을 높일 수 있다. 가장 쉽게 할 수 있는 동작으로는 볼에 앉아서 팔, 다리를 같이 움직이면 유산소운동 효과도 높일 수 있고, 허벅지 근육과 등 근육을 강화할 수 있어 근력 향상에도 효과적이다. 파트 2에서 짐볼을 이용한 근력운동을 자세히 소개하고 있다.

짐볼 트레이닝 동작 소개

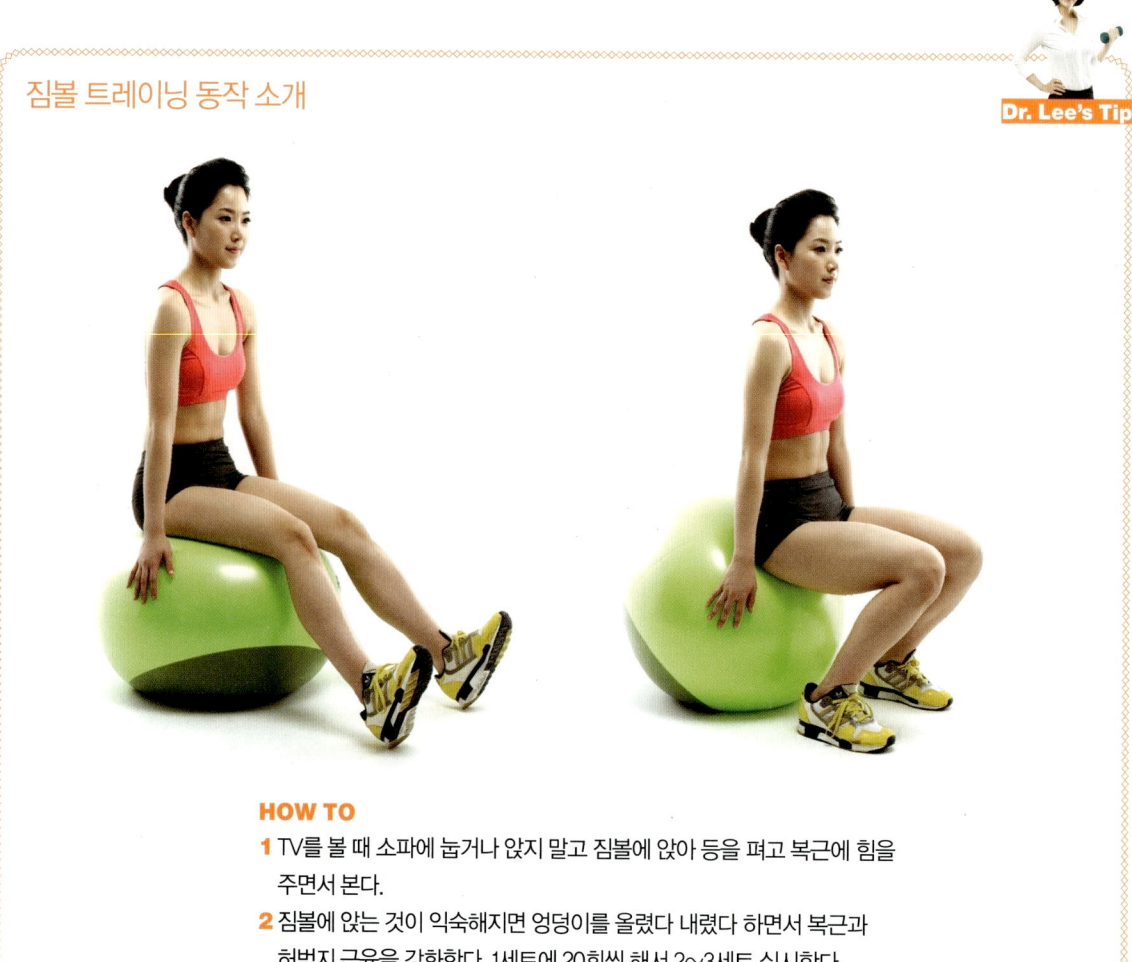

Dr. Lee's Tip

HOW TO

1 TV를 볼 때 소파에 눕거나 앉지 말고 짐볼에 앉아 등을 펴고 복근에 힘을 주면서 본다.

2 짐볼에 앉는 것이 익숙해지면 엉덩이를 올렸다 내렸다 하면서 복근과 허벅지 근육을 강화한다. 1세트에 20회씩 해서 2~3세트 실시한다.

진실처럼 떠도는 트레이닝 루머 바로잡기 **5**

다이어트 프로그래머로서 20년 가까이 일하면서 아직도 잘못된 트레이닝 정보를 맹신하고 있는 회원들을 볼 때 놀랍기도 하고 당황스럽기까지 하다. 과거에 비해 한국인의 다이어트와 트레이닝 지식 수준이 많이 높아졌음에도 여전히 비과학적인 운동 정보로 자신의 소중한 몸을 망치고 있는 경우가 많다. 그래서 필자는 아직도 정설이라고 믿는 트레이닝 루머들을 모아 정확한 사실과 정보를 알리고자 한다.

1. 여성이 근력운동을 하면 남성처럼 울퉁불퉁한 몸매가 된다?

여성은 남성에 비해 근육량이 2/3 정도 밖에 되지 않는다. 여기에다 근육의 크기를 키우는 속근섬유의 양도 남성보다 적다. 특히 상체 근력은 남성보다 더 약하기 때문에 근력운동을 해도 남성 특유의 가슴과 팔 근육을 가지기는 쉽지 않다. 또, 근육을 합성시키는 남성호르몬인 테스토스테론이 절대적으로 부족하기 때문에 근육을 키우기 위한 근비대 트레이닝을 한다고 해도 근육 크기의 증가가 쉽게 나타나지는 않는다.

여성에게 근력운동을 권하면 초기의 가장 큰 불만이 몸이 더 커진 것 같다는 것이다. 이는 초기 근력운동 시 근육 속 노폐물 배출이 제대로 되지 않아 피로도가 높아지고 젖산 축적이 증가되면서 나타나는 일시적인 현상이다. 하지만 2~3주만 지나면 이러한 현상은 사라지기 때문에 절대로 걱정할 필요가 없다. 그래도 걱정이 된다면 저강도 고반복 운동인 근지구력 트레이닝을 중심으로 하면 된다.

2 성장기 남성이 근력운동을 하면 키가 크지 않는다?

성장기에 무거운 부하를 들어올리면 성장판을 손상시켜 키가 크지 않는다고 믿는 경우가 많다. 결론부터 말하자면 이 루머가 100% 틀렸다고 할 순 없다. 성장기 때의 근육의 과도한 사용과 잘못된 운동 방법은 성장판에 손상을 줄 수 있기 때문이다. 성장판 손상은 손목, 무릎, 그리고 팔꿈치 뼈의 끝부분인 골단의 연골 조직에 손상을 입혀 골 성장이 멈출 수도 있다. 하지만 이것은 근력운동뿐만 아니라 인라인 스케이트나 자전거를 탈 때 사고가 발생해도 생길 수 있다.

운동생리학자들은 성장기에도 근력운동을 권하는데, 이 시기는 근육 크기가 증가하는 것보다 근신경 적응에 효과적이기 때문이다. 대근육군을 중심으로 1세트에 8회 이상 반복할 수 있도록 운동 강도를 정하고 한 근육이 2~3일 정도 충분히 쉬도록 한다. 성장기는 성인처럼 근력이 충분히 발달한 시기가 아니므로 무리해서 중량을 높이는 것은 주의한다.

3 근력운동을 중단하면 근육이 지방으로 변한다?

실제로 보디빌딩 대회에서 수상을 한 선수들의 몇 달 후 모습을 보면 '정말 그때 그 선수가 맞나'라는 의구심을 갖게 된다. 체지방이 거의 없이 선명한 근육을 자랑하던 선수가 불과 대회 후 보름만 지나도 통통하게 살이 오른 몸으로 인터뷰를 하게 되는 경우가 많다. 또, 왕년에 잘 나가던 운동 선수가 은퇴 후 살이 찌는 경우도 많다. 이런 이유들 때문에 웨이트 트레이닝을 중단하면 근육이 지방이 된다고 생각하는 이들이 많다.

하지만 이는 완전히 틀린 말이다. 인체 조직은 컴퓨터 등의 기계처럼 호환성을 가지지 않기 때문에 근육세포가 지방세포로 전환되지 않는다. 웨이트 트레이닝을 통해 근육이 증가하고 트레이닝을 중단하면 근육이 줄어들 뿐이다. 다만 유산소운동을 중단했을 때보다는 천천히 진행된다. 가령 병원 입원 후 8주 동안 근력운동을 못해도 최대 근력의 10%만 줄어들게 된다.

그렇다면 보디빌딩 선수들에게 나타난 현상은 무엇일까? 대회를 앞두고 지나치게 저탄수화물식을 할 경우 탄수화물 중독증이 생기기 쉽다. 인체가 탄수화물 1g을 저장하려면 수분이 2.7g 덤으로 추가된다. 이 때문에 대회 전에는 탄수화물 섭취를 최대한 줄이지만, 대회 후 긴장이 풀리고 탄수화물 중독증이 생기면서 체지방이 늘어나고 부종이 생기게 되는 것이다. 하지만 보디빌딩은 웨이트 트레이닝과는 엄연히 다른 종목이다. 기초 화장에 속하는 웨이트 트레이닝에 비해 색조 화장 격인 보디빌딩은 근육을 꾸미고 자랑하는 것이다. 따라서 왕년의 운동 선수가 은퇴 후 살이 찌는 이유는 나이를 먹으면서 기초대사량이 감소된 상태에서 활동량까지 확 줄어들고 음식 섭취량은 줄지 않기 때문이며 근육이 지방으로 변한 것은 절대 아니다.

4 근육을 만들기 위해서는 유산소운동은 전혀 하지 않고 근력운동만 한다?

실제로 헬스클럽에 가보면 유산소운동 기구는 거들떠 보지도 않고 근력운동에만 죽어라 매달리는 경우를 많이 본다. 운동생리학자들은 근력운동이 기초대사량과 근섬유에 있는 모세혈관 밀도를 증가시켜 근지구력을 향상시키지만, 심장과 폐에 과부하를 주기는 어렵다고 말한다. 그래서 당뇨병과 고혈압, 고지혈증, 심장병 등의 대사질환 예방을 위해서는 유산소운동이 필수적인 것이다. 실제로 헬스클럽에서 무거운 중량을 들어올리며 체력을 과신하던 이들 중에는 심장질환으로 고생하는 경우가 많다.

따라서 주 7회 스트레칭, 주 5회 유산소운동, 주 3회 근력운동이 운동 처방의 기본이다. 유산소운동보다 근력운동이 더 재미있다면 적어도 주 2~3회씩 20분 이상 줄넘기, 트레드밀, 자전거 등 유산소운동을 의무적으로 해야 한다. 지방을 태우는 데 효과가 높은 유산소운동은 꾸준히 해야 지방 연소 효율이 높아진다. 그리고 심폐 지구력 역시 운동을 중지하게 되면 빨리 감소하기 때문에 규칙적인 유산소운동이 중요하다. 결국 예쁜 근육을 뽐내고 싶다면 근육 위에 있는 지방을 걷어내야 멋진 근육이 드러날 수 있다.

5 근육 발달을 위해서는 단백질 보충제 섭취가 반드시 필요하다?

몸짱 열풍이 불면서 구매율이 높아진 것 중 하나가 단백질 보충제이다. 과연 단백질 보충제를 많이 먹으면 헐크처럼 근육이 커질 수 있을까? 단기간에 큰 근육을 만들고 싶다는 열망은 정상 수준을 넘어선 운동량과 함께 단백질 보충제의 과용을 부추긴다.

일반적으로 단백질 보충제는 크레아틴(Creatine)과 웨이 프로틴(Whey Protein)으로 나뉜다. 크레아틴은 아미노산의 일종으로 하루 2그램 정도가 자체적으로 합성되며, 육류나 생선을 통해서도 보충할 수 있다. 크레아틴은 인산과 결합한 후 근육에 저장되어 짧은 순간에 강한 힘을 낼 때 쓰이게 되는데, 크레아틴 보충제를 먹으면 근육량이 증가하는 것으로 나타난다. 따라서 짧은 시간에 큰 힘을 필요로 하는 단거리 달리기나 수영 선수들, 보디빌더들이 주로 사용한다.

그러나 크레아틴 보충제를 먹게 되면 체내 수분까지 근육으로 이동하여 피부 등 다른 조직에서 탈수현상이 생길 수 있고, 전해질 장애, 구토, 설사, 복통 등의 부작용이 나타날 수도 있다. 따라서 전문가들은 신장에 무리가 가지 않도록 크레아틴 보충제 섭취량을 하루에 3그램 이하로 권장한다. 반면에 여성의 경우 근비대나 근파워 트레이닝보다 근지구력 트레이닝을 중심으로 하기 때문에 크레아틴 보충은 특별히 필요하지 않다. 한편 일부 광고에서 크레아틴 보충제 섭취 후 근육 증가가 나타나고 체지방이 감소한다고 하는데, 운동 초기(운동 30초 이내)에 주로 쓰이는 크레아틴은 유산소 시스템에 동원되지 않기 때문에 과학적 근거가 부족하다.

웨이 프로틴은 유청 단백질로, 우유에 산을 처리한 후 밑으로 가라앉는 것이 치즈이고 액체 상태로 떠있는 것이 유청 단백질이다. 여기에 유당, 지방, 탄수화물을 제거하고 멸균 작업과 건조 작업을 하면 단백질 파우더가 만들어진다. 일반적으로 많이 먹는 농축 유청 단백질은 35~70% 정도가 단백질이고 나머지는 탄수화물, 지방이다. 고가의 유청 단백질 분리물은 단백질 순도를 높여서 소화흡수를 빠르게 하는데, 달걀의 1.5배 이상의 단백질 효율을 가지고 있다.

이처럼 단백질 함량이 높고 소화흡수가 빨라 단백질 효율이 매우 높은 웨이 프로틴은 근력운동의 친구로 많이 인식된다. 하지만 과유불급이라고 지나치게 많이 섭취하는 것은 좋지 않다. 영양학자들은 근력운동의 효과를 높이기 위한 고단백 식사를 할 때 하루 섭취 단백질은 1.5~2g/kg이 적당하다고 한다. 반면에 하루에 2.2g/kg 이상의 고단백질 섭취는 오히려 소변을 통한 질소 배출을 증가시켜 간과 신장에 부담을 줄 수 있다고 경고한다. 단백질은 탄수화물이나 지방과 달리 질소를 가지고 있어 질소를 여과하려면 신장이 일을 많이 해야 하고 자칫 신장 결석 위험도 증가한다. 따라서 지나친 고단백질 섭취는 소변의 질소 농도를 높이고 질소가 몸 밖으로 배출되지 못하고 혈액에 쌓이는 요독증을 증가시킨다. 또한 고단백질 섭취 시 생기게 되는 암모니아를 해독하기 위해 간에도 과부하가 걸리기 때문에 간질환이 많은 한국인들에게 단백질 보충제의 남용은 주의해야 한다. 설상가상으로 몸에서 칼슘도 빠져나가는 문제까지 생겨 골다공증 위험뿐만 아니라 칼슘이온 작용을 통해 근수축이 일어나기 때문에 근력운동에 오히려 해만 끼치게 된다.

그러므로 근력운동을 하면서 닭가슴살이나 계란 흰자를 많이 먹고 있다면 추가적으로 단백질 보충제 섭취는 자제하는 것이 좋다. 물론 식품을 통해 양질의 단백질 섭취가 어렵다면 보충제를 통해 단백질을 섭취할 수 있는데, 그렇다고 하루에 2.2g/kg 정도까지 먹을 필요는 없다. 예를 들어, 70kg인 남성이 근력운동을 할 때 필요한 단백질량은 105g(=70×1.5g)~140g(=70×2g)이다. 만약 단백질 보충제 사용을 원한다면 50g 정도는 보충제로 섭취하고 나머지는 식품을 통해서 먹는 것이 바람직하다.

다음 그림은 단백질이 풍부한 식품 1인분의 단백질 함량을 비교한 것이다. 시판되는 닭가슴살 한 팩 500g에 단백질이 116g 들어있으니 70kg인 남성의 경우 근력운동 중 하루에 필요한 단백질량이 모두 들어 있는 셈이다. 여기에 달걀 2개와 우유 2개를 먹으면 단백질만 142g이 되니 따로 단백질 보충제를 먹을 이유가 없어진다. 이 밖에 쌀이나 빵에도 적은 양이긴 하지만 단백질이 들어 있다는 것을 염두에 둬야 한다.

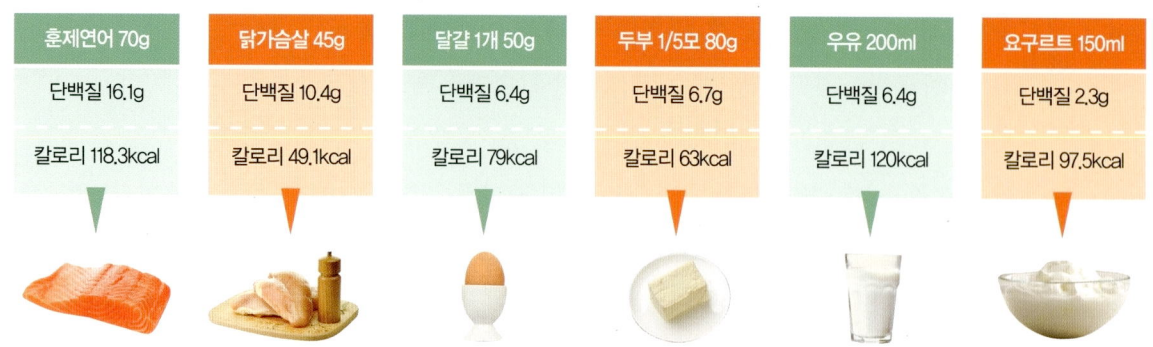

단백질 급원식품 1인분에 따른 단백질 함량 비교

훈제연어 70g	닭가슴살 45g	달걀 1개 50g	두부 1/5모 80g	우유 200ml	요구르트 150ml
단백질 16.1g	단백질 10.4g	단백질 6.4g	단백질 6.7g	단백질 6.4g	단백질 2.3g
칼로리 118.3kcal	칼로리 49.1kcal	칼로리 79kcal	칼로리 63kcal	칼로리 120kcal	칼로리 97.5kcal

*출처: 이경영, 신윤아 저, 다이어트 운동생리학, 2012, 파워북

6 살 빼기에는 인터벌 트레이닝이 가장 좋다?

틀린 말은 아니다. 무산소와 유산소운동을 병행해서 단시간에 칼로리를 소모하는 데 효과가 큰 것은 사실이다. 인터벌 트레이닝이 우리나라에 알려진 것은 영화 '트로이'에서 아킬레스 역을 맡아 멋진 근육을 선보인 브래드 피트 때문이다. 어느덧 중년 배우가 된 그는 단시간에 멋진 몸을 만들기 위해 인터벌 트레이닝을 주로 했다고 한다.

인터벌 트레이닝이란 운동과 회복을 반복하는 운동법으로 고강도 운동과 저강도 운동으로 구성되는데, 가령 5분 전력 질주 후 5분 가볍게 뛰기나 걷기를 4~5회 반복하는 것이다. 고강도 운동은 자신의 최대심박수의 90% 정도로 1~5분 정도 전력 질주를 해서 무산소성 대사 기능을 단시간에 높인다. 반면에 저강도 운동은 최대심박수의 50% 정도에서 가볍게 달리기나 걷기를 1~5분 정도 해서 지방 연소 효율을 증가시킨다. 고강도 운동과 저강도 운동 시간을 일정하게 하는 것을 1:1 인터벌 트레이닝이라 하고, 체력이 낮은 경우에는 저강도 인터벌 시간을 늘여서 1:2나 1:3으로 조절하면 된다. 이렇게 4~5회 정도 하게 되면 우리 몸의 기초대사량을 증가시켜 휴식 시에도 지방을 태우는 데 도움이 된다.

인터벌 트레이닝은 일정한 강도로 걷거나 뛰는 것보다 체력 소모가 크기 때문에 체력 수준이 좋다면 일주일에 2~3회 정도 하는 것도 좋다. 그리고 일정한 운동 강도에 싫증이 잘 나는 성격이라면 인터벌 트레이닝을 시도해본다. 하지만 고도비만이나 상체비만, 운동 수행도가 떨어지는 경우에는 시도하지 않는 것이 좋다. 운동 시간이 없는 경우 하루에 20분 정도 투자해서 인터벌 트레이닝에 도전한다. 하지만 그 전에 스트레칭은 잊지 말아야 한다. 완전한 고강도를 여러 번 반복하기 때문에 파워워킹을 할 때 보다 확실하게 몸을 풀어야 한다.

복합 트레이닝을 할 때 유산소운동 후 근력운동을 한다?

많은 분들이 하는 질문 중 하나가 복합 트레이닝 시 운동 순서이다. 일반적으로 유산소운동을 해서 지방을 태운 후 근력운동을 해야 한다고 생각하는 경우가 많은데 실은 반대로 해야 한다. 근력운동 후 유산소운동을 해야 지방 연소 측면에서도 좋고 피로도를 줄일 수 있다. 즉, 근력운동을 먼저 실시하여 근육의 모세혈관 밀도를 높인 후 유산소운동을 하면 지방 연소 효율을 높일 수 있다. 그리고 근력운동 후 기초대사율이 증가된 상태에서 유산소운동을 하게 되면 칼로리 소모율도 높아진다.

복합 트레이닝은 총 1시간 반 정도가 적당하고 2시간을 넘기지 않도록 한다. 운동 시작 전 가볍게 3~5분 정도 걷거나 뛰어서 몸을 데워준다. 혹시 이것을 유산소운동이라고 착각하는 경우도 있는데 이것은 준비운동에 속한다. 그 후 스트레칭을 통해 몸을 풀어주고 근력운동을 실시한 다음 정리운동을 통해 마무리하도록 한다. 보통 근력운동은 30~50분 정도 실시하기 때문에 복합 트레이닝을 하는 날에는 유산소운동을 20~30분 정도로 하는 것이 좋다. 그래도 유산소운동을 한 시간 하고 싶다면 시간대를 다르게 해서 오전에 근력운동을 하고 오후에 유산소운동을 1시간 정도 실시한다.

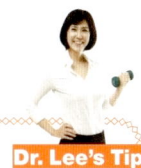

복합 트레이닝 순서
준비운동(가볍게 걷거나 뛰기 3~5분 → 스트레칭) → 근력운동 → 유산소운동 → 정리운동

Dr. Lee's Tip

운동 시간은 길수록 좋으며 몸 만들기에 하루 4시간 이상 주력한다?

　다이어트 성공 스토리를 넘어 영웅담들을 들어보면 하나같이 하루 4시간 이상 운동을 했다는 등의 이야기들이 많다. 어쩌면 운동 선수보다 더 많은 운동량을 자랑하는 이들은 자신의 운동 방법이 잘못되었다고 전혀 생각하지 못한다. 최근 몸짱 열풍이 우리나라를 강타하면서 오버 트레이닝이란 일종의 신드롬까지도 나타났다. 운동을 하지 못하는 날은 심리적으로 불안하고 모임도 나가지 않으며 회사도 그만두고 운동하고 싶다는 사람들이 늘고 있는 것이다.

　일반적으로 오버 트레이닝 증상은 신경이 예민해지고 통증이 계속 나타나면서 식욕이 줄어든다. 밤에 수면을 취하려고 노력해도 잠이 오지 않고 운동을 하지 않는데도 심박수가 높다. 만약 아침 기상 후 심박수가 평소보다 분당 5회 이상 더 높아져 있다면 오버 트레이닝 증후군에 있다고 볼 수 있다. 또한 운동을 할 때 평소 강도인데도 심박수가 분당 10회 이상 높아지면 이 역시 위험하다. 이 외에 더욱 치명적인 것은 노화 속도가 빨라진다는 것이다. 다이어트를 잘못하면 피부는 물론 몸 속도 늙는다. 지나친 운동은 산소 중에 나쁜 산소인 활성 산소를 증가시키는데, 활성 산소는 노화, 암, 파킨슨병 등의 원인이 되기 때문에 동안 다이어트의 절대적인 적이 된다.

　결국 몸짱 되려다 몸꽝이 되는 것이다. 겉보기에는 멋진 근육으로 코디되어 있지만 몸 속 곳곳에서는 신음소리가 들린다. 특히 이렇게 하루 4시간 이상 운동량을 자랑하다 보면 사정이 생겨 운동을 그만 둔 경우 다시 시작할 엄두가 나지 않는다. 이것을 절제 파괴효과라고 한다. 오히려 하루 한 시간 정도 운동을 하다가 다쳐서 그만 둔 경우에는 쉽게 운동을 재개할 수 있다. 휴직이나 방학 중에 운동량을 지나치게 많이 늘린 경우 일상 생활로 복귀할 때 하루 한 시간 반 정도의 운동으로는 성에 차지 않기 때문에 포기하는 경우가 많아지는 것이다.

지방은 근육보다 부피가 3배 이상 커서 근육이 많으면 1/3 축소효과가 나타난다?

인터넷에 떠돌고 있는 가장 잘못된 정보 중 하나가 바로 지방과 근육의 부피 비교 사진으로, 지방의 부피가 근육보다 3배 정도 크다고 알려져 있다. 실제로 다이어트 전문가들조차 이렇게 알고 있는 경우가 많다. 하지만 마트에서 육류를 사면서 한번 만 유심히 생각해봐도 그 말이 엉터리라는 생각이 절로 들 것이다. 돼지고기 중에 지방이 많은 삼겹살과 지방이 가장 적은 안심을 같은 무게로 비교해보면 부피가 3 배는 고사하고 2배 차이도 나지 않는다. 밀도를 재어보면 근육 밀도는 1.06g/cc이고 지방 밀도는 0.92g/cc이다. 근육이 지방보다 밀도가 높기 때문에 같은 부피에서도 근육이 더 많이 저장될 수 있다. 다시 계산해보면 지방 1kg의 부피는 1,087cc이고 근육 1kg의 부피는 943cc이다. 결국 지방이 근육보다 부피감이 많이 나가기는 하지만 1.15배 정도 밖에 되지 않는다. 결국 3배 차이가 난다는 것은 얼토당토않은 이야기인 셈이다.

남자의 경우 체내 대사 기능을 위해 필수 체지방율이 3% 이상 되어야 하고 여성은 12% 정도는 되어야 한다. 즉, 같은 몸무게라도 여성이 남성보다 더 통통하게 보일 수 있고 부피감이 더 나갈 수 있지만 3배 이상 부피가 나가는 것은 아니다.

근육이 지방보다 부피가 확실하게 작지 않다고 실망할 필요는 없다. 칼로리 소비율은 근육이 지방보다 3~4배 높은 것이 확실하다. 지방 1g이 2~5kcal의 에너지를 낸다면 근육 1g은 80~240kcal를 소비하기 때문에 근육이 많으면 에너지 소비율이 높아 식사량이 늘어도 쉽게 살이 찌지 않는다. 운동 선수가 현역 시절에 정말 많은 양(태릉 선수촌 근처 고깃집을 가보면 푸짐한 양에서도 확인할 수 있다.)을 먹어도 살이 찌지 않는 이유가 바로 근육의 칼로리 소모 효율 때문이다.

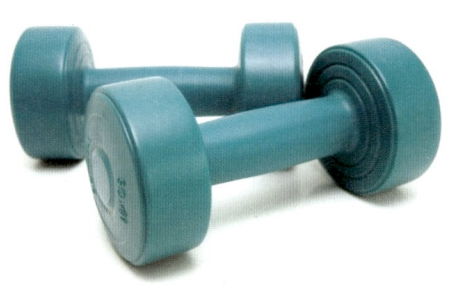

6 살 빼기 일등 공신! 식이요법의 비밀

하루에 3~4시간씩 헬스클럽에서 사는 회원이 있었다. 왜 그렇게 힘들게 오버트레이닝을 하냐고 물어보니 식탐이 많아서 운동을 많이 하면 먹고 싶은 것을 다 먹을 수 있지 않을까 하는 생각 때문이란다. 결론적으로 이 회원은 성공률이 희박한 다이어트 방법에 도전하고 있다. 아무리 운동을 많이 하고 칼로리를 많이 소비해도 체중감량의 결정적인 키는 식이요법이 갖고 있다. 과학적인 다이어트는 무조건 안 먹는 것이 아니라 제대로 먹는 것이다. 다이어트 고수들도 모르는 식이요법의 비밀을 공개한다.

1 암호명 BCAA를 풀어라!

근력운동을 하면서 닭가슴살 안 먹어본 사람은 거의 없을 것이다. 오죽하면 몸짱 열풍이 불었을 때 닭가슴살이 동나서 온라인 유아카페 회원들이 이유식에 닭가슴살을 넣기가 어렵다고 토로까지 했겠는가. 닭가슴살이 다이어트 식품 중에 최고로 손꼽히는 이유는 저지방 고단백(단백질 비율이 전체 열량의 85%를 차지하는 수퍼 울트라 고단백질이다.)의 대표 음식이기 때문이다. 여기에다 지방 연소에 필요한 비타민인 니아신 함량이 높아 살 빼기에 최고의 음식임을 증명하고 있다.

닭가슴살의 다이어트 비밀은 단순히 고단백질이 아닌 필수 아미노산 중 BCAA(Branched Chain Amino Acid)가 많다는 것에 있다. BCAA는 한국말로 곁가지사슬 아미노산이라고 하는데, 아미노산 구조에 수화탄소(Hydrocarbon)라는 곁가지를 가지고 있는 것이다. 20개의 아미노산 중 9개가 성장과 생명 유지에 필요한 필수 아미노산인데, 이 9개 중에 류신, 이소류신, 발린은 BCAA로 근육을 만드는 데 필수적인 아미노산이다. 일반적인 아미노산이 간에서 대사를 한 후 근육으로 간다면 BCAA는 바로 근육으로 흡수되어 멋진 근육을 만들어준다. 근육 단백질의 35%는 BCAA로 구성되어 있는데, 인체가 기아 상태가 되어 근육 속 단백질을 탄수화물로 전환한다 해도 BCAA는 전환되지 않는다. 즉, BCAA는 어떤 상황이 와도 근육에 남아서 우리 몸을 지켜주는 든든한 방어막이 되어 준다.

닭가슴살의 단백질 중 20%는 BCAA로 구성되는데, 닭가슴살 95g에는 BCAA가 무려 4,000mg이 넘는다. 오렌지 1개(200g)에 BCAA가 132mg 들어 있는 것과 비교하면 닭가슴살은 BCAA 공장이나 마찬가지다. BCAA 4,000mg이라고 쓰여진 아미노산 보충제 광고를 보면 닭가슴살은 정말 기특한 식품이다. 닭가슴살 외에도 북어(3,134mg), 꽁치(1,743mg), 조기(1,655mg), 대구(2,901mg), 갈치(1,436mg)와 같은 생선과 꽃게(1,118mg), 낙지(1,162mg), 중하(1,061mg)와 같은 해산물도 BCAA 급원식품이다. 따라서 멋진 근육을 만들려면 두 개의 다리를 가진 가금류뿐만 아니라 생선도 주 3회 정도 먹어주는 것이 필요하다(골고루 먹어야 다리 힘이 풀리지 않아 농사일을 잘 할 수 있다는 선조들의 말씀이 이렇게 과학적으로 증명된다는 것이 놀랍지 않은가?). 다만 안타까운 것은 완전식품이라고 알려진 유제품에는 BCAA가 거의 없다는 사실이다. 근육을 만드는 데 우유에 지나치게 의존해서는 안 되는 이유 역시 여기에 있다.

특히 다이어트 중 운동량을 늘리면 인체의 단백질 요구량이 늘어나기 때문에 BCAA 역시 꾸준히 섭취해야 한다. 이때 한꺼번에 많이 먹는 것보다 꾸준히 자주 먹는 것이 좋고, 체중감량이 목표가 아닌 근비대를 목적으로 한다면 운동 30분 전에 섭취해서 운동 중 근육 손실을 예방해야 한다. 또한 운동 중에도 근섬유 손상을 빨리 회복시키고 운동 능력을 향상시키기 위해 BCAA를 보충제로 섭취하기도 한다. 그러나 여성의 경우 보충제 보다는 식사 중 해당 식품 섭취를 늘리는 것이 바람직하고, 근비대를 목적으로 하는 남성이나 중고급자 근력운동을 하는 사람의 경우에는 식품을 통한 섭취와 함께 보충제도 추가로 먹을 수 있다. 단, 이 역시 단백질 보충제 중 하나이기 때문에 총 단백질 섭취량이 몸무게 당 2.2g이 넘지 않도록 주의한다.

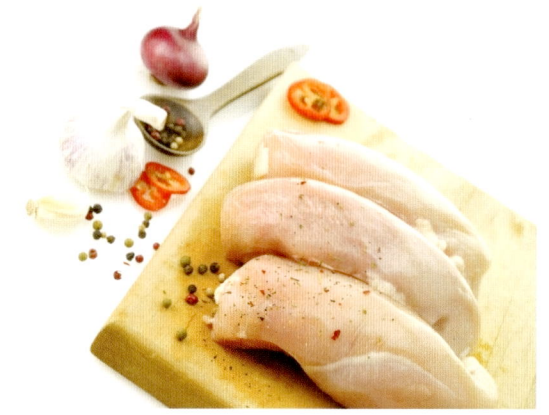

2 저나트륨만이 살 길이다

한국은 나트륨과 싸우고 있다. 열정이 많고 화끈한 성격의 민족이라서 그런지 자극적인 음식을 좋아하다 보니 짠맛에 길들여진 사람들이 많다. 2010년 국민건강영양조사에 따르면 한국인의 나트륨 섭취량이 4,878mg으로 부끄럽게도 세계 1위에 올랐다(언젠가 한국인이 날씬한 민족 1위, 건강한 민족 1위로 기록되길 진심으로 바란다). 세계보건기구가 1일 나트륨 목표 섭취량을 2,000mg으로 정한 것이 무색할 정도로 우리나라 사람들은 짠 음식을 좋아한다. 고나트륨 섭취가 고혈압의 원인이 되는 것은 이미 잘 알려진 사실이다. 여기에 최근에는 짜게 먹을수록 비만이 되기 쉽다는 연구결과도 나오고 있어 한국인의 건강 문제가 점점 우울 모드로 빠지고 있다.

침샘을 자극하는 짠맛은 이상 식욕을 부른다. 드라마를 볼 때 심심한 나물을 먹는 장면을 보면서 침을 삼키는 일은 없지만 라면이나 통닭, 나초, 피자 등을 먹는 장면이 나오면 침이 꼴깍 넘어간다. 또, 짠맛을 중화시키려면 밥을 많이 먹게 되는 악순환이 이어진다. 필자가 간장게장을 절대로 식탁에 올리지 않는 이유 역시 밥 도둑의 위력이 무섭기 때문이다. 미국인은 짠맛을 중화시키려고 청량음료를 많이 먹는다고 하니 골다공증도 문제가 된다.

성공적인 다이어트를 위해 열심히 운동하고 지방을 줄이고 칼로리를 계산해도 나트륨을 놓치면 말짱 도루묵이다. 짠 음식을 먹게 되면 부종이 생기기 쉬워 운동 효과를 떨어뜨릴 수 있다. 또한 짠 음식은 삼투압 조절을 위해 더 많은 수분을 몸으로 끌어들이는데, 결국 땀이나 소변으로 배출되어야 하는 염분이 체내 부종을 일으켜 혈액순환 방해는 물론 신장, 심장, 혈관에 부담을 준다. 결국 부종은 근육의 산소 투과율을 줄여서 지방 연소를 방해하고 하체 부종은 하체 비만으로 이어지기도 한다. 따라서 계속적으로 짠 음식을 먹게 되면 근육의 정상적인 수분도 배출시켜 근력운동 효과도 떨어뜨린다. 그리고 짠맛에 자꾸 길들여지면 음식 고유의 맛을 느끼는 미각도 둔감해진다. 나이가 들수록 짜게 먹는 이유가 미각이 둔해지기 때문인데, 어릴 적부터 패스트푸드에 길들여지면 노인이 되기 전에 미각이 둔해져 심심한

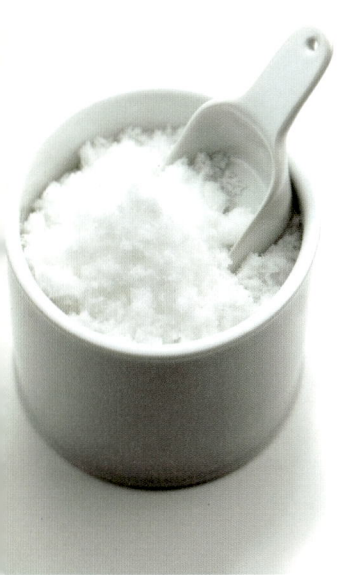

다이어트 퍼스널 트레이닝 준비하기

맛을 내는 야채나 나물을 싫어하게 된다.

한국인이 즐겨먹는 대표적인 고나트륨 음식으로는 칼칼한 칼국수(2,617mg), 물냉면(1,757mg), 라면(1,175mg), 된장찌개(949mg), 단무지(8개, 783mg), 피자(1조각, 597mg), 햄버거(542mg), 떡볶이(671mg) 등이 있다. 우리 식탁에서 저칼로리 상차림은 쉽지만 저나트륨은 쉽지 않은 이유 역시 고추장, 간장, 된장 등의 조미료와 탕 문화 때문이다. 한국인에게 저지방 다이어트보다 더 어려운 것이 저나트륨 다이어트일 것이다. 이제 필자가 회원들과의 영양상담을 통해 성공한 7가지 행운의 염분 줄이기 전략을 독자들에게 소개한다.

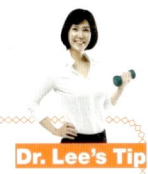

염분 줄이기 7가지 전략

1 염장식품 외면하기
젓갈, 장아찌, 김치, 단무지, 오이지 등 염장식품은 식탁에 올리지 않도록 한다. 김치 없이 못 산다면 물에 한번 씻거나 양념을 털어내고, 백김치로 대체할 것을 권한다.

2 국물은 정말 끝을 낸다
'국물이 끝내줘요'라는 광고문구에 충실하게 국물 인생을 끝내도록 한다. 국물 먹고 '캬' 하는 소리를 잘 내거나 한 여름에도 뜨거운 국물을 먹고 행복해 하는 한국인들에게는 정말 힘든 일이긴 하다. 반드시 국을 밥상에 올리고 싶다면 염도가 높은 찌개보다는 국이 좋고, 깊은 맛이 우러나게 오래 끓이는 것은 주의한다.

3 양념을 아끼자
비빔냉면을 먹는데 추가 양념을 넣는다면 당신의 나트륨 선호도는 놀라울 정도이다. 된장, 고추장, 간장 등 한국인이 즐겨먹는 양념의 양을 줄여야 한다. 소금 1큰술에는 무려 2,688mg의 나트륨이 있다. 양념류 1큰술 기준으로 국간장(1,074mg), 된장(900mg), 고추장(628mg), 청국장(518mg), 쌈장(789mg)이 막강한 나트륨 함량을 자랑한다. 된장찌개를 할 때 된장량을 줄이고 청국장을 섞으면 나트륨 함량을 줄일 수 있다. 카레가루에도 1큰술에 326mg의 나트륨이 들어 있기 때문에 카레가 들어간 요리를 할 때는 다른 양념은 줄이도록 한다. 최근에는 저염소금, 저염간장, 저염된장이 시판되고 있어 저염 다이어트가 훨씬 편해졌다.

4 짠맛 대신 다양한 맛으로 조리하기
짠맛을 줄이면 음식 맛이 없어질까 걱정된다면 매운맛과 신맛을 활용해본다. 생선을 구울 때 소금량을 줄이고 레몬즙이나 무즙을 추가하면 맛도 좋고 나트륨도 잡을 수 있다. 고추장 요리를 할 때 고추장량을 줄이고 고춧가루를 섞으면 칼로리와 나트륨 두 마리 토끼를 모두 잡을 수 있다. 이처럼 고춧가루, 후춧가루, 마늘, 생강, 식초 등도 짠맛 대신 우리 입맛을 행복하게 해줄 수 있다.

5 염분 투성이 해조류는 담가서 조리하기

다시마, 미역, 파래 등을 마트에서 사보면 하얀 덩어리의 소금으로 덮여 있다. 그러므로 찬물에 30분 정도 담가서 염분을 뺀 다음 조리하는데, 너무 오래 담그면 장 건강에 좋은 알긴산이 손실될 수 있으니 주의한다.

6 나트륨의 상극, 칼륨을 즐기자

체내 나트륨을 배출시키는 데 도움을 주는 고마운 무기질 칼륨을 즐겨 먹는다. 칼륨이 많은 식품은 토마토, 고구마, 부추, 양배추, 콩, 바나나, 양파 등이 있으며, 생으로 먹으면 효과가 더 커진다.

7 짠 음식+ 짠 음식? Oh, No!

자장면에 단무지, 라면에 김치를 즐겨 먹는다면 심각하게 고민해야 한다. 자장면은 양파와 함께 먹고 라면은 샐러드와 먹어서 입맛을 담백하게 한다. 특히 라면을 먹을 때는 스프량을 줄이고 파와 양파 등 매운맛을 내는 재료를 넣어 스프 맛을 보완한다.

3 한국인의 탄수화물 중독증! 혈당지수 다이어트로 해결하라

고탄수화물 문화권에 사는 한국인들에게 탄수화물 중독증은 심각한 문제가 되고 있다. 탄수화물 중독증은 다양한 증상이 나타나는데, 단맛이 나는 빵이나 과자, 케이크, 떡 등을 좋아해서 한번 먹기 시작하면 멈출 수 없거나 국수, 스파게티, 수제비, 라면 등을 밥보다 선호하는 경우 탄수화물 중독증을 의심해야 한다. 오후 4~5시만 되면 피곤하고 배가 고픈 현상도 탄수화물 중독 증상이다.

탄수화물은 몸 속으로 들어오면 일단 포도당으로 전환되어 우리 몸에서 대사를 하게 된다. 그리고 혈액 속에 떠도는 탄수화물은 간과 근육에 글리코겐(당질)이라는 형태로 저장된다. 예를 들어, 70kg인 남성의 간 무게가 1,800g이라면 간에 있는 탄수화물은 4% 정도인 72g이고, 근육량이 35kg이라면 0.7%인 245g의 탄수화물이 근육에 저장된다. 그리고 혈액에 떠도는 탄수화물인 포도당은 10g 정도이므로 결국 70kg인 남자도 327g의 글리코겐밖에 없는 것이다. 이처럼 탄수화물은 저장 한계 능력이 떨어지기 때문에 한계를 넘으면 지방으로 전환된다.

한국인들은 고지방식 비만보다 고탄수화물식 비만 문제가 더 심각하다. 밤에 삼겹살의 유혹을 뿌리치고 빵을 먹었다고 자랑할 일이 아니다. 탄수화물 1g을 먹게 되면 2.7g의 수분이 함께 들어오기 때문에 밤에 빵이나 과자, 쌀밥, 떡을 먹으면 아침에 붓게 된다. 여배우들이 촬영 전날 밤에 고기는 먹어도 탄수화물을 안 먹는 이유가 이 때문이다.

그러면 모든 탄수화물이 유죄일까? 실제로 상담을 해보면 탄수화물 식품을 금기시하는 이들이 많다. 특히 근력운동에 매진할수록 탄수화물 식품을 멀리하게 되는데 아무래도 탄수화물이 물을 흡수하기 때문에 애써 만든 근육이 예쁘게 보이지 않아서 생기는 오해인 것 같다. 당장에는 탄수화물을 많이 먹으면 지방을 많이 먹는 것보다 몸이 더 붓는 것 같다. 하지만 탄수화물은 다이어트에서 매우 중요한 역할을 한다. 우리 몸에서 뇌, 적혈구, 신경세포는 탄수화물밖에 영양분을 쓰지 못하므로 아침에 탄수화물을 먹지 않으면 뇌세포가 활성화될 수 없고 신경은 예민해진다. 아침식사가 학업능력과 밀접한 관계가 있는 것도 이러한 이유 때문이다.

우리 몸은 탄수화물이 부족하게 되면 단백질을 분해해서 탄수화물을 만들게 되는데, 이 경우 근육이나 심장, 간에서 단백질이 빠져나가 몸이 약해지게 된다. 그리고 최소한의 탄수화물 섭취도 보장받지 못하면 지방이 연소되어 탄수화물을 만드는데 얼핏 보면 아주 좋을 것 같다. 하지만 이때는 지방이 제대로 연소되는 것이 아니라 불완전하게 연소되기 때문에 오히려 인체에 더 큰 문제가 생긴다. 물로 적신 장작이 탈 때 인체에 치명적인 성분이 연기에 섞여 나오는 것처럼 지방이 불완전하게 산화하면 케톤체라는 산성 성분이 만들어진다. 케톤체가 조직과 혈액에 쌓이게 되면 이것을 밖으로 배출시키기 위해 소변량이 많아지면서 탈수현상이 촉진된다. 그러면 숨을 쉴 때 아세톤 냄새가 나고 두통이 심해지며 구토가 자주 난다. 고탄수화물식을 하는 한국인에게는 잘 나타나지 않는 케톤체가 최근 많이 발생하는 것은 지나친 저탄수화물 다이어트를 하는 사람들이 늘고 있기 때문이다. 따라서 케톤체 예방을 위해서는 하루에 100g 이상의 탄수화물 섭취가 필요한데, 밥 한 공기에 탄수화물 66.6g이 들어있어 밥 반 공기씩 세 번 먹으면 케톤체는 예방할 수 있다. 고구마 큰 것 1개에도 64g의 탄수화물이 들어 있어 근력운동을 할 때 근피로를 막으면서 케톤체를 예방할 수 있다.

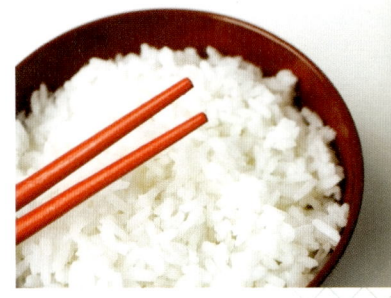

그렇다면 탄수화물을 제대로 먹는 방법이 무엇일까? 바로 혈당지수(Glycemic Index: GI)를 이용한 방법이다. 혈당지수는 섭취한 식품의 혈당 상승에 따라 인슐

린이 반응하는 것을 계산한 것으로 순수 포도당이 100으로 가장 높다. 탄수화물을 주식으로 하는 한국인에게 적용하면 효과적인데 혈당지수가 60 이상인 식품은 피하는 것이 좋다. 특히 탄수화물이 지방으로 전환되는 속도가 빠른 저녁에는 혈당지수가 낮은 식품을 주로 섭취하는 것이 효과적이다. 감자나 당근처럼 혈당지수가 높은 식품을 꼭 먹고 싶다면 양을 줄이면서 유제품 음료나 야채 샐러드로 혈당지수를 보완할 수 있도록 메뉴를 구성해야 한다.

다음 표는 한국인이 즐겨먹는 식품의 혈당지수이다. 라면이나 식빵, 감자, 옥수수처럼 혈당지수가 높은 식품을 배가 고프다고 빨리 먹는 것은 피해야 한다. 꼭 먹고 싶으면 우유나 요구르트와 같은 유제품을 먼저 먹은 후 1/2인분을 선택해서 천천히 먹는다.

혈당지수가 높아 주의가 필요한 식품

식품명	혈당지수	식품명	혈당지수	식품명	혈당지수
바게트빵	93	식빵	91	감자	90
백미	84	딸기잼	82	고운앙금	80
당근	80	콘플레이크	75	옥수수	75
라면	73	말린 바나나	65	파인애플	65
단호박	65	황도통조림	63	수박	60

혈당지수가 낮아 체중감량에 효과적인 식품

식품명	혈당지수	식품명	혈당지수	식품명	혈당지수
시금치	15	호두	18	콩나물	22
브로콜리	25	플레인요구르트	25	우유	25
양배추	26	땅콩	28	딸기	29
토마토	30	아몬드	30	계란	30
배	32	귤	33	연어	40
대구	40	참치	40	새우	40
가리비	42	두부	42	쇠고기	45

4 지방은 다이어트의 천적?

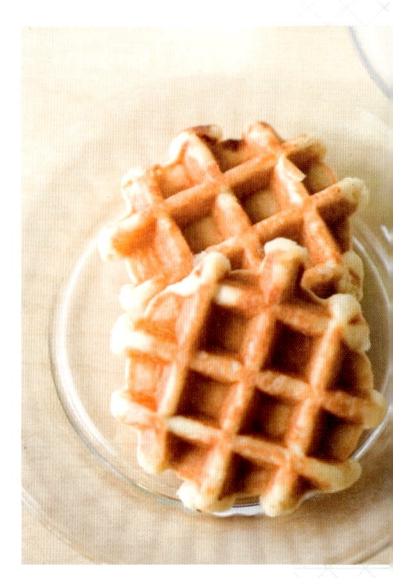

다이어트에 성공하려면 저칼로리, 저지방식이 필요하다는 것은 이제 초등학생도 아는 상식이 되었다. 지방이 나쁘다는 인식이 확산되면서 식품 광고들도 너나 할 것 없이 '튀기지 않고 구웠다'고 자랑하고 있다. 그런데 탄수화물은 200℃ 이상의 고온으로 굽게 되면 발암물질이 증가하기 때문에 오히려 더 위험할 수도 있다. 마치 육류가 건강에 나쁘다는 이유로 채식주의를 선언하면서 끊임없이 맥주와 나초로 위를 채우는 모순적인 행동처럼 말이다.

다이어트 중에 항상 배가 고프다면 자신이 지나친 저지방식을 고수하고 있다는 사실을 인정해야 한다. 지방은 1g만으로도 9kcal라는 엄청난 열량을 자랑하기 때문에 다이어트 중 주의가 필요하다. 하지만 적절한 지방 섭취는 포만감을 주기 때문에 과식을 막아주는 필요악의 역할을 한다. 또, 지용성 비타민의 흡수에는 지방의 역할이 필요하다. 특히 필수 지방산은 단어 그대로 인체에 꼭 필요한 지방산으로, 콜레스테롤을 줄여주고 두뇌발달에 도움을 주기 때문에 꼭 섭취해야 한다. 고등어, 꽁치, 연어, 참치 등에 많은 오메가 3 지방산과 참기름에 많은 오메가 6 지방산, 올리브유에 많은 오메가 9 지방산 등도 골고루 섭취해야 한다. 적어도 주 3회는 생선을 밥상에 올리는 데 노력해야 하고 마요네즈 드레싱보다 올리브유 드레싱을 선택한다. 호두나 아몬드, 땅콩 등의 견과류 역시 공복 시 간식으로 먹으면 위장관에서 콜레시스토키닌(Cholecystokinin, CCK)이라는 포만감을 주는 호르몬이 분비되어 과식을 막아준다.

영양학자들은 하루 총 섭취 열량의 15~25%는 지방으로 구성하는 것이 바람직하다고 한다. 따라서 파트 3에 소개된 각 체형별 일주일 식단에서는 총열량의 20% 정도를 지방으로 구성하고 있다. 최근에는 세포 대사를 교란시켜 암을 만들 수 있는 무늬만 필수지방산인 트랜스지방산 섭취를 줄이는 캠페인이 많은데, 총열량의 1% 미만으로 섭취하는 것이 좋다. 바삭바삭한 쿠키나 포테이토칩, 케이크와 마가린, 쇼트닝에는 삼겹살 지방보다 더 무서운 트랜스 지방산이 가득 숨어 있다.

얼마 전 트랜스지방 0g을 자랑하는 제과점 광고를 보면서 많은 생각이 들었다.

어쩌면 트랜스지방만큼 위험할 수 있는 하얀 설탕과 흰 밀가루를 예쁜 모습 뒤로 감춘 채 트랜스지방만 줄였다고 건강식품이 될 수는 없기 때문이다. 험상궂게 생긴 도둑은 오히려 경계하게 되어 피해를 막을 수 있지만 착하고 예쁘게 생긴 아가씨 사기꾼에게는 누구나 경계심을 풀어버리게 된다.

'나쁜 지방 〉 나쁜 탄수화물'이라는 공식은 깨어져야 한다. 어쩌면 탄수화물 식품을 유독 즐기는 한국인들에게는 '나쁜 지방 〈 나쁜 탄수화물'이라는 공식이 더 적합할지 모른다. 지방은 공공의 적이 아니다. 밥상에서 모든 지방을 몰아내는 것이 아니라 바삭거리는 식감을 내는 무서운 트랜스지방과 삼겹살이나 갈비에 붙어 있는 확실한 적, 포화지방을 치우고 불포화지방산이 가득한 비릿한 생선과 고소한 견과류로 대체해야 한다.

5 6개월간 34kg 감량의 비밀! 매직푸드

17년 전 88kg 여대생이었던 필자는 무릎과 발목 관절에 무리가 오면서 다이어트가 생존의 문제가 되었다. 먹고 죽은 귀신은 때깔도 좋다는 철학을 신봉했던 필자가 대학생이 되어서도 다이어트를 하지 않은 이유가 바로 절대로 사라지지 않을 것 같았던 식탐 때문이었다. 왠지 다이어트를 하면 음식을 무조건 적게 먹어야 할 것 같았기에 비만으로 평생을 사는 것이 그렇게 나쁜 선택은 아니라고 생각했다. 하지만 관절에 무리가 오고 위염이 심해지면서 건강한 식이요법을 연구하기 시작했다. 애초에 굶는 것에는 자신이 없었기 때문에 욕심 내지 말고 제대로 먹으면서 하기로 결심했다.

그런데 정말로 신기한 일이 벌어졌다. 세끼를 다 먹으면서도 살이 쑥쑥 빠지고 새벽마다 내 속을 썩이던 위염도 좋아지기 시작했다. 결국 안 먹는 것보다 제대로 먹는 것이 더 중요하다는 필자의 생각이 맞았던 것이다. 필자가 다이어트를 하면서 가장 즐겨 먹었고 지금도 자주 애용하는 매직푸드 10가지를 소개한다.

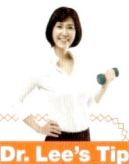

먹으면서 살 빠지는 매직푸드 10가지

1 현미

껍질의 흔적조차 찾아볼 수 없을 정도로 완벽하게 도정해서 뽀얗고 부드러운 흰 쌀밥에서 포기해야 했던 식이섬유와 무기질이 현미에는 잔뜩 들어있다. 흰 쌀밥에 비해 포만감을 빨리 주기 때문에 반 공기만 먹어도 배가 쉽게 부른다. 탄수화물이 복부지방으로 변하지 못하게 탄수화물 연소를 도와주는 수용성 비타민인 티아민도 들어있어 탄수화물 중독증이 있는 경우 주식을 현미로 바꾸어보자. 먹을 때 소화가 안되고 속이 불편하다면 소화율이 좋은 발아현미밥으로 시도해보자.

2 토마토

동안 다이어트를 꿈꾼다면 딸기보다 비타민 C 함량이 높은 토마토를 즐겨 먹는다. 콜라겐 합성을 도와 다이어트 중 처지기 쉬운 피부 탄력을 유지시켜 주고 지나친 운동과 스트레스로 몸이 노화되는 것을 막아준다. 토마토 큰 것 1개(200g)는 28kcal로 밥 한 숟가락의 열량보다 낮은 초저열량 식품이기 때문에 폭식으로 위가 늘어났다면 식사 전 토마토를 에피타이저로 먹어 과식을 막는다. 같은 토마토라도 방울토마토가 식이섬유가 더 많고 휴대하기도 편하다.

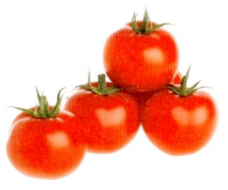

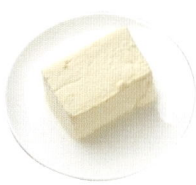

3 양배추

짜고 매운 자극적인 음식을 즐긴다면 양배추로 위를 보호해주자. 다이어트로 식사량이 갑자기 줄 때에도 효과가 있다. 비타민A가 많은 녹색 겉잎과 비타민C가 많은 흰색 속잎을 골고루 먹는다. 양배추 칼슘은 식물성이기는 하지만 우유 속 칼슘만큼 흡수율이 우수하다.

4 두부

두부 속 단백질은 식물성이라는 이름이 무색할 만큼 육류의 단백질과 급이 비슷하다. 또, 닭고기나 육류에는 기대할 수 없는 골다공증 예방에 좋은 이소플라본이 많이 들어있는데, 여성 호르몬인 에스트로겐과 비슷한 기능을 해서 폐경기 여성이나 다이어트 여성들은 필수적으로 먹어야 한다. 두부는 95%의 놀라운 소화율을 자랑하기 때문에 다이어트 중 스트레스로 소화가 안 될 때는 65%의 소화율을 가진 콩보다 두부를 먹는다.

5 고구마

많은 연예인들이 다이어트를 할 때 반드시 포함시키는 식품이 바로 다이어트의 여왕 고구마이다. 녹말이 많아 식사 대용으로도 좋은 고구마는 단맛이 풍부해 빵이나 과자로 길들여진 입맛을 위로해준다. 고구마를 찔 때 껍질째 먹는 것이 좋은데, 껍질의 끈적거리는 물질인 수지배당체는 장내 콜레스테롤을 흡착시켜 변으로 배출시켜 주기 때문에 변비예방과 복부비만에 효과적이다. 하체 부종에 좋은 칼륨도 많아 하체비만 여성들에게도 사랑 받는 팔방미인이다.

6 닭가슴살

국민 다이어트 식품인 닭가슴살은 근육 만들기의 황제
식품이라고 할 수 있다. 단백질의 양과 질에서 모두 1등
인 닭가슴살은 BCAA라는 근육의 질을 결정하는 종목
에서도 챔피언을 먹었다. 완전 무결할 것 같은 챔피언
에게도 약점이 있는데 바로 식이섬유이다. 따라서 닭가
슴살을 먹을 때는 야채나 나물을 함께 먹어서 영양 균
형을 맞춘다.

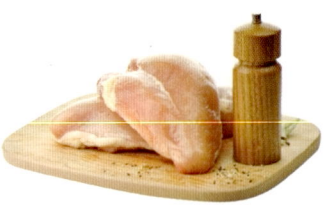

7 마늘

마늘에서 나는 특유의 향 때문에 마늘 먹기가 꺼려진다면 생각을 바꾸어야 한다. 이 특유의 향 알리신이
바로 간에서 콜레스테롤을 합성하는 것을 줄여준다. 동맥경화를 예방하고 피떡이라고 하는 혈전을 줄여
주는 마늘은 콜레스테롤이 많은 육류를 먹을 때 김치보다 더 챙겨야 하는 식품이다. 마늘은 아드레날린
분비를 도와 지방연소를 촉진시키고 다이어트 중 피로회복에 좋은 강장 성분이 많이 들어있는 슈퍼푸드
이다.

8 버섯

다이어트 중 속칭 남의 살이라고 불리는 육류의 씹는 맛을 잊지 못한다면 버섯을 활용해보자. 버섯에는
글루타민 특유의 씹히는 맛이 풍부해 불고기 요리에 쇠고기 대신 버섯으로 대체할 수 있다. 버섯 향이
열에 약하기 때문에 빨리 씻어서 먹기 직전 마지막에 넣는다. 양송이 버섯은 날로 먹을 수 있어서 샐러
드로 먹어도 좋다.

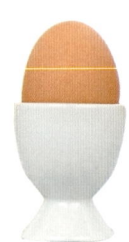

9 달걀

지난 몇 십 년 동안 높은 콜레스테롤로 동맥경화증의 주범으로 몰리면서 달걀
의 입지는 많이 좁아져 있었다. 하지만 최근에는 건강 위협 식품으로 불명예 퇴
장을 당한 달걀이 다시 떠오르고 있다. 달걀 속에 있는 콜린이라는 성분이 콜레
스테롤 섭취를 줄여주는데, 콜린은 뇌신경세포를 활성화시키는 레시틴의 흡수
를 증가시킨다. 달걀 속 레시틴은 콩의 레시틴보다 더 우수한 것으로 알려지면
서 달걀이 우수 식품으로 당당히 귀환했다. 가격에 비해 우수한 단백질을 가진
달걀은 하루에 2개 정도 먹어도 좋다.

10 다시마

다시마 20장(70g)은 13kcal 밖에 나가지 않지만 그 속에 식이섬유, 칼륨, 칼슘, 요오드 등이 다량 들어있
다. 또, 끈적이는 성분인 알긴산은 지방 흡수율을 줄여줘 산성식품인 육류를 먹을 때 함께 먹으면 효과적이
다. 특히 여성들이 다이어트를 할 때 생기기 쉬운 빈혈에도 좋은데, 조리할 때 30분 정도 찬물에 담가
소금기를 반드시 빼고 먹는다. 밥을 먹을 때 양념류를 추가하지 않고 다시마쌈을 먹어도 포만감이 있어
소식을 하는 데 큰 도움이 된다. 또한 장 청소에 효과적이라 술 먹은 다음날 밥상에 꼭 올리자.

살 빼기 시너지 효과 확실한 비타민 챙기기

다이어트에 웬 비타민 타령이냐고 생각하겠지만 비타민은 성공적인 다이어트를 위한 필수 아이템이다. 비타민 보충제를 단순히 피로 회복제로만 생각한다면 비타민에 대한 고정관념을 버려야 한다. 5대 영양소에 속해 있는 비타민은 스트레스에 취약하다. 불과 100년 전 선조들이 상상도 못하는 과도한 업무를 해내느라 현대인의 스트레스 지수는 가파르게 상승하고 있다. 문제는 스트레스로 인한 비타민 고갈 현상은 이상 식욕을 만들고 잦은 피로감으로 운동 의욕까지 저하시킨다. 동안 다이어트에 필수적인 항산화 영양소도 비타민이 많은 부분을 차지한다. 다이어트를 할 때 좋은 운동화만큼 비타민을 챙겨야 하는 이유를 상세히 알아보자.

1 비타민에 목마른 현대인

현대인의 비타민 저장고에 비상등이 켜졌다. 스트레스와 과다한 업무로 인체는 항상 교감신경의 자극에 노출되어 있다. 교감신경은 자율신경에서 흥분 작용을 하는데, 이완 작용을 하는 부교감신경과 서로 조화롭게 작용을 해야 한다. 그런데 신경 써야 할 일이 셀 수 없이 많아 스트레스 덩어리를 안고 사는 현대인은 교감신경이 지나치게 많이 작용한다. 그래서 항상 피곤하면서 예민해지고, 부교감신경은 억제되어 장 운동이 안 되니 불청객인 변비는 우리 곁을 떠나지 않는다. 더욱이 교감신경의 과흥분 상태는 안 그래도 부족한 수용성 비타민을 빨리 소진하게 만든다.

비타민 C와 비타민 B군 8개로 구성된 수용성 비타민은 신선한 야채와 과일에 많은데, 열과 알칼리에 취약하기 때문에 신선한 상태의 식품에서 섭취해야 한다. 또한 수용성 비타민은 지용성 비타민과 달리 저장력이 떨어지기 때문에 꾸준히 섭취해줘야 한다. 하지만 우리 식탁에서 신선한 제철나물과 과일, 비린내 물씬 나는 생선, 꼭꼭 씹어 먹어야 하는 잡곡밥 등의 엄마표 밥상이 사라지면서 양질의 균형식을 먹기가 점점 어려워지고 있다. 부모님과 같이 살아도 하루 세끼를 밖에서 먹는 경우가 많고, 혼자 사는 싱글족들은 패스트푸드보다 더 비싼 과일과 야채를 사기가 망설여진다. 결국 과거에 비해 비타민이 고갈되기 쉬운 상태에서 오히려 비타민 섭취 상태는 불량해지는 것이다.

　사회의 양극화 현상은 비타민 섭취에도 영향을 주는 것 같다. 즉, 비타민 섭취가 양호한 그룹과 불량한 그룹의 차이가 극명하게 나타나는 것이다. 얼마 전 비타민 C 가 1,000mg이나 되는 고용량 비타민 보충제의 인기가 많았던 이유 역시 이런 현대인의 라이프 스타일 때문이다. 참고로 20대의 비타민 C 권장 섭취량은 100mg 이고 상한 섭취량은 2,000mg이다. 비타민 C 1,000mg은 권장 섭취량의 10배 가까이 되지만 상한 섭취량을 넘진 않는다.

2 살 빼기에 비타민이 왜 필요할까?

　다이어트 중에는 비타민 섭취가 매우 중요한데, 전체적으로 칼로리를 줄이다 보니 비타민 섭취량 역시 같이 줄어드는 문제가 생긴다. 비타민은 탄수화물, 단백질, 지방과 같은 에너지 대사작용에 꼭 필요한 조수, 즉 조효소 역할을 한다. 다시 말해 에너지 대사 시스템을 향상시키기 위해 비타민이 꼭 필요한 것이다. 그리고 체중감량을 위해 운동을 하게 되면 에너지 대사 시스템이 더 빨리 돌아가기 때문에 비타민의 요구는 1.5배 정도 커진다. 활동량이 일반인의 3배 이상인 운동 선수들에게 비타민 보충제가 필수인 것 역시 이 때문이다.

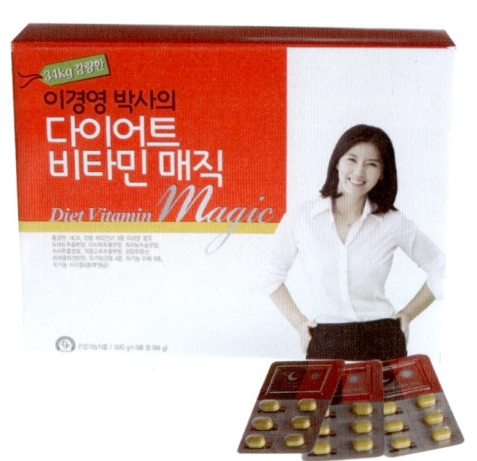

　다이어트 효과를 높이기 위해 운동에 매진한다면 비타민의 역할은 더 중요해진다. 우선 수용성 비타민 B군이 부족하면 우리 몸 세포에 있는 지방을 태우는 공장인 미토콘드리아에서 지방 분해 효소들이 위축되고 피로물질까지 쌓이게 된다. 수용성 비타민 B군에는 탄수화물 연소율을 높여주는 비타민 B_1(티아민), 지방과 단백질 등 에너지 대사를 도와주는 비타민 B_2(리보플라빈), 비타민 B_3(니아신), 판토텐산, 비타민 B_6, 비타민 B_{12}, 엽산, 비오틴이 있다. 이 중에서 특정 비타민 B 한 두 개만 강화한 보충제를 먹으면 소장에서 경쟁적으로 흡수되어 다른 비타민 B군 흡수를 방해할 수 있기 때문에 비타민 B군 8개가 모두 들어있는 복합 보충제를 먹어야 한다.

비타민 B군 외에도 다이어트 중에 꼭 필요한 것이 항산화 비타민이다. 최근 동안 다이어트가 화두로 떠오르면서 보톡스를 맞은 것처럼 살은 빠져도 얼굴살은 그대로 유지하기를 원하는 회원들이 많다. 얼굴살이 빠지면 주름이 더 깊어 보이고 늙어 보이기 때문이다. 실제로 몇 년 전 인기 연예인이 다이어트에 성공했지만 오히려 늙어 보인다는 이야기가 많이 나와 힘든 다이어트를 보상받지 못하는 웃지 못할 에피소드도 있었다.

다이어트 중 스트레스와 오버 트레이닝이 늘면서 우리 몸은 활성 산소의 공격을 받게 된다. 일반 산소는 전자를 한 쌍 가지는 완전한 구조를 자랑하지만 활성 산소는 태생적으로 전자를 한 개 가지고 태어나기 때문에 항상 세포 내 다른 분자에게서 전자 1개를 약탈하려고 한다. 여자가 부족해서 항상 이웃 나라에 침입해 여자를 약탈해간 오랑캐와 유사한 모양새이다. 활성 산소에 전자를 뺏긴 정상 분자는 다른 분자에게서 전자를 빼앗아 다시 이전의 완전함을 누리려고 한다. 결국 세포 입장에서 대재앙이 일어나는데 이것을 산화적 공격이라고 한다. 이러한 공격 때문에 우리는 암과 노화, 치매와 싸워야 한다. 이때 세포 사수에 나서는 고마운 은인이 있으니 거룩한 그 이름이 바로 항산화 비타민이다.

항산화 비타민 중 지용성 비타민 E가 먼저 최전선에서 산화적 공격을 막아낸다. 산화적 공격을 막아낸 후 원기를 잃은 지용성 비타민 E는 안타깝게도 자신의 과거를 잊고 적군으로 변해버린다. 그런데 적군이 된 비타민 E를 다시 아군으로 만들어주는 것이 바로 비타민 C이다. 비타민 C는 무용지물이 된 비타민 E를 재생시켜주고 수용성 비타민의 운명답게 소변으로 사라진다. 결국 비타민 C와 비타민 E의 콤비 작용이 있어야 무서운 활성 산소의 공격을 막을 수 있는 것이다. 이 밖에도 비타민 A(베타카로틴), 셀렌, 망간, 아연도 항산화 영양소로 우리 몸이 동안 다이어트를 할 수 있도록 도와준다. 다이어트 중 운동량을 늘리

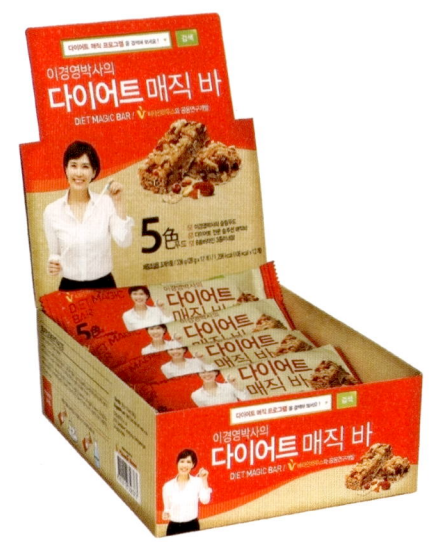

면서 쉽게 피곤해지고 야채, 과일 섭취가 부족하다면 비타민 보충제는 선택이 아닌 필수인 셈이다.

3 지금은 다이어트 비타민 시대

미국이나 호주 사람들은 비타민 보충제를 애용하는 편이다. 외국 학회에서 만난 학자들도 비타민 보충제를 즐겨 찾는 것을 자주 볼 수 있다. 또, 해외여행에서 접한 다양한 비타민 제품들을 보면서 정말로 비타민 수요가 크다는 것을 알 수 있었다. 이러한 추세 때문인지 우리나라도 이제 비타민 보충제에 대한 관심이 높아지고 있다. 최근에는 다양한 기능을 가진 비타민 제품들이 선보이고 있는데 체중감량을 목표로 하는 비타민 제품도 등장했다. 특히 식약청에서 다이어트 효과를 인정받은 HCA(Hydroxycitric Acid)나 카르니틴(L-카르니틴)이 첨가된 비타민 제품이 큰 사랑을 받고 있다. HCA라는 물질은 가르시니아 캄보지아 나무 열매 껍질에 많이 들어있다. 처음에는 인도의 비만 남성이 숲 속에서 길을 잃었다가 이 나무 열매 껍질을 먹은 후 살이 빠지면서 다이어트 효과가 밝혀지기 시작했다. 그리고 현재는 이미 수많은 논문을 통해 탄수화물이 지방으로 전환되는 것을 막는 효과가 검증되어

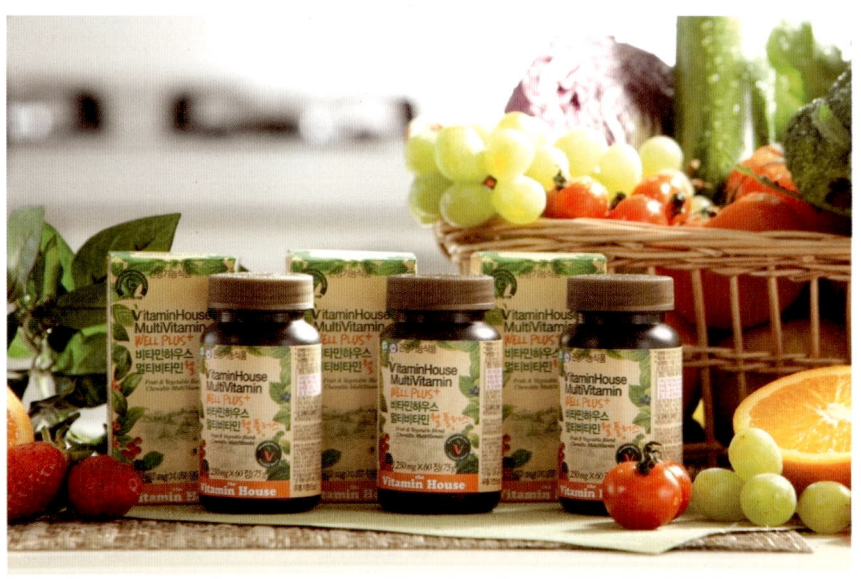

이 나무의 가격이 놀랄 만큼 오르는 현상까지 보였다. HCA는 천연식품에서 추출해서 부작용이 거의 없는 것으로 유명하고 고탄수화물 식사를 하는 동양인들의 다이어트에 효과적이다.

아미노산의 일종인 카르니틴은 지방 연소 공장인 미토콘드리아로 지방을 이동하는 데 필요한 물질이다. 카르니틴은 인체에 있긴 하지만 부족한 양은 따로 섭취해야 하며 필수 아미노산인 라이신과 메티오닌을 통해 합성된다. 라이신은 대게, 메밀, 달걀에 많이 들어있고, 메티오닌은 새우, 북어, 바지락에 풍부하다. 카르니틴은 비타민 C를 원료로 해서 만들기 때문에 비타민 C의 충분한 섭취가 먼저 선행되어야 한다.

고기능성 다이어트 비타민 제품에는 다양한 식품 추출물도 첨가하는 추세이다. 아드레날린 분비를 촉진시켜 운동 효과를 높이는 마늘의 알긴산, 에너지 대사율을 높이는 고추의 캡사이신, 포만감을 높이고 체내 콜레스테롤을 흡착시켜 빠져나가게 해주는 다시마의 알긴산, 지방 분해를 촉진하는 녹차의 카테킨, 노화 방지에 효과적인 토마토의 리코펜 등을 추가해서 다이어트 효과를 상승시킨다. 이처럼 체중 감량용 비타민제를 선택할 때는 비타민의 충분한 보충과 함께 체중 조절용 소재들이 포함되어 있는 것을 선택하는 것이 효과적이다.

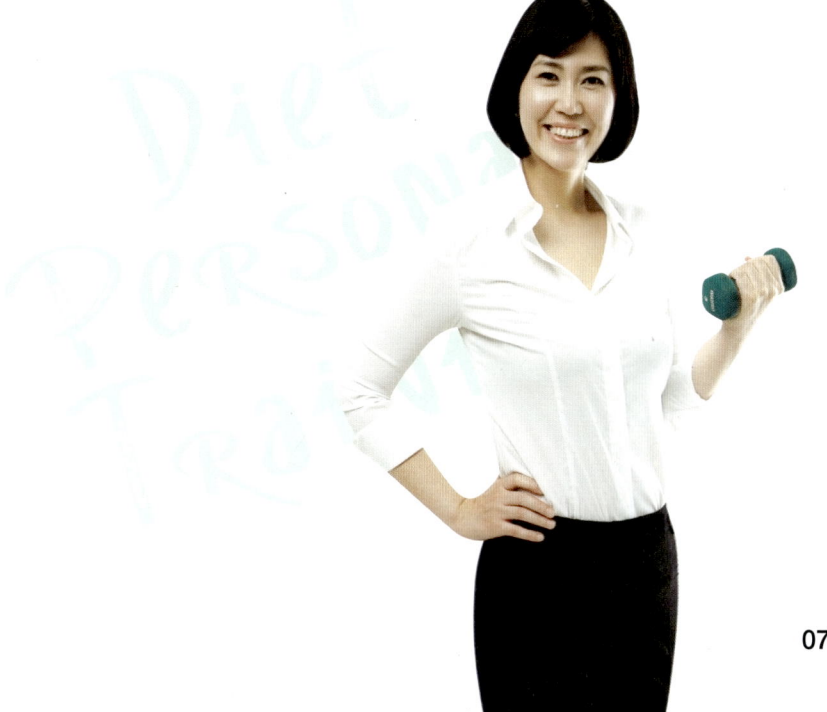

8 오프라 윈프리도 이기지 못한 강적, 요요현상 물리치기

'00kg 감량 성공'이라는 이야기에 놀라는 것보다 '00kg 감량 후 몇 년째 유지 중'이라는 이야기에 귀 기울여야 한다. 연예인뿐만 아니라 일반인들도 단기간에 놀라운 체중감량에 성공한 이야기들이 인터넷과 방송에서 소개되고 있다. 문제는 다이어트 성공 이후부터이다. 독하게 다이어트를 성공해내는 것은 체중관리의 첫 번째 관문을 통과한 것뿐이다. 최종 관문은 바퀴벌레보다 더 질긴 생명력을 보이는 요요현상을 퇴치하고 5년 후에도 지금의 체형을 유지해야만 통과할 수 있다. 자기관리의 대명사로 불리는 오프라 윈프리도 이기지 못한 요요현상을 물리치는 특급 노하우를 공개한다.

 바퀴벌레만큼 끈질긴 지방을 이기는 사소한 습관의 힘

미국 여성 중 가장 존경받는 명사로 손꼽히는 오프라 윈프리. 그녀의 쇼를 보면서 자란 필자가 항상 안타까웠던 것은 저렇게 의지가 강한 사람이 어떻게 살을 빼지 못할까였다. 일반적으로 생각하기에는 자기관리에 철저한 전문직 여성들에게는 요요현상이 적을 것 같지만 다이어트 프로그래머로서 20년 가까이 일을 하면서 경험한 바로는 의외로 요요현상은 사람을 차별하지 않는다. 실제로 오프라 패러독스라는 신조어까지 만들어졌는데, 이는 자기 절제력이 뛰어난 사람조차 체중관리는 하기 힘들다는 뜻으로 다이어트 후 숙명처럼 요요현상이 나타나서 다이어트 성공의 기쁨을 오래 누리지 못하는 현대인들의 비애를 보여준다. 심지어 어차피 체중반등 현상이 나타난다면 다이어트를 아예 하지 말자는 생각을 하는 경우도 있다.

먼저 요요현상을 이해하려면 지방세포의 강한 생명력을 알아야 한다. 인체는 지금의 에너지 상태, 즉 탄수화물, 단백질, 지방이 저장된 상태를 적응하려는 강한 성향이 있다. 그래서 어릴 적부터 비만이었던 경우 쉽게 살이 빠지지 않고 살이 빠져도 금방 돌아가려는 경향을 강하게 보인다. 정상인의 지방세포는 200억 개 정도인데 어릴 적부터 살이 찌면 600~800억 개까지 지방세포 수가 늘어난다. 성인비만의 경우에도 보통 15kg 이상 증가하면 지방세포는 분화를 하기 때문에 단순히 세포의

074   다이어트 퍼스널 트레이닝 준비하기

크기뿐만 아니라 지방세포 수도 늘어난다.

큰 결심을 하고 지방흡입술을 한 여성이 1년 후 다시 살이 찐 것에 대해 분노를 넘어 놀라움을 금치 못했다. 복부에 지방흡입술을 했을 당시에는 뱃살이 거의 없었는데 어떻게 되돌아왔냐는 것이다. 하지만 이 회원은 지방의 원리를 몰랐던 것이다. 지방흡입술을 한다고 해서 복부에 있는 지방을 모두 없앤 것은 아니다. 남은 지방세포가 커지거나 분화해서 세포 수가 늘어나는 것은 식습관과 운동을 통해서만 막을 수 있다. 지방 흡입술을 한다고 해서 절대로 살이 찌지 않을 것이라는 생각은 금물이다. 오히려 단시간에 지방이 없어졌기 때문에 인체는 이를 보상하기 위해 다른 곳의 지방을 늘리려는 경향까지 보인다. 지방세포는 다른 간세포나 근육세포에 비해 지름이 20배까지 증가할 수 있기 때문에 부피가 8,000배까지 늘어날 수 있다. 아무리 근력운동을 해도 영화 '헐크'의 주인공처럼 근육을 키울 수는 없지만 지방세포는 바퀴벌레만큼 놀라운 번식 속도를 보이기 때문에 '세상에 이런 일이' 등과 같은 프로그램에서 400kg이 넘는 체중 소유자가 등장하는 것이다.

그렇다고 지방의 무서운 번식력에 무릎을 꿇을 것인가? 일단 요요현상을 막기 위해서는 제대로 된 다이어트 방법을 선택해야 한다. 미국의 다이어트 전당이라고 불리는 'National Weight Control Registry'에는 평균 33kg 이상을 감량해서 평균 5년 이상 몸무게를 유지한 미국 성인들 4,000명 정도가 등록되어 있다. 요요현상을 성공적으로 방지한 이들의 다이어트 방법은 약물이나 수술이 아닌 식이요법과 운동요법을 병행한 것이다. 식이요법만으로 다이어트에 성공한 경우는 10% 정도이고 놀랍게도 운동요법 만으로는 다이어트 성공 확률이 1%밖에 되지 않는 것이다. 결국 식이조절 없이 운동만으로는 살을 뺄 수 없다는 것을 4,000명이 증명한 셈이다. 중요한 점은 이들의 식이요법에서 원푸드 다이어트나 단백질 파우더 다이어트 보다는 자신의 살을 찌우는 특정 음식을 줄이면서 체중감량에 성공했다는 것이다.

한국 남성의 경우 육류나 술이 문제일 것이고, 여성의 경우 밀가루, 다방 커피 등이 문제일 것이다. 필자 역시 다이어트를 할 때 가장 중요하게 생각한 것이 무조건 적게 먹는 것보다 나를 살찌게 했던 빵, 국수, 떡, 술을 먹는 횟수를 줄이도록 노력했다는 것이다. 밀가루는 일주일에 한 두 번만 먹고 가급적이면 잡곡밥을 먹도록 하고 신선한 야채와 나물을 챙겨 먹도록 노력했다. 외식을 하면 자극적인 쫄면이나 기름진 스파게티보다 쌀국수나 메밀국수, 야채비빔밥을 먹으면서 입맛 교정에 힘을 썼다. 이렇게 교정된 입맛은 다이어트 성공 후 20년 가까이 현재의 몸을 유지하는 데 큰 도움이 되었다. 임신 중 체중이 25kg이나 늘었지만 다시 임신 전 상태로 원상복귀 하는 데도 입맛 교정의 힘이 컸다. 그렇다면 과연 사람의 입맛이 그렇게 쉽게 변할 수 있을까 의구심이 들지도 모르겠다. 입맛 교정의 성공적인 예는 미국이나 영국 등 서양권에서 외국어를 가르치러 온 강사들에게도 많이 볼 수 있다. 외국인 강사들이 한식에 입맛이 길들여지면서 기름진 서양 음식보다 담백한 한식이 좋다는 것이다.

미국의 다이어트 전당에 등록된 요요현상을 물리친 이들의 공통된 습관 중 하나는 운동을 좋아하게 되었다는 것이다. 체중감량을 위해 운동을 해야 한다는 것은 누구나 알고 있지만 감량 후에도 운동을 꾸준히 하는 경우는 절반도 되지 않는다. 필자의 경우 처음 다이어트를 할 때는 식이요법에 좀 더 집중을 하다가 다이어트 중반부터는 운동에 대한 관심이 높아졌다. 결국 식품영양학 석사 학위를 취득한 후에 박사 전공을 운동생리학으로 바꿀 정도로 운동에 재미를 느꼈다. 다이어트 중에는 덤벨 운동과 파워워킹 중심으로 34kg을 감량했지만 그 후에는 검도, 마라톤, 암벽등반 등 다양한 종목에 도전하면서 다이어트를 목적으로 하는 불순한(?) 의도가 아닌 정말로 운동 자체에 재미를 가지게 된 것이다. 어떤 일이든 열심히 하는 사람보다 즐기는 사람을 이기지 못한다는 말처럼, 운동 자체를 열심히 하는 것도 중요하지만 즐겁게 하고 생활의 일부로 받아들이는 것이 요요현상을 막는 현명한 방법이다. 특히 필자처럼 어릴 적부터 살이 쪄서 지방세포 수가 정상인의 3배 이상이라면 항상 살이 찔 수 있는 태생적 한계가 있다. 이러한 한계 때문에 낙담하는 것 보다는 운동에 흥미를 갖고 입맛 교정을 꾸준히 해서 바퀴벌레보다 빨리 퍼지는 지방의 속성을 이겨야 한다. 결국 지방세포의 무서운 힘은 성실하게 쌓은 습관의 벽을 넘지 못할 것이다.

다이어트 서바이벌 쇼 프로그램들을 보면 단기간에 몇 kg을 뺐다는 영웅담이 많이 나온다. 단기간에 그 많은 몸무게를 줄인 것은 칭찬받아 마땅하다. 하지만 부러

위할 필요는 전혀 없다. 다이어트 성공을 몇 개월만 누릴 것인가? 평생 건강하고 날씬하게 살려면 감량 숫자에 집착하는 것보다 과학적이고 건강한 다이어트를 해야 한다. 다이어트 기간 동안 습관 교정에 의지를 갖고 다이어트 후에도 꾸준히 개선 노력을 하는 것이 더 중요하다. 놀라운 의지력을 가진 오프라 윈프리도 반복되는 요요에 KO 당했다. 독한 의지보다 더 중요한 것이 서서히 바뀌는 사소한 습관의 힘이라는 것을 잊지 말아야 한다.

2 이경영 박사의 요요현상 탈출 10계명

1 1년이 고비이다

감량된 체중이 1년을 유지하면 95%가 성공한다. 대부분 6개월 안에 체중증가 현상을 보인다. 일반적으로 2.3kg 이상 증가하면 요요현상이 시작됐다고 판단해야 한다. 아침보다 저녁에 몸무게가 많이 나가고 생리 직전에 몸무게가 증가해도 2.3kg을 넘지 않아야 한다.

2 월요일 아침은 몸무게를 측정하면서 시작한다

다이어트 중 하루에도 3~4번씩 저울 위에 올라가지만 정작 다이어트 성공 후에는 몸무게 측정에 인색하다. 몸무게를 매일 측정할 필요는 없지만 월요일을 측정날로 잡는 것이 좋다. 주초를 측정 날짜로 정하게 되면 주말 폭식 증후군을 예방할 수 있다. 월요일 아침이 너무 바쁘다면 화요일 아침에라도 반드시 측정한다.

3 아침 식사를 반드시 챙겨 먹는다

아침 식사는 기초대사량을 증가시킬 뿐만 아니라 야식 증후군을 줄여준다. 다이어트 성공 후 요요현상이 없었던 이들의 공통점은 규칙적인 아침 식사였다.

4 일주일에 3번은 운동을 제대로 한다

한참 다이어트를 할 때는 3개월 만에 운동화 밑창이 닳아 바꾸었는데, 그 후 1년 동안 운동화 사용을 하지 않았다면 요요현상은 따놓은 당상이다. 다이어트 중에는 주 5회 운동이 적당하지만 다이어트 후에는 주 3회 한 시간~한 시간 반 정도 꾸준히 하는 것이 좋다. 그리고 기초대사량을 높여주는 근력운동은 필수적이다. 다이어트 후에도 운동이 여전히 좋아지지 않는다면 요요현상을 심각하게 경계해야 한다.

5 스트레스를 음식으로 풀지 않는다

회원들과 상담을 하다 보면 요요현상의 원인으로 스트레스 관리 실패를 꼽는다. 다이어트 성공 후 1년 이상 유지했는데 직장이나 가정에서 급격한 스트레스를 받아 밤마다 통닭과 술, 라면 등으로 위로하면서 체중이 급증했다고 호소하는 이들이 많다. 또한 스트레스 자체가 코티졸을 증가시켜 복부 지방 합성율을 높이고 부종을 만든다. 스트레스! 비만을 비롯한 만병의 원인이다. 살다 보면 자신이 감당하지 못할 시련을 겪기도 한다. 따라서 스트레스를 음식이 아닌 운동이나 노래, 영화 감상 등 자신만의 관리 방법을 만들어 본다. 필자 역시 처음에는 스트레스를 받으면 술을 먹고 울분을 토하기도 했는데 군살과 피로감만 남는 것을 깨닫고 땀이 날 정도로 뛰거나 로맨스 소설을 읽는 것으로 바꾸었다.

6 주말, 휴일, 명절에도 규칙적인 생활을 한다

금요일 밤부터 과식이 시작되고 주말에는 하루 종일 집에서 TV만 보고 명절에는 음식의 향연에 빠진다면 요요현상은 금방 당신을 따라잡는다. 연구에 의하면 주중보다 휴일이나 명절의 변동성이 요요현상의 위험을 높인다고 한다. 여름 휴가를 위해 두 달 동안 열심히 다이어트를 해서 5kg을 감량했는데 1주일 휴가로 3kg 찌고 그 후 계속된 명절과 휴일 관리 실패로 원상 복귀되는 웃지 못할 코미디의 주인공이 되지는 말아야 한다.

7 몸에 붙는 타이트한 옷을 즐긴다

다이어트 성공을 자랑하기 위해 타이트한 옷을 사다가 점점 헐렁한 옷을 찾게 된다면 요요현상이 시작되고 있다는 증거이다. 집에서도 가급적이면 헐렁한 옷보다 타이트한 옷을 입어 긴장감을 가지도록 한다. 필자는 가족들과 뷔페식당에 갈 때는 타이트한 옷을 입는다. 과식을 하며 배가 나온 것이 쉽게 느껴질 수 있도록 말이다. 비싼 뷔페식당에 가서 그럴 필요가 있을까 하는 생각이 들지만 체중을 줄이는 데 그보다 더한 시간과 에너지가 든다는 사실을 잊지 말자.

8 옛날 비만 시절 사진을 휴대한다

다이어트 성공 후 과거 사진을 없애는 이들이 많다. 센터에 오는 회원들이 마지막 프로그램을 할 때 과거 사진을 수첩이나 지갑에 넣고 다니라고 하면 대부분이 싫다고 한다. 하지만 비만 시절 자신의 모습은 단순히 이미지의 문제라기 보다 그 때의 잘못된 습관을 떠올리게 도와주는 것이기 때문에 필요하다. 아울러 지금의 모습으로 변하는 데 얼마나 많은 노력을 했는지 생생하게 기억할 수 있게 해준다. 특히 과거 사진은 다이어트 성공 후 이상한 과시욕에 빠지는 것을 막아준다. 올챙이 시절을 기억하지 못하는 개구리처럼 많이 먹어도 살이 찌지 않을 것이라는 이상 심리를 경계해야 한다. 살이 찐 당신의 모습을 누구도 기억 못해도 정작 당신의 지방세포는 정확하게 기억을 한다. 운동 하기 싫을 때나 밤에 폭식 증상에 시달릴 때 비만 시절 당신의 모습을 보면서 마인드 컨트롤을 해야 한다. 몸 속에 잠자고 있는 지방세포라는 야수를 건드리지 않도록 말이다.

9 입맛 교정을 꾸준히 한다

'달면 삼키고 쓰면 뱉는다'

혀의 간사한 속성을 알려주는 속담이다. 그만큼 입맛 교정은 어렵다. 다이어트 성공 후 기름지고 자극적인 음식을 자주 먹다 보면 입맛은 다시 퇴화된다. 그렇다고 먹고 싶은 것을 억지로 참는 것은 좋지 않다. 그렇다면 1:2 전략을 쓰자. 몸에 나쁜 식품을 한 개 먹고 싶다면 몸에 좋은 식품은 두 가지 곁들여서 입맛 트레이닝을 한다. 예를 들어, 돈가스를 먹고 싶다면 잡곡밥과 나물을 먹으면서 반찬으로 돈가스를 1/2인분 정도 먹는 취사선택 방법이다.

10 여가 시간을 활동적으로 바꿔라

여가 시간을 앉아서 하는 독서, 영화 감상, 십자수 등으로 보낸다면 곤란하다. 인라인 스케이트, 자전거, 등산, 수영 등 몸을 움직이면서 칼로리를 소모할 수 있도록 바꾸어야 한다.

Diet PERSONAL TRAINING

다이어트 퍼스널 트레이닝 동작 배우기

파트 2에서는 본격적인 다이어트에 필요한 운동 동작을 상세하게 배워 본다. 무심코 지나치기 쉬운 준비운동과 정리운동부터 퍼스널 트레이닝 의 꽃이라고 할 수 있는 근력운동까지 소개하고 있다. 근력운동은 초보 자들이 장소에 구애 받지 않고 쉽게 따라 할 수 있는 동작들과 흔히 하 는 실수를 보여주며, 동작 교정을 도와 정확한 동작을 습득할 수 있도록 한다. 또한 초보자뿐만 아니라 중급자 프로그램도 소개되어 있어 근력 운동의 수행 능력을 높일 수 있다. 이 파트에서 소개된 운동 동작 모두 를 따라 하는 것보다는 한 동작이라도 제대로 된 자세로 실시한다는 마 음자세가 중요하다.

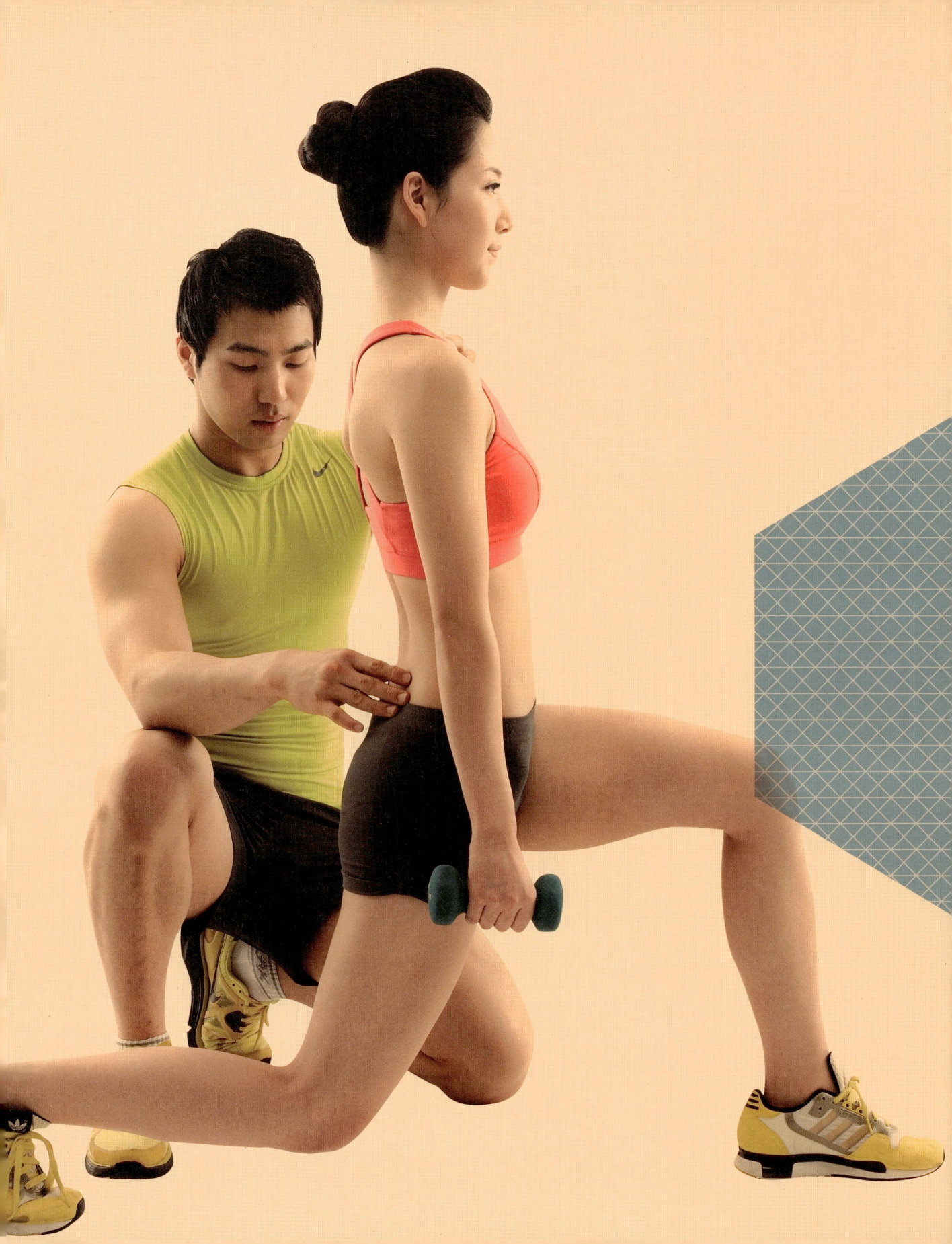

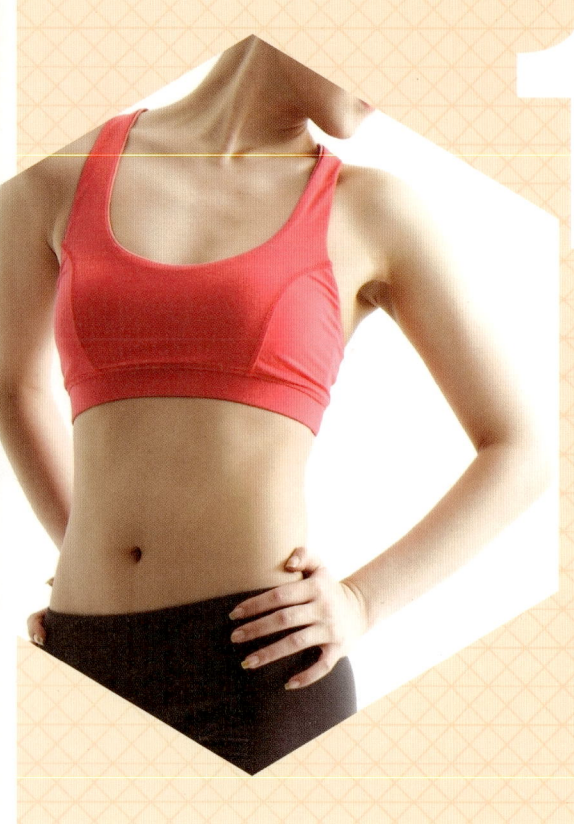

1

준비운동과 정리운동

트레이닝에서 준비운동과 정리운동이 유산소운동이나 근력운동과 같은 주인공 역할을 하는 것은 아니다. 하지만 약방에 감초처럼 모든 본 운동과 함께 하기 때문에 준비운동과 정리운동이 없으면 트레이닝의 균형이 깨진다. 준비운동과 정리운동에는 스트레칭이 많이 포함되어 있는데 일반적으로 한 동작 당 15초 정도 실시한다. 15초를 기준으로 본인의 운동 수행 능력에 따라 조절이 가능한데, 운동을 오랫동안 하지 않았다면 심각한 비만이 아니더라도 15초 이상 실시하는 것이 좋다. 일반적으로 준비운동과 정리운동은 비슷한 패턴으로 실시하기도 하지만 준비운동은 관절을 부드럽게 풀어서 관절각의 이동범위를 넓게 해주는 동작을 중심으로 구성한다. 반면 정리운동은 전신을 포함하기는 하지만 특히 하체 근육에 쌓인 피로물질을 풀어주는 것을 목표로 한다. 고도비만이나 상체비만은 준비운동에 좀 더 시간을 할애하고, 저근육형비만이나 하체비만은 정리운동 시간을 늘려 하체 피로물질을 풀어주는 것이 좋다.

Warm Up
Cool Down

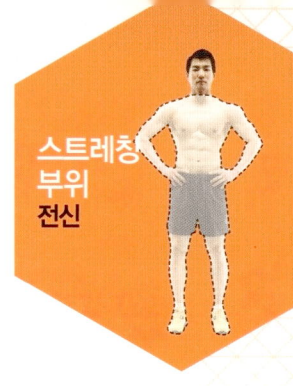
1 준비운동
가볍게 걷기

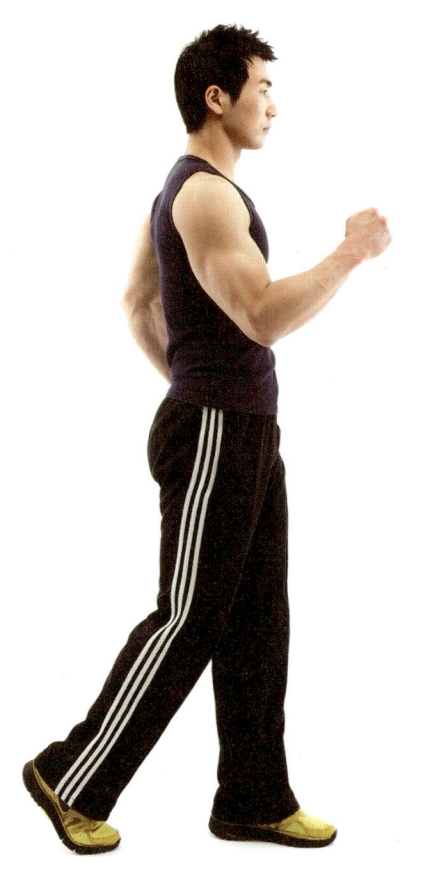 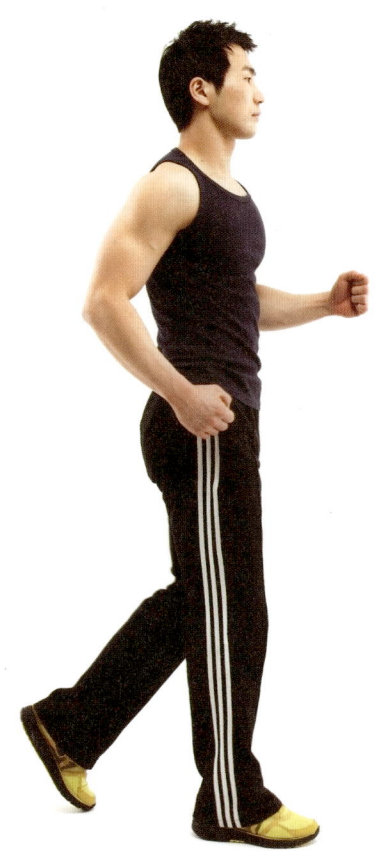

HOW TO

1 3～5분 정도 가볍게 걷거나 뛴다.

ATTENTION!

1 근육 온도를 상승시키고 운동할 근육의 혈류를 증가시킨다.

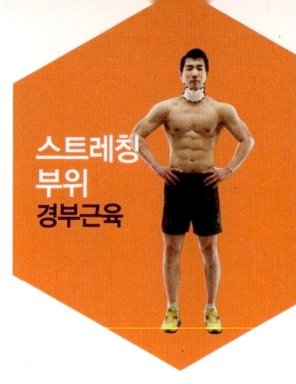

2

준비운동

목 풀어주기

스트레칭
부위
경부근육

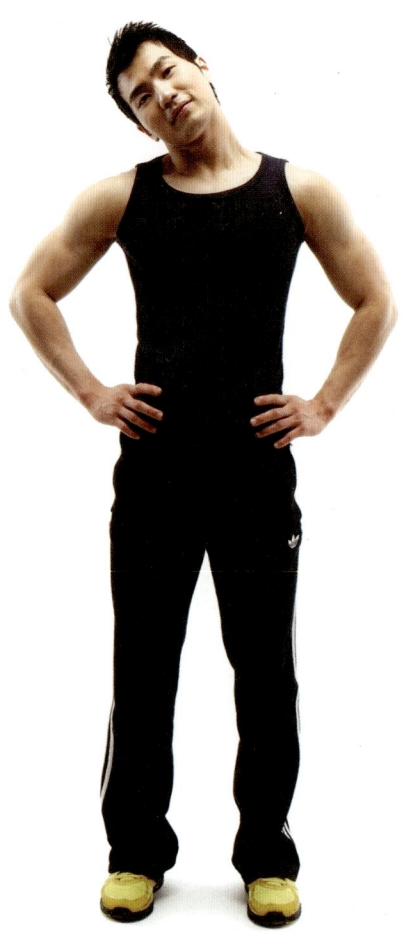

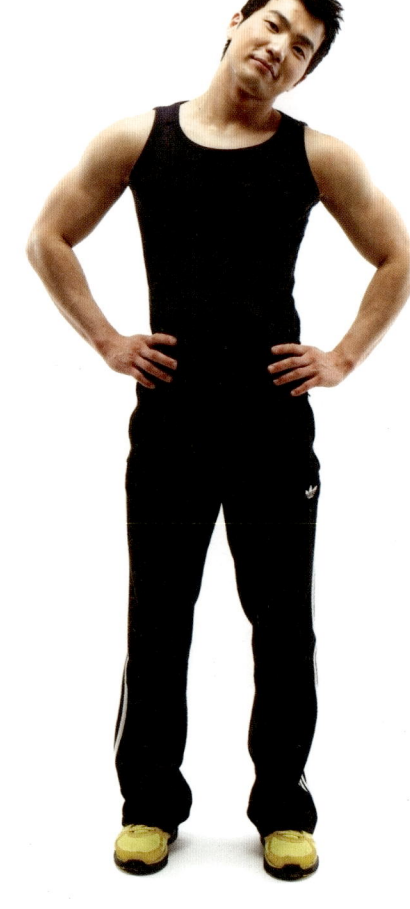

HOW TO

1 목을 똑바로 편 상태에서 어깨의 힘을
빼고 선다.

2 머리를 옆으로 천천히 눕히면서 귀가
어깨 가까이 가도록 한다. 좌우, 앞뒤로
각 15초간 정지한다.

ATTENTION!

1 반대쪽 어깨가 올라가지
않도록 주의한다.

다이어트 퍼스널 트레이닝 동작 배우기

어깨 늘이기

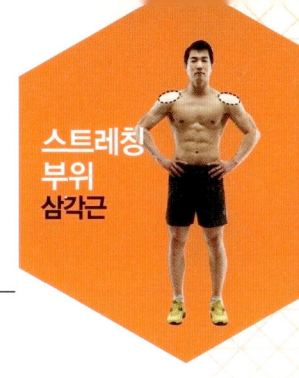

스트레칭
부위
삼각근

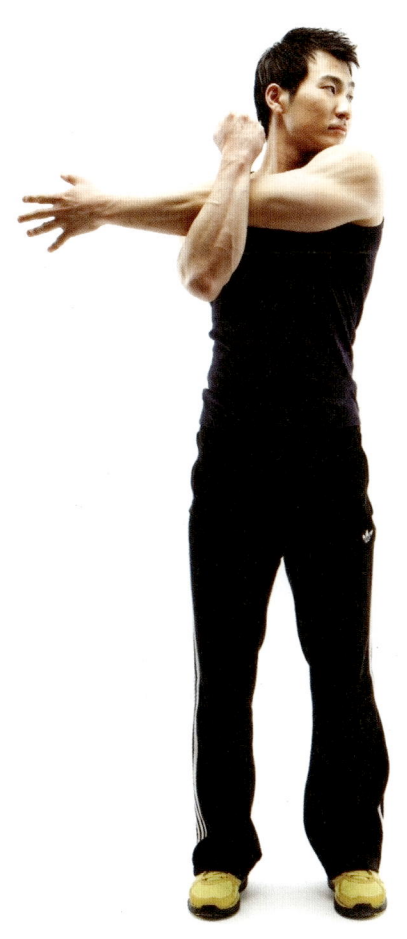

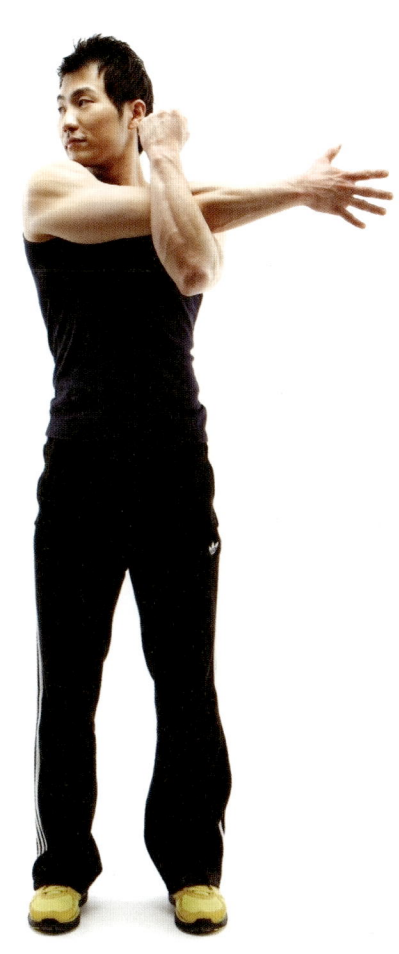

HOW TO

1 허리를 펴고 양팔을 편안하게 아래로 내린다.

2 한쪽 팔을 편 상태로 반대쪽 어깨 쪽으로 들고 반대쪽
  팔을 걸어 팔꿈치를 가슴 쪽으로 잡아당긴다. 그
  상태로 15초간 정지한 다음 반대쪽도 실시한다.

ATTENTION!

1 반대쪽 어깨가 올라가거나 허리가
  돌아가지 않도록 주의한다.

허리 돌리기

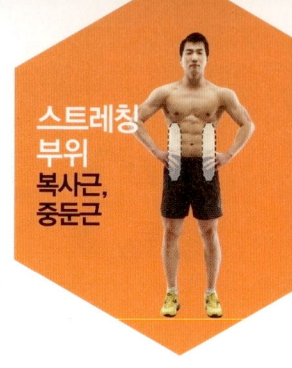

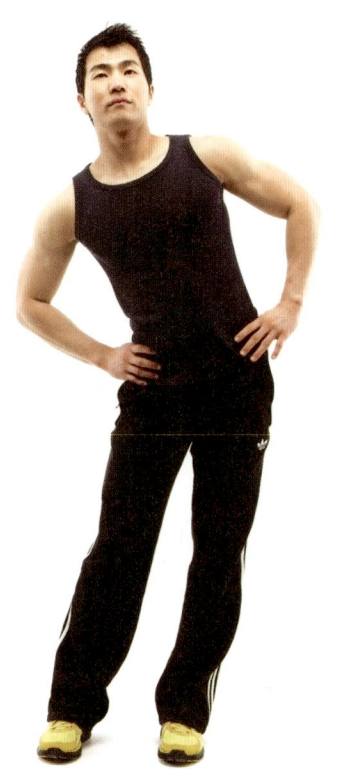
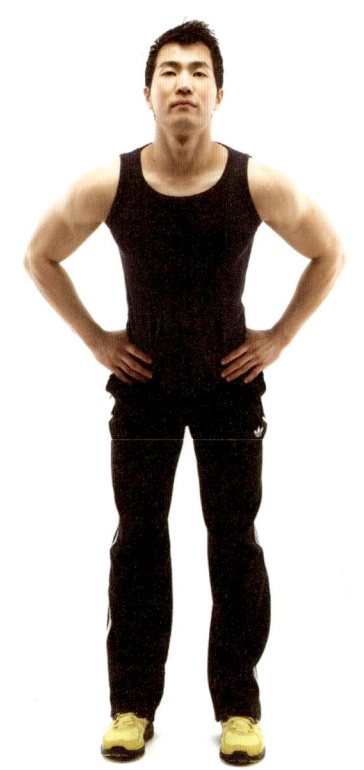
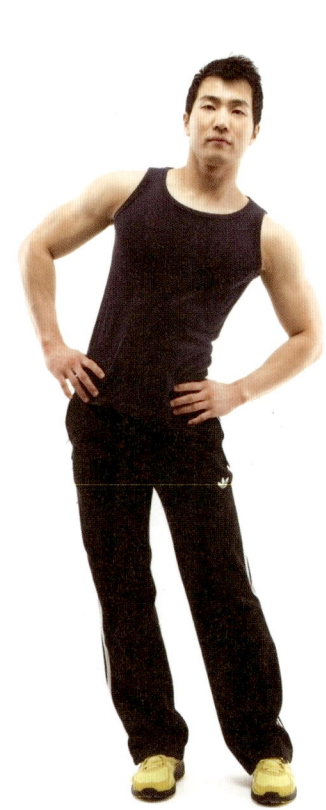

HOW TO

1 허리를 펴고 양발을 어깨너비로 벌려 선다.

2 양손을 허리에 위치시킨 다음 원을
그리면서 허리를 돌린다. 좌우 방향으로
4회씩 실시한다.

ATTENTION!

1 바닥과 수평이 되도록 돌리고
호흡에 맞추어 천천히 돌린다.

5 옆구리 늘이기

준비운동

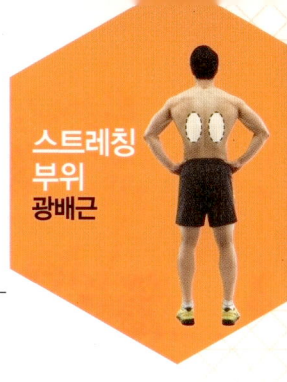

스트레칭
부위
광배근

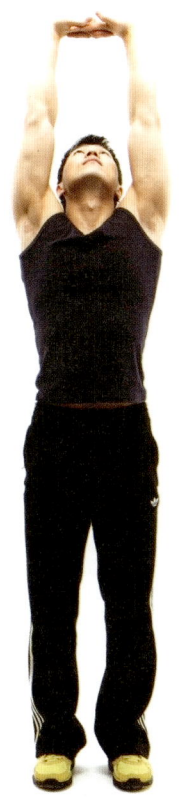 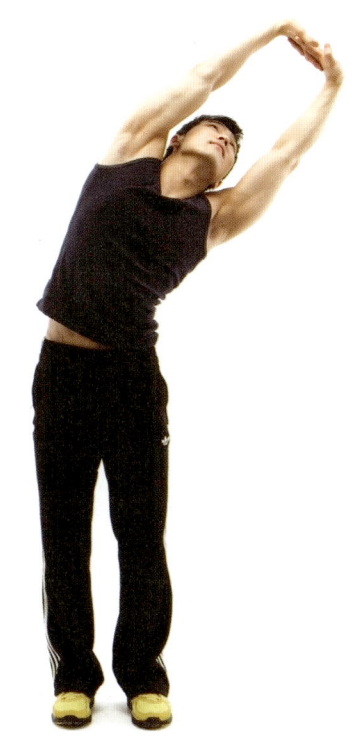 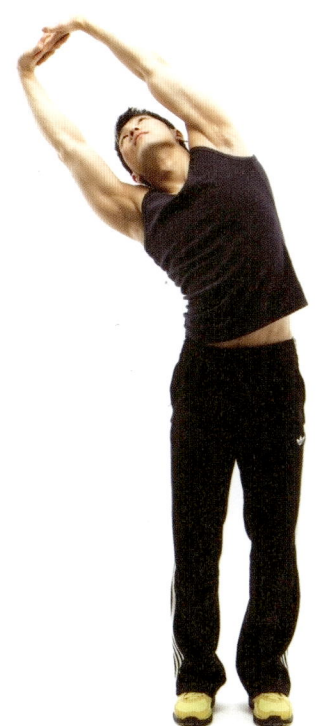

HOW TO

1 허리를 펴고 양손은 깍지를 낀 후 머리 위로 들어 올린 다음
  손바닥이 하늘을 향하도록 뒤집는다.
2 양팔을 곧게 편 상태에서 상체를 옆으로 기울인다. 이때 시선은
  위를 향하도록 한다.
3 그 상태로 15초간 정지한 다음 반대쪽도 실시한다.

ATTENTION!

1 반대쪽 다리가 올라가지 않도록
  한다.

6
손목, 발목 풀어주기

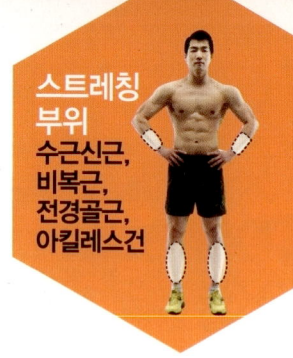

**스트레칭
부위**
수근신근,
비복근,
전경골근,
아킬레스건

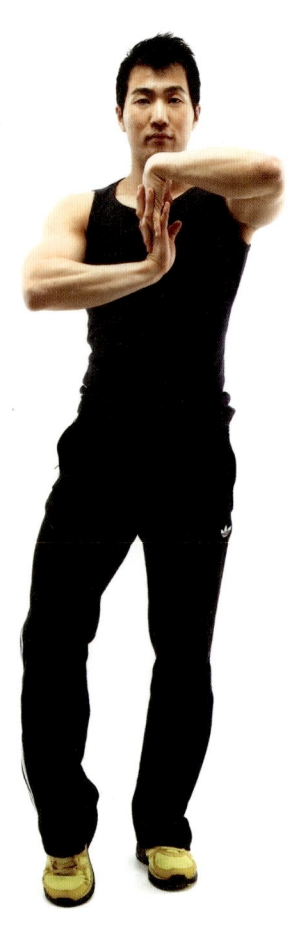

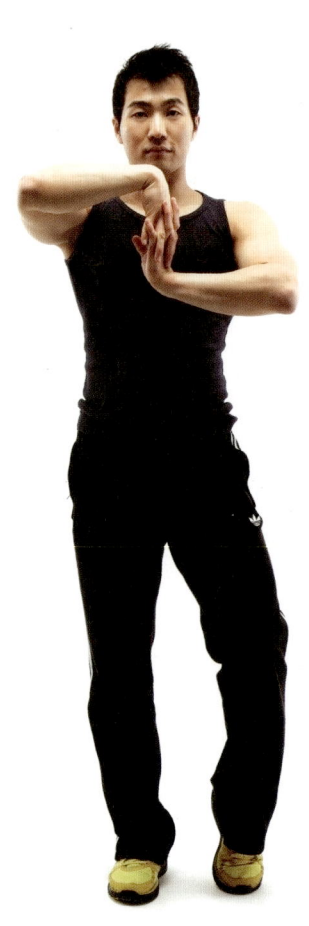

HOW TO
1 어깨와 손목, 발목의 힘을 빼고 선다. 그 다음
양손은 깍지를 끼고 손목을 돌린다. 이와 동시에
발목도 같이 돌려준다.
2 좌우를 번갈아 실시한다.

ATTENTION!
1 관절의 가동범위를 크게
천천히 돌려준다.

다이어트 퍼스널 트레이닝 동작 배우기

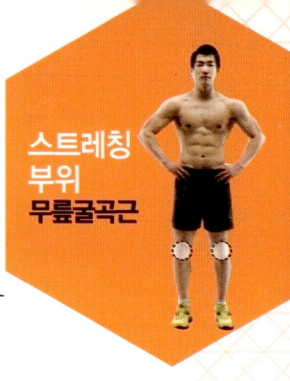

스트레칭
부위
무릎굴곡근

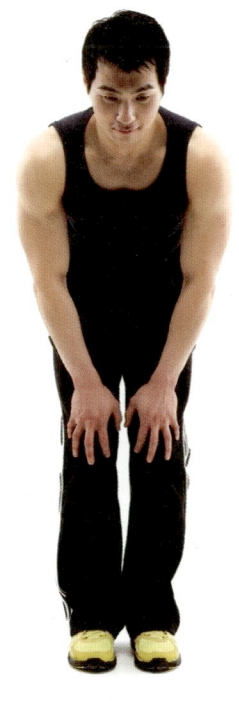 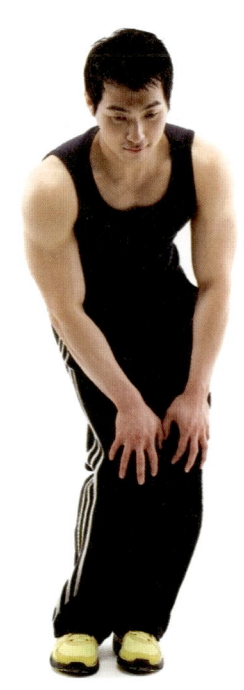 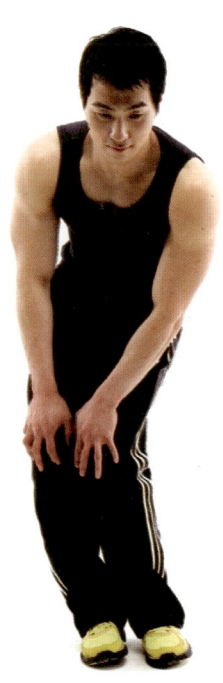

HOW TO

1 무릎을 모아서 구부리고 양손으로
무릎을 잡는다.

2 무릎을 좌우로 각 8회씩 돌린다.

ATTENTION!

1 동작 중에 상체가 흔들리지
않도록 한다.

8

준비운동
대퇴내전근 풀어주기

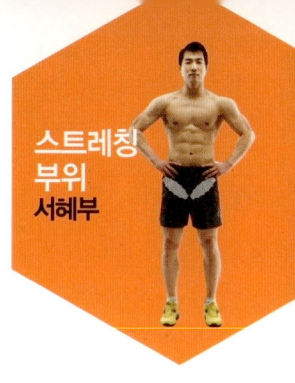

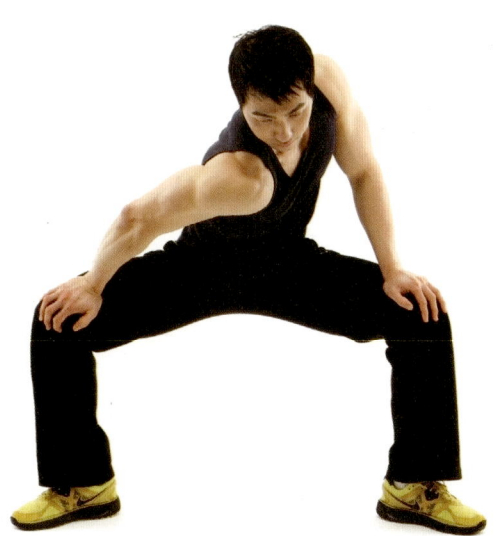 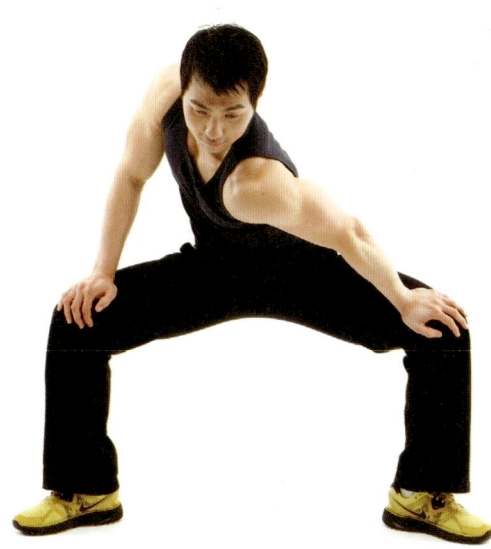

HOW TO

1 양발을 넓게 벌린 다음 양 무릎을 옆으로 구부리고 양손으로 무릎의 안쪽을 잡는다.

2 어깨를 안쪽으로 넣으면서 몸의 중심을 이동시킨다. 그 상태로 15초간 정지한 다음 반대쪽도 실시한다.

ATTENTION!

1 무릎과 발뒤꿈치가 같은 방향을 향하도록 한다.

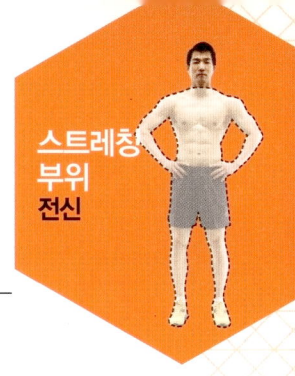
9 전신운동
준비운동

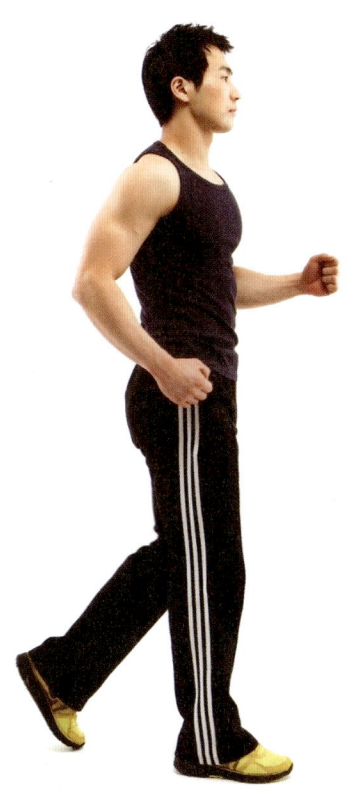
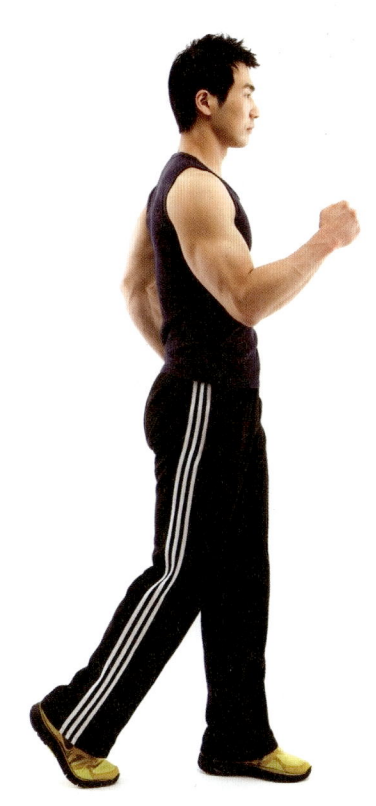

HOW TO
1 3~5분 정도 가볍게 제자리에서 걷거나
뛴다.

ATTENTION!
1 근육을 이완시켜 운동의 효율성을
높이고 상해를 예방한다.

1 정리운동
전신운동

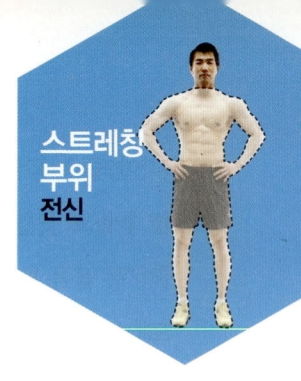

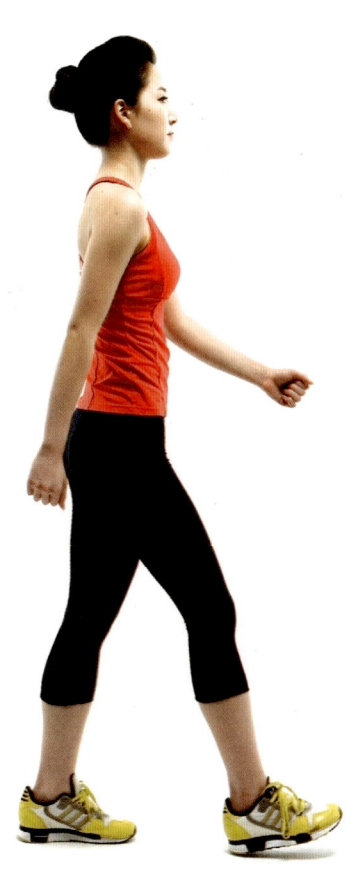 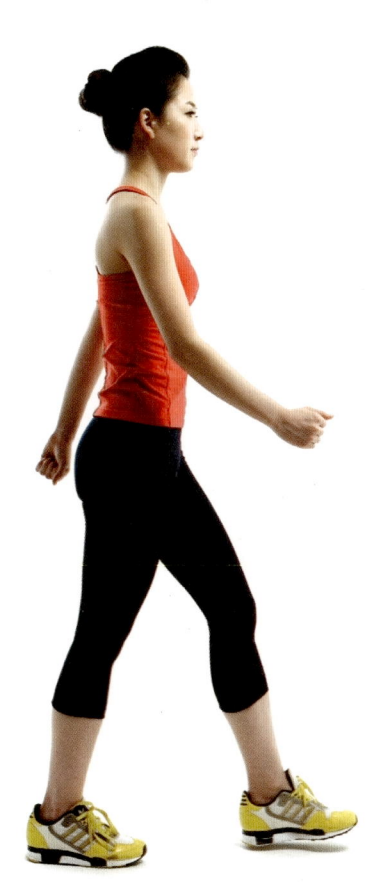

HOW TO
1 3~5분 정도 가볍게 걷거나 뛴다.

ATTENTION!
1 운동시 체내 축적된 피로물질을
제거하는 효과가 있다.

2

정리운동
손목 풀어주기

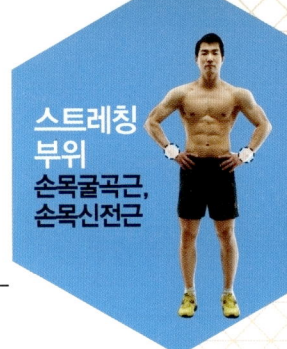

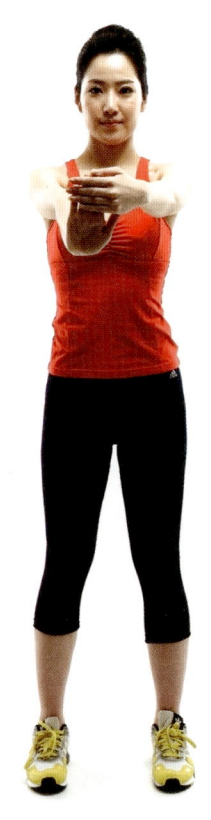

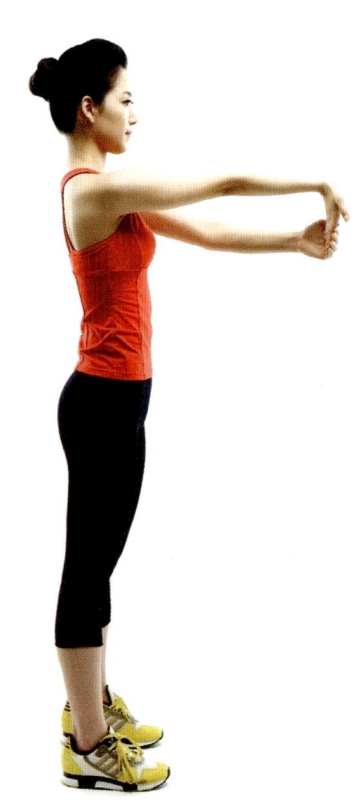

HOW TO
1 한 손을 어깨높이로 들어 올리고 반대쪽
  손으로 손가락 부분을 겹쳐 잡는다.
2 손가락 부분을 위아래로 번갈아가며 천천히
  잡아당긴다. 각 동작 당 15초간 정지한 다음
  반대쪽도 실시한다.

ATTENTION!
1 손목이 당겨지는 느낌이 들
  정도까지만 스트레칭한다.

3 팔 늘이기

정리운동

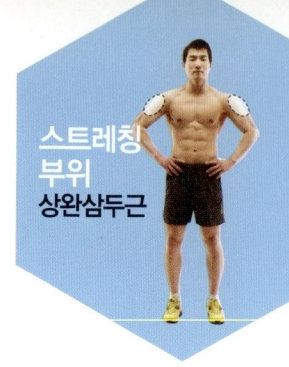

스트레칭
부위
상완삼두근

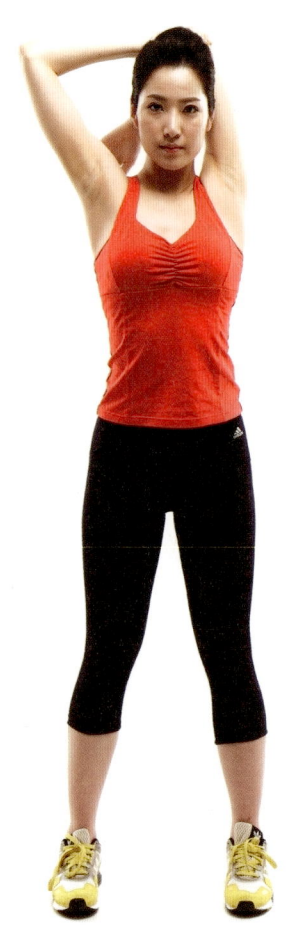

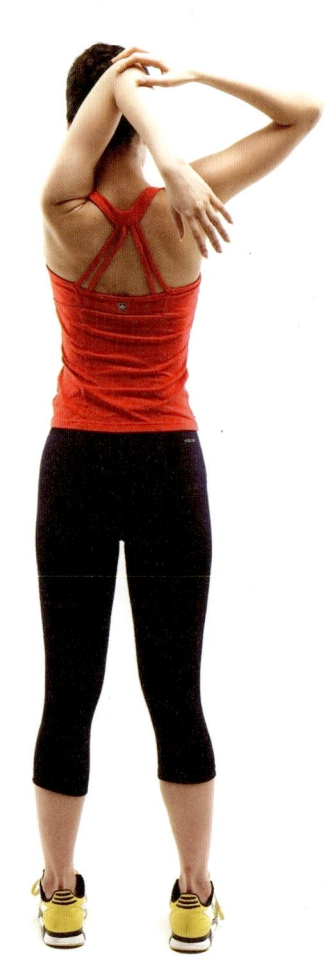

HOW TO

1 허리를 펴고 양팔을 편안하게 아래로 내린다.

2 한쪽 팔을 위로 올려 머리 뒤에 두고 반대쪽 손으로
  팔꿈치를 끌어당긴다. 그 상태로 15초간 정지한 다음
  반대쪽도 실시한다.

4 정리운동
가슴과 배 늘이기

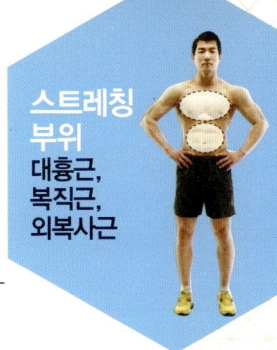

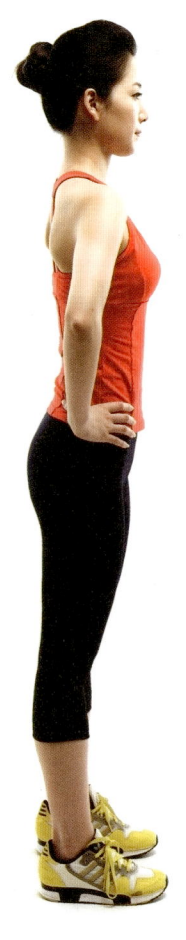

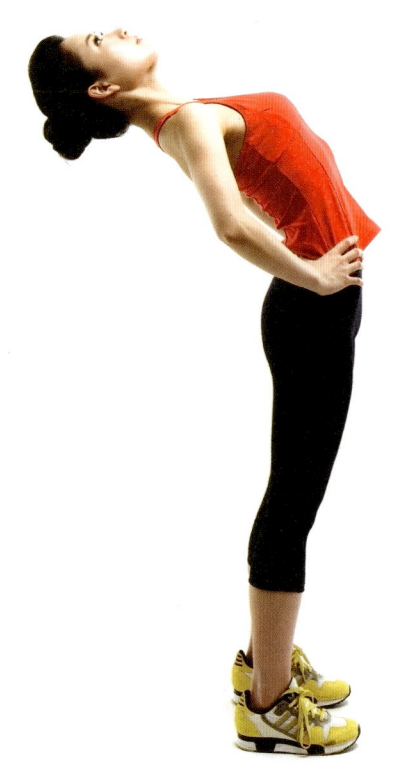

HOW TO
1 양발을 어깨너비로 벌리고 양손을 허리에
   대고 선다.
2 양어깨를 뒤로 당기면서 가슴을 뒤로 젖힌다.
   그 상태로 15초간 정지한다.

ATTENTION!
1 허리를 젖히거나 무릎이
   구부러지지 않도록 주의한다.

5 고관절 내전근 운동 A

정리운동

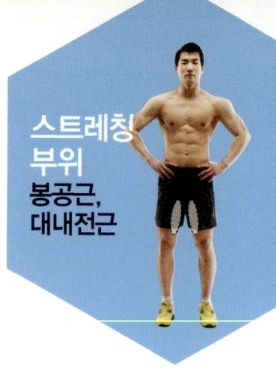

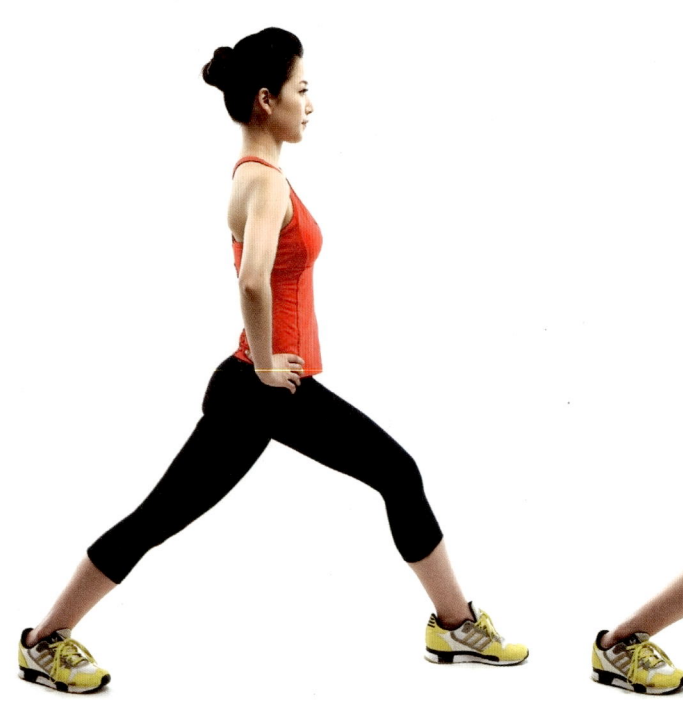

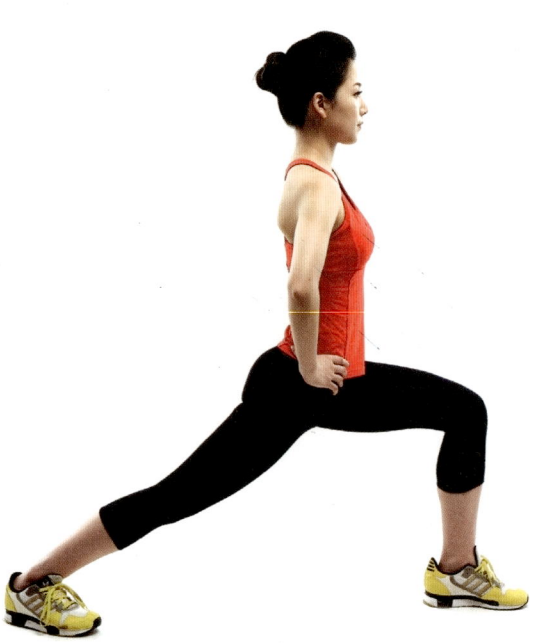

HOW TO

1 등 근육을 펴고 한쪽 다리를 한 족장 정도 앞으로 내딛는다.

2 앞쪽 다리의 무릎을 직각으로 구부리고 뒤쪽 다리는 곧게 펴다. 그 다음 몸의 중심을 앞쪽으로 이동시킨다. 그 상태로 15초간 정지한 다음 반대쪽도 실시한다.

ATTENTION!

1 앞쪽 무릎이 발가락 앞으로 나가지 않도록 주의한다.

6 정리운동

고관절 내전근 운동 B

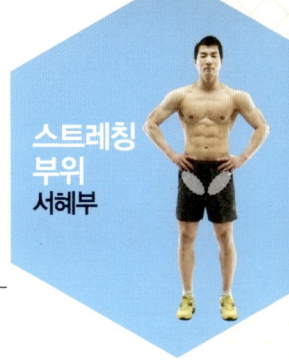

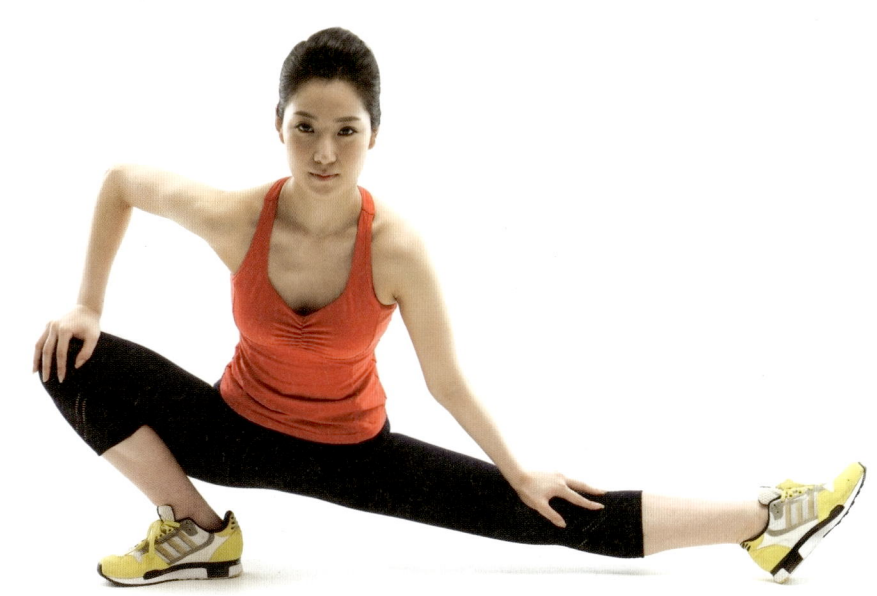

HOW TO

1 한쪽 무릎은 구부리고 반대쪽 다리는 옆으로 곧게 뻗는다.

2 숨을 내쉬면서 엉덩이를 아래로 누르고 상체를 천천히 앞으로 숙인다.

3 그 상태에서 대내전근이 완전히 이완된 것을 느끼면서 15초간 정지한다.
반대쪽도 실시한다.

ATTENTION!

1 발뒤꿈치가 바닥에서
떨어지지 않도록 주의한다.

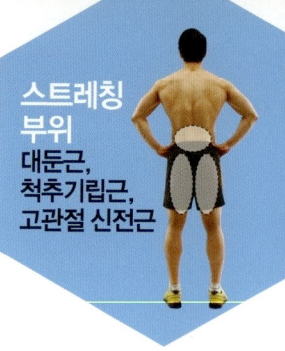

7 대둔근과 고관절 신전근 운동

정리운동

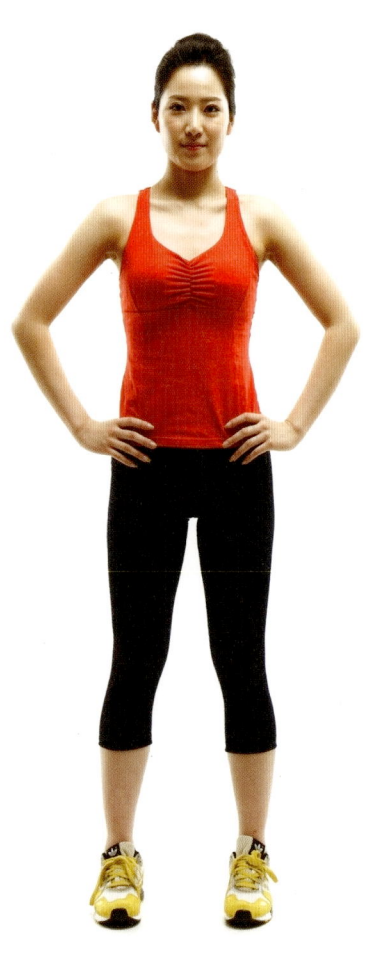

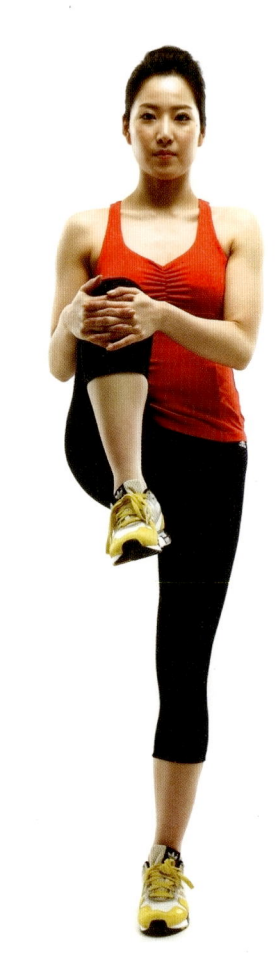

HOW TO

1 양발을 어깨너비로 벌리고 선다.

2 한쪽 다리를 들어 올려 무릎을 구부린 다음 양손으로 양 무릎을 가슴 쪽으로 최대한 잡아당긴다. 그 상태로 15초간 정지한 다음 반대쪽도 실시한다.

ATTENTION!

1 허리와 지지하는 쪽의 무릎이 구부러지지 않도록 주의한다.

8 대퇴 전면부 운동

정리운동

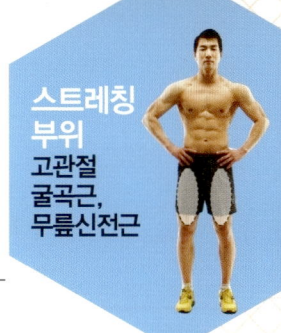
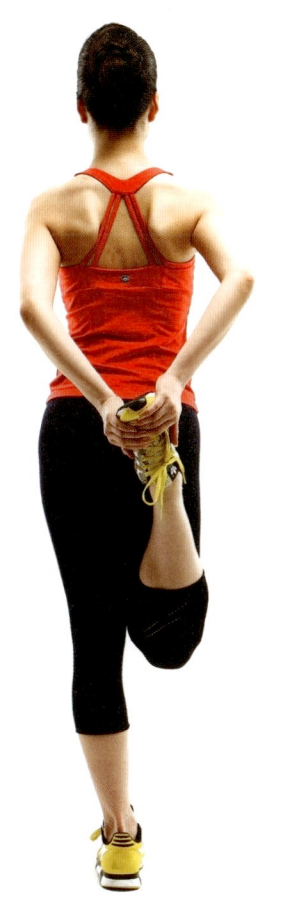

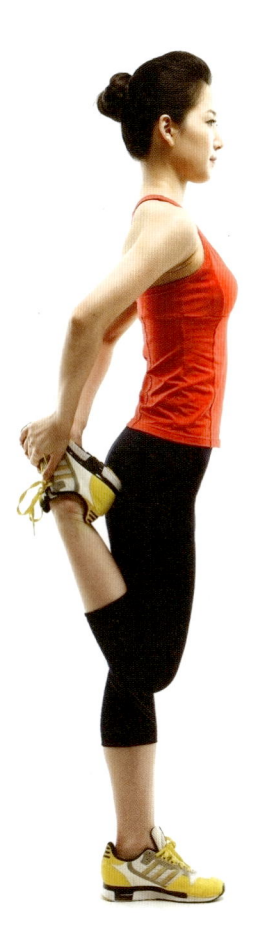

HOW TO

1 가슴을 곧게 펴고 선 다음 한쪽 다리를 뒤로 구부려
   양손으로 발등을 잡는다.
2 굽힌 다리의 발뒤꿈치를 엉덩이에 붙인다. 그 상태로
   15초간 정지한 다음 반대쪽도 실시한다.

ATTENTION!

1 허리가 뒤로 젖혀지지
   않도록 주의한다.

앉아서 하는 대퇴 후면부 운동

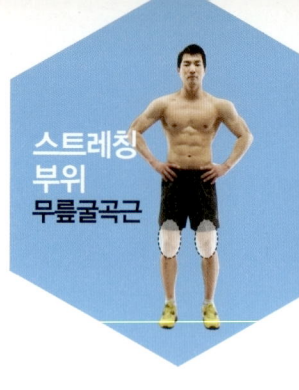

스트레칭
부위
무릎굴곡근

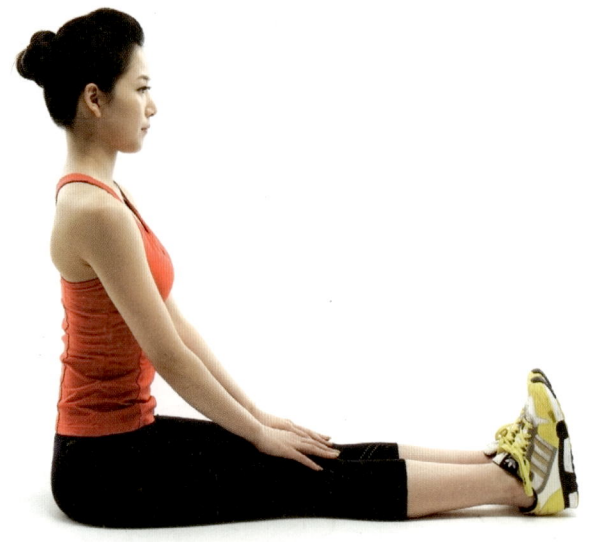

HOW TO

1 바닥에 앉아 무릎을 곧게 펴고
  발끝이 하늘을 향하도록 한다.
2 상체를 앞으로 굽혀 발끝을
  안쪽으로 잡아당긴다. 그 상태로
  15초간 정지한다.
3 동작이 익숙해지면 한쪽 다리를
  구부려 반대쪽 대퇴부 위에 놓고
  상체를 앞으로 굽히는 동작도
  실시한다.

ATTENTION!

1 무릎이 구부러지지 않도록
  주의하며, 익숙해질 때까지
  무리하지 않도록 한다.

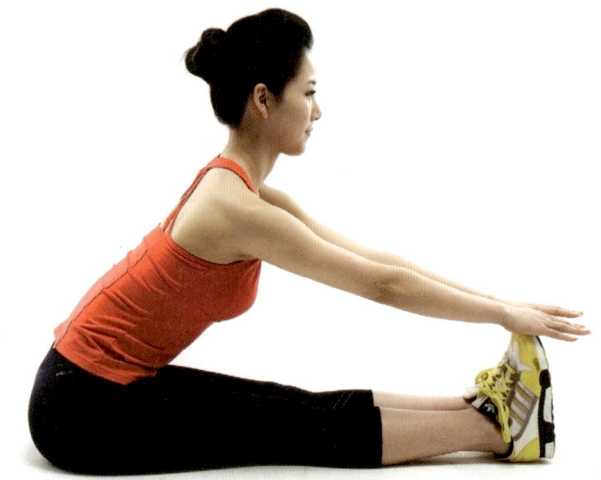

서서 하는 대퇴 후면부 운동

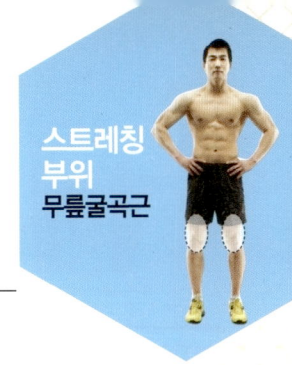

스트레칭
부위
무릎굴곡근

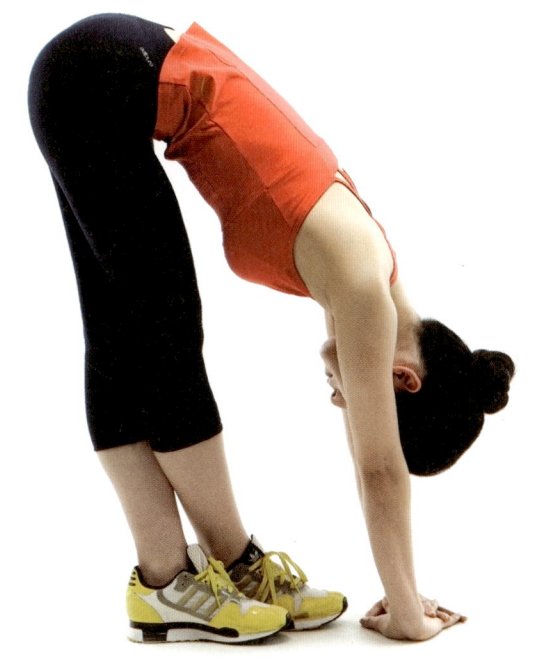

HOW TO

1 무릎을 곧게 펴고 서서 양발을 서로 교차시킨다. 상체를 앞으로 굽혀 발끝 앞에 손이 닿을 때까지 내린다.

2 그 상태로 15초간 정지한 다음 발을 바꿔 실시한다.

ATTENTION!

1 뒤쪽 무릎이 구부러지지 않도록 주의하며, 익숙해질 때까지 무리하지 않도록 한다.

11 대퇴 측면부
정리운동

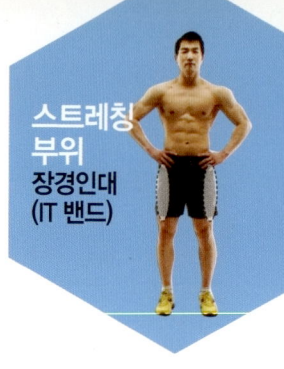

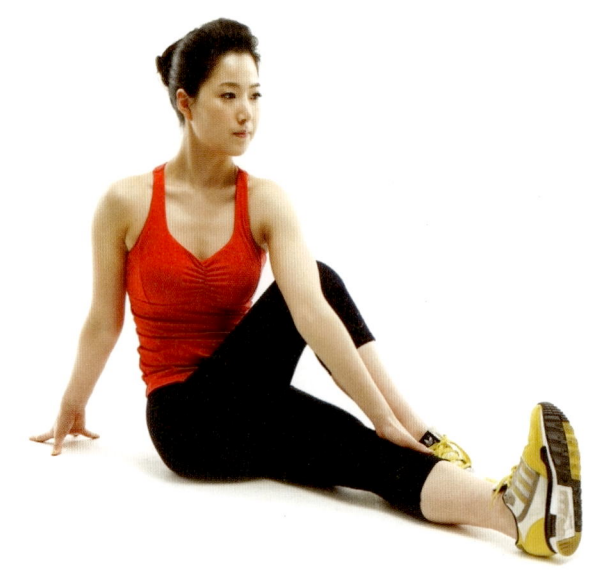

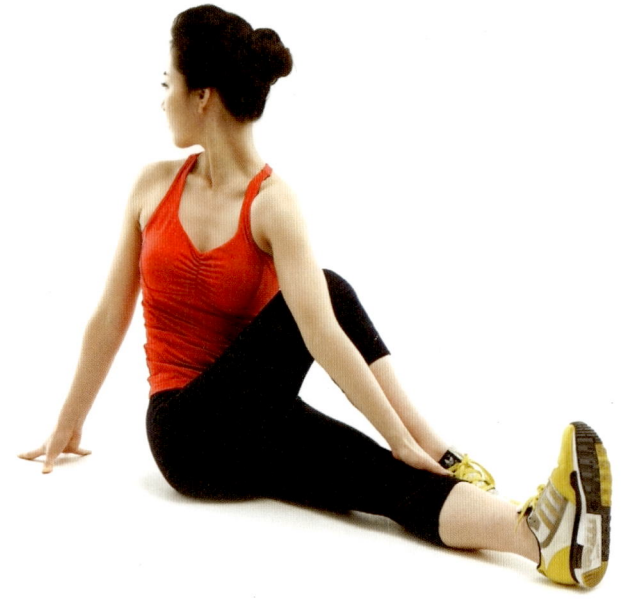

HOW TO

1 바닥에 앉아 왼쪽 다리는 곧게
  펴고 오른쪽 다리를 구부려서
  왼발 바깥쪽에 놓는다. 그 다음
  왼팔을 오른쪽 다리의 바깥쪽에
  놓고, 오른팔로 바닥을
  지지한다.

2 왼팔로 오른쪽 무릎을
  밀면서 상체를 오른쪽으로
  최대한 비튼다. 그 상태로
  15초간 정지한 다음 반대쪽도
  실시한다.

ATTENTION!

1 몸을 앞으로 숙이지 않도록
  주의한다.

12 정리운동 종아리 풀어주기

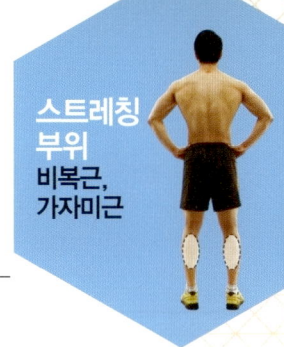

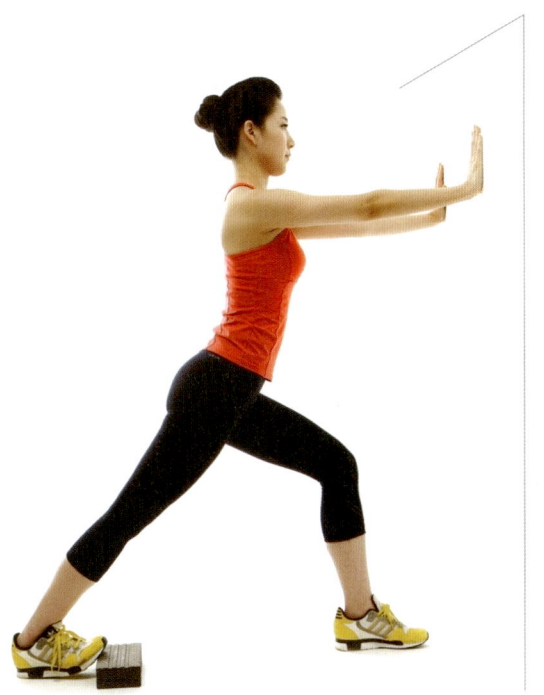
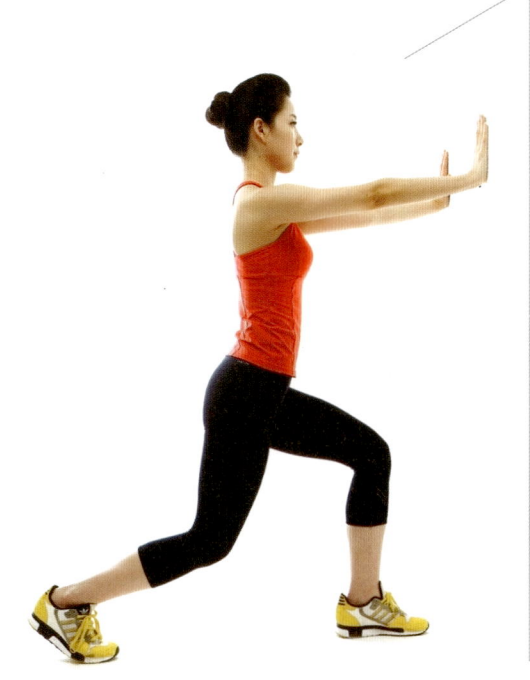

HOW TO

1 벽을 마주보고 똑바로 서서 손을 벽에 댄 다음 오른발은 뒤로 뻗고 왼쪽 무릎을 구부린다.

2 왼쪽 무릎을 굽히면서 체중을 앞으로 옮긴다.

3 뒤쪽 다리를 편 상태에서의 스트레칭은 비복근을 자극하고, 구부린 상태에서의 스트레칭은 가자미근을 자극하는 것이다(2가지 방법). 비복근을 좀 더 자극하고 싶다면 뒤쪽다리의 발 앞쪽에 책이나 블록을 두고 뒤쪽다리 전체가 쭉 펴지게 한다.

ATTENTION!

1 발꿈치를 내·외측으로 움직이면 발의 내·외측 스트레칭이 가능하다.

13 정리운동 마무리 운동

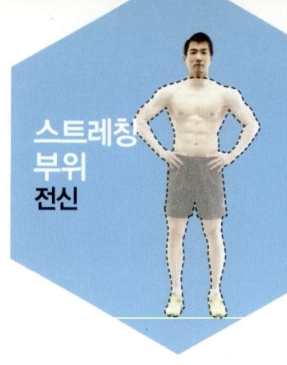

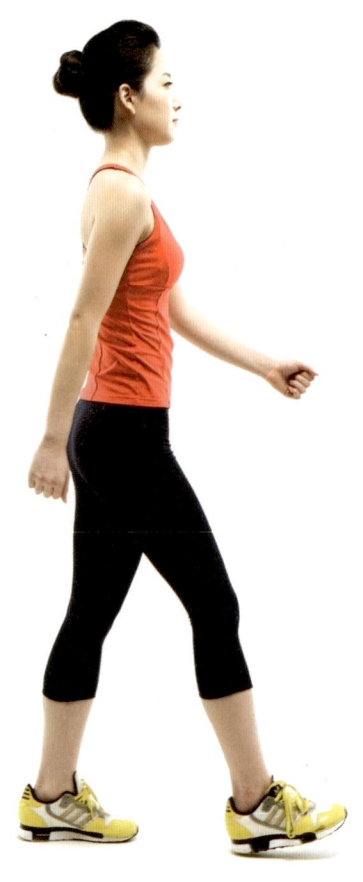

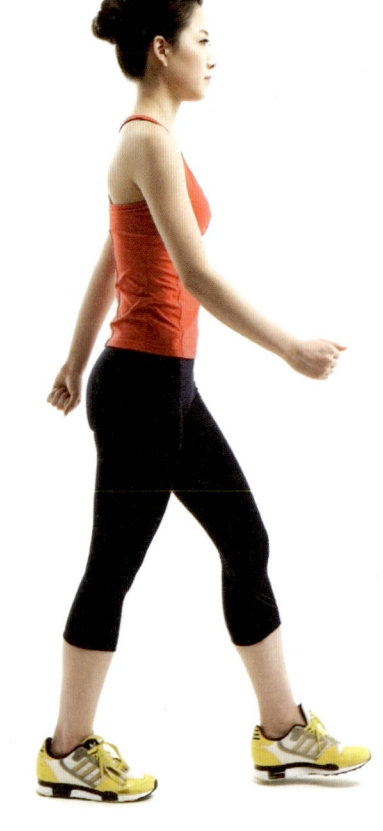

HOW TO

1 1~3분 정도 가볍게 걸으면서 호흡을
정리한다.

ATTENTION!

1 근육을 이완시키고 피로를 줄여 최상의
컨디션을 유지할 수 있도록 도와준다.

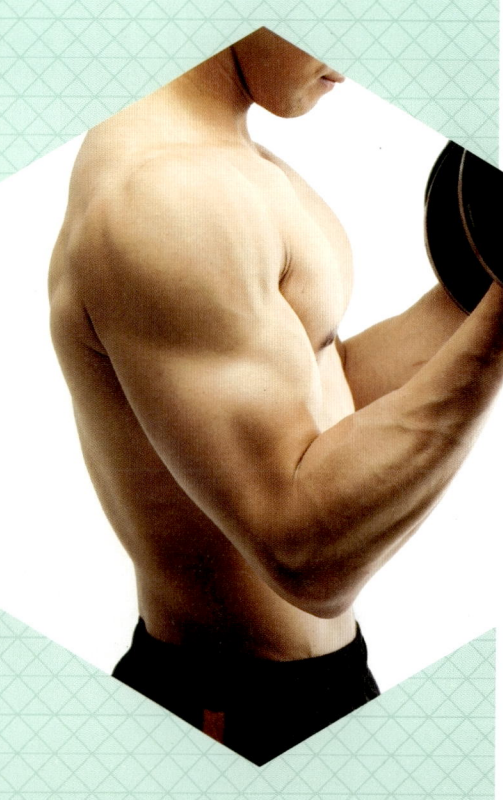

초보자용 근력운동

덤벨, 짐볼, 밴드, 매트, 의자 중심

근력운동에 익숙지 않거나 초보자인 경우 덤벨을 중심으로 운동 동작을 정확하게 익히는 것이 중요하다. 초급 동작에는 덤벨을 기본으로 1세트 당 15~20회 정도를 반복할 수 있는 근지구력 트레이닝을 중심으로 실시한다. 고도비만이거나 덤벨 사용이 힘들다면 밴드나 짐볼로 근력운동을 응용할 수 있다. 처음 1주에는 2세트를 넘기는 것을 목표로 하고 2주에는 3세트, 3~4주에는 3~4세트를 목표로 하고, 유산소성을 주기 위해 세트 간 휴식시간은 30초 이내로 한다. 4주 프로그램을 끝낸 후 수행도가 좋으면 중급으로 업그레이드 할 수 있다.

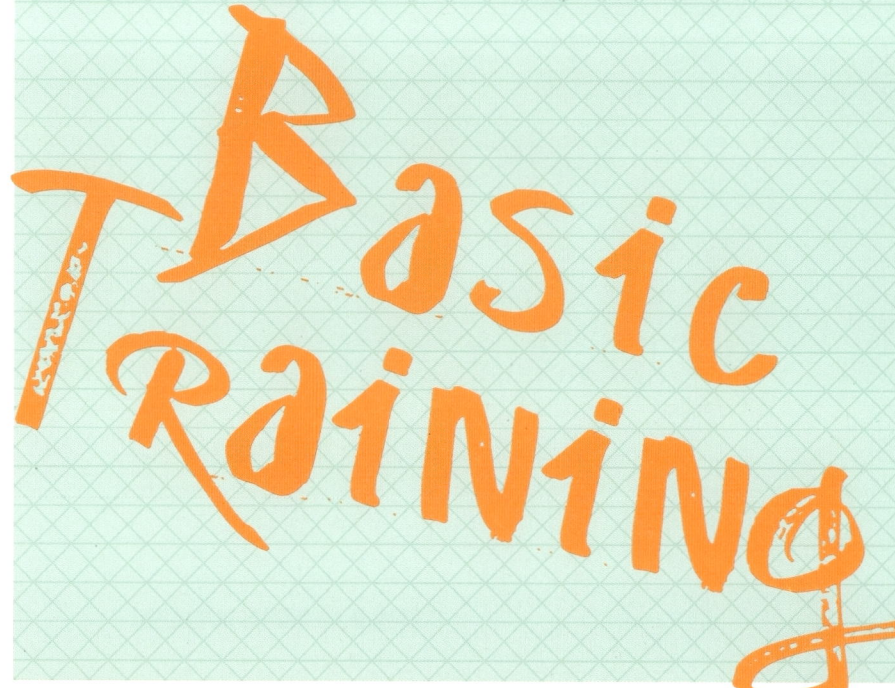

1 DUMBBELL PRESS
덤벨 프레스 | 덤벨 밀어 올리기

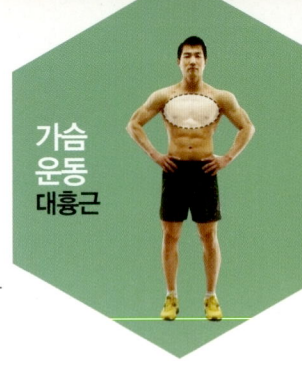

가슴
운동
대흉근

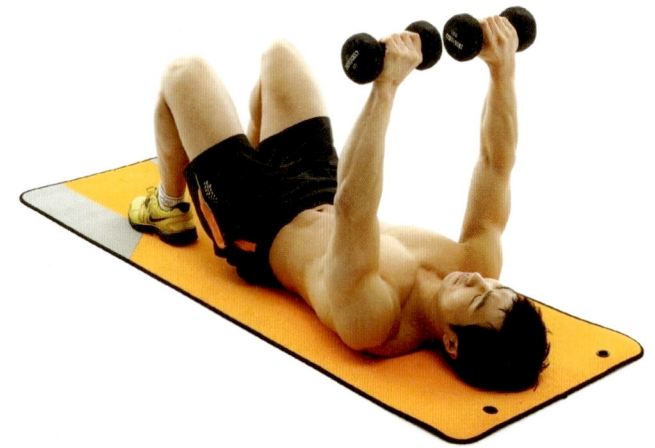

HOW TO
1 양손에 덤벨을 잡고 바닥에 누워 양손을 가슴 위쪽으로 들어 올린다. 이때 양손은 주먹 하나가 들어갈 정도로 간격을 유지한다.
2 덤벨을 잡은 손목과 전완이 지면과 수직을 이루도록 유지하고, 숨을 들이쉬면서 팔꿈치를 옆으로 내린 다음 숨을 내쉬면서 시작자세로 돌아간다.

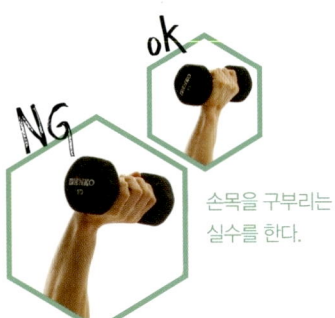

ok
NG
손목을 구부리는 실수를 한다.

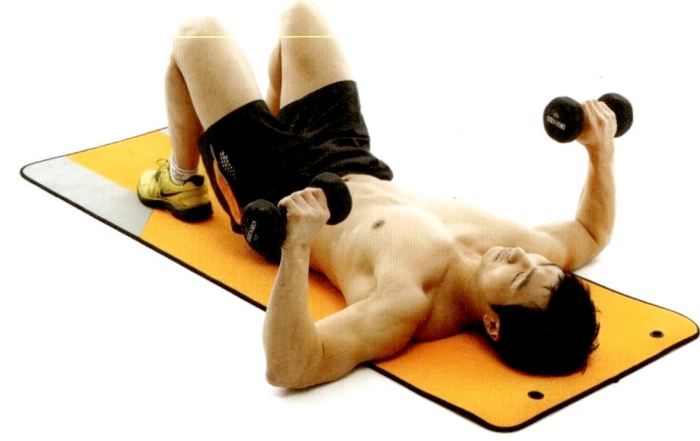

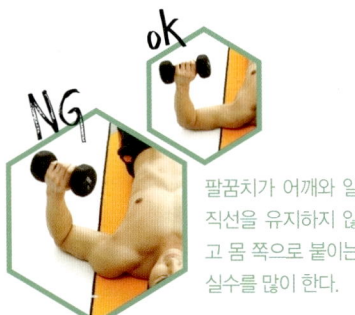

ok
NG
팔꿈치가 어깨와 일 직선을 유지하지 않 고 몸 쪽으로 붙이는 실수를 많이 한다.

ATTENTION!
1 손목을 곧게 펴야 한다.
2 가능한 팔꿈치는 몸 쪽에 붙이지 말고 어깨와 일직선을 유지한다.
3 허리는 동작 내내 아치 모양으로 만든다.

2 BAND PRESS
밴드 프레스 | 밴드 밀어 올리기

★ 덤벨 프레스가 힘든 초보자들은 밴드 프레스로 대체한다.

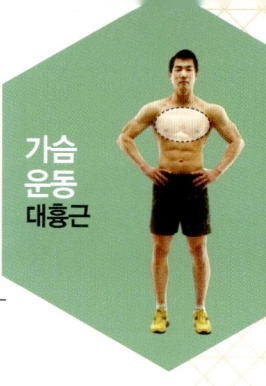

가슴
운동
대흉근

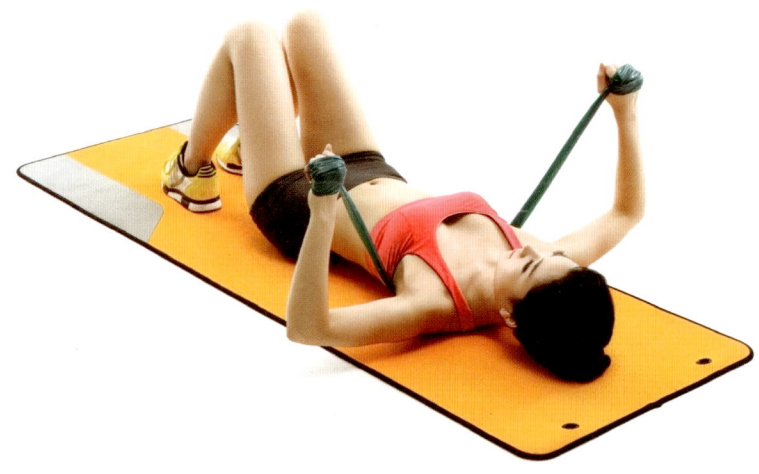

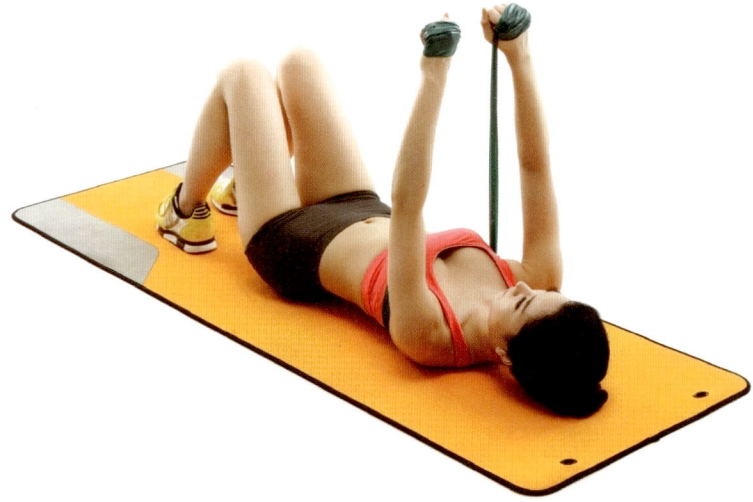

HOW TO
1 밴드를 등에 두르고 바닥에 누워서
  양손에 밴드를 감는다.
2 숨을 내쉬면서 팔을 앞으로 뻗은 후
  숨을 들이쉬면서 시작자세로 돌아간다.

ATTENTION!
1 동작 내내 허리를 계속 편다.
2 밴드를 모은다는 느낌보다는
  밀어낸다는 느낌으로 한다.

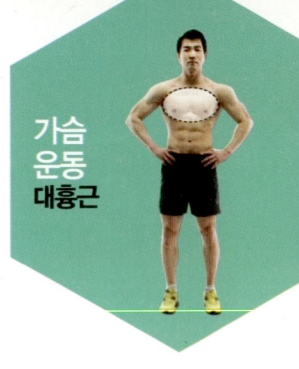

3 DUMBBELL FLY
덤벨 플라이 | 덤벨 모아 올리기

가슴
운동
대흉근

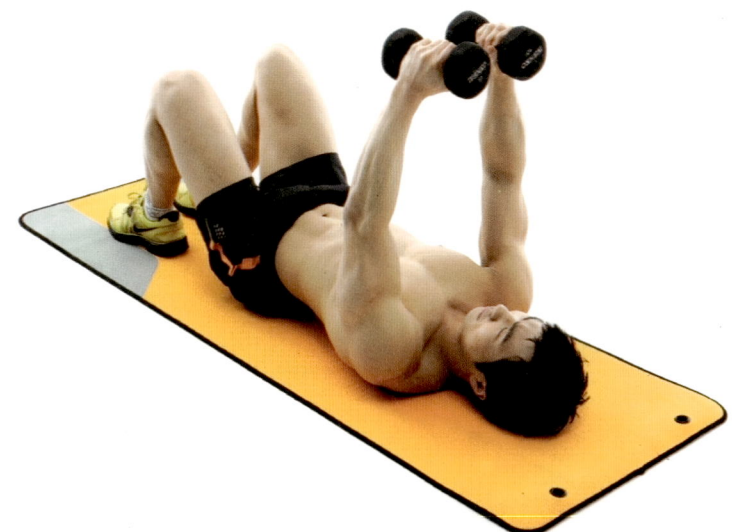

HOW TO

1 양손에 덤벨을 잡고 바닥에 누워 양손을 가슴 위쪽으로 들어올린다. 이때 양 손바닥이 마주 보게 한 후 양손 사이에 주먹 하나가 들어갈 정도로 간격을 유지하고, 팔꿈치는 약간만 구부린다.

2 숨을 들이쉰 채로 팔꿈치의 각도를 유지하면서 팔을 양쪽으로 벌린다. 팔꿈치가 지면에 닿기 전까지 내린 후 숨을 내쉬면서 시작자세로 돌아간다.

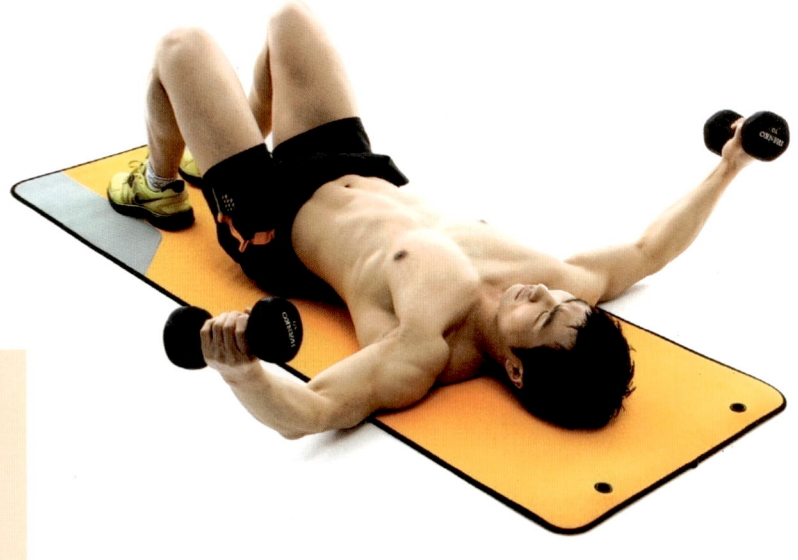

ATTENTION!

1 동작 내내 팔보다 어깨를 움직이면서 동작을 실시한다.

2 2번째 동작 시 팔꿈치를 과도하게 구부려서는 안 된다.

다이어트 퍼스널 트레이닝 동작 배우기

4 BAND FLY
밴드 플라이 | 밴드 모아 올리기

★ 덤벨 플라이가 힘든 초보자들은 밴드 플라이로 대체한다.

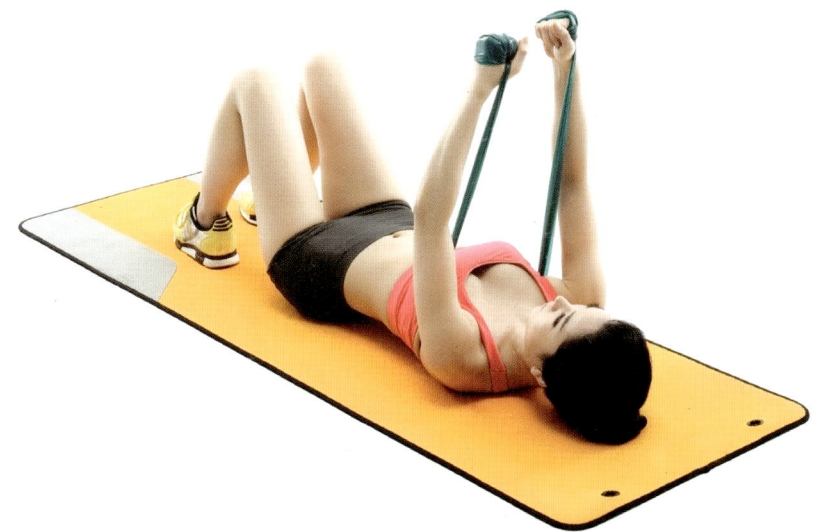

HOW TO

1 밴드를 등에 두르고 바닥에 누워서
양손에 밴드를 감은 다음 팔꿈치를
조금 구부린 후 팔을 모은다.
2 숨을 들이쉬면서 팔을 벌린 후 숨을
내쉬면서 팔을 모은다.

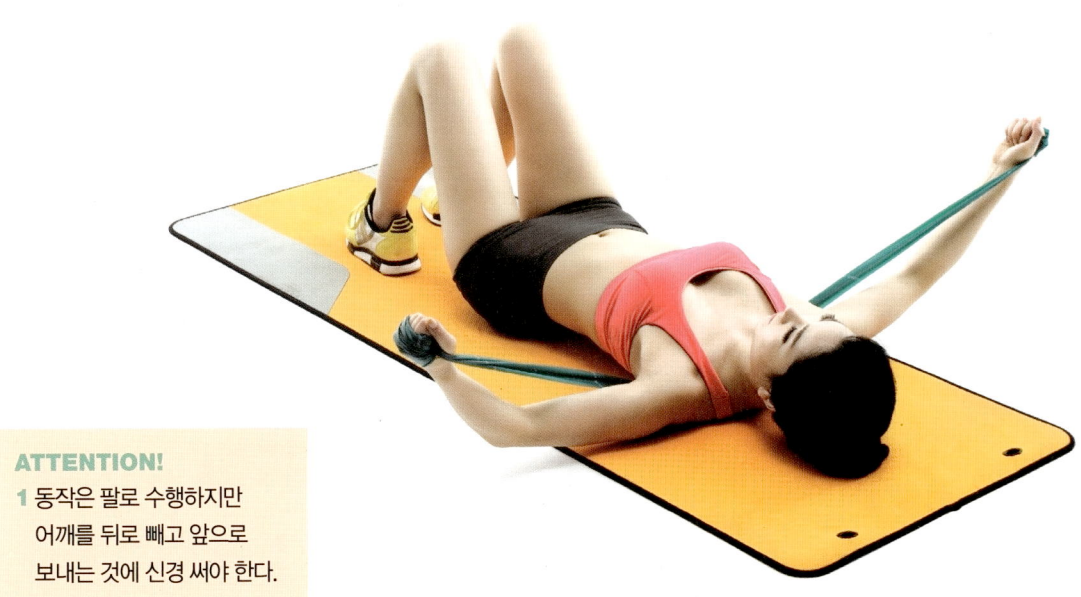

ATTENTION!

1 동작은 팔로 수행하지만
어깨를 뒤로 빼고 앞으로
보내는 것에 신경 써야 한다.

가슴
운동
대흉근

5 PUSH UP
푸시업 | 팔굽혀펴기

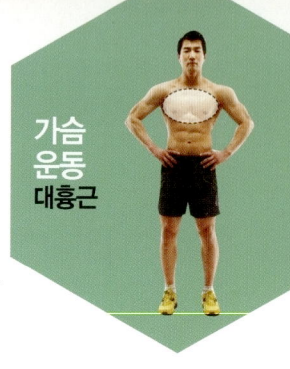

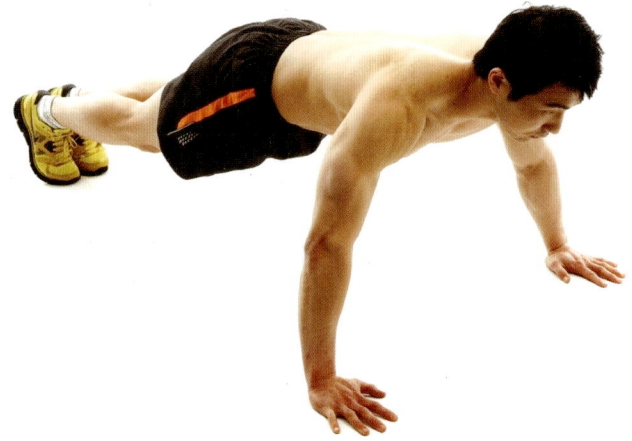

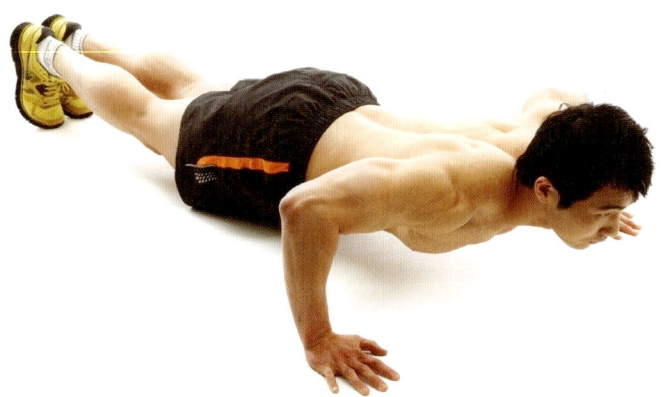

HOW TO
1 양손을 어깨너비보다 약간 더 넓게 벌린 상태에서 몸이 일직선이 유지되도록 자세를 취한다.
2 숨을 들이쉬면서 가슴이 거의 바닥에 닿을 때까지 팔꿈치를 구부린 다음 숨을 내쉬면서 시작자세로 돌아간다.

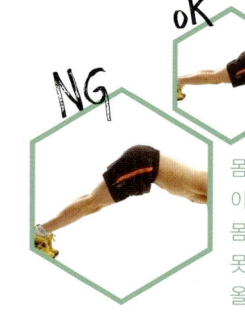

몸이 동작 내내 일직선 이 되도록 유지한다. 몸이 일직선을 이루지 못하고 엉덩이가 위로 올라가면 운동효과가 떨어진다.

6 BENT KNEE PUSH UP
벤트 니 푸시업 | 무릎 대고 팔굽혀펴기

★ 푸시업 기본 동작이 힘든 초보자들은 무릎을 바닥에 대고 실시한다.

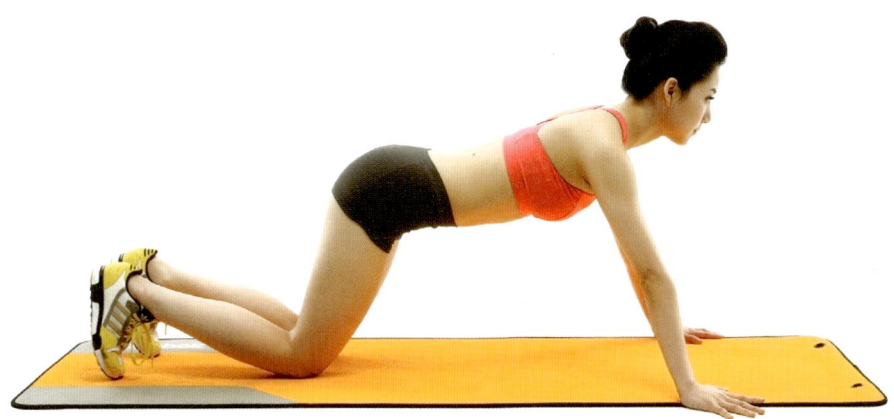

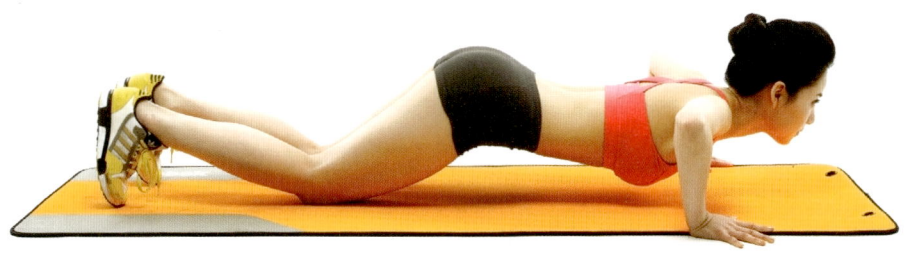

HOW TO

1 무릎을 바닥에 대고 양손은 어깨너비보다 넓게 벌린 뒤
   엎드린다.
2 숨을 들이쉬면서 가슴이 거의 바닥에 닿을 때까지 내린
   다음 숨을 내쉬면서 시작자세로 돌아간다.

다이어트 퍼스널 트레이닝 동작 배우기

7 STANDING PUSH UP

스탠딩 푸시업 | 서서 팔굽혀펴기

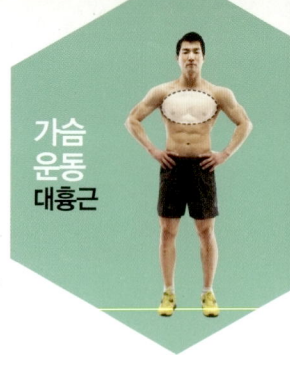

가슴
운동
대흉근

★ 무릎을 구부린 푸시업 동작도 힘든 왕초보자들은 벽을 짚고 실시한다.

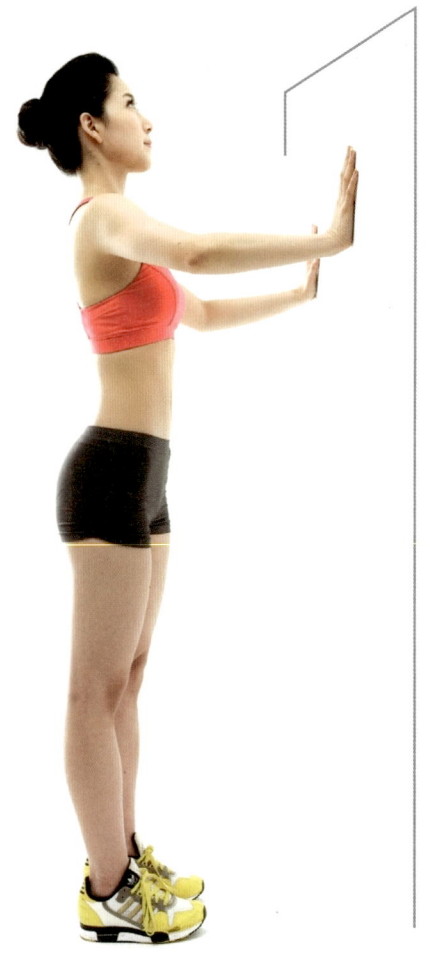

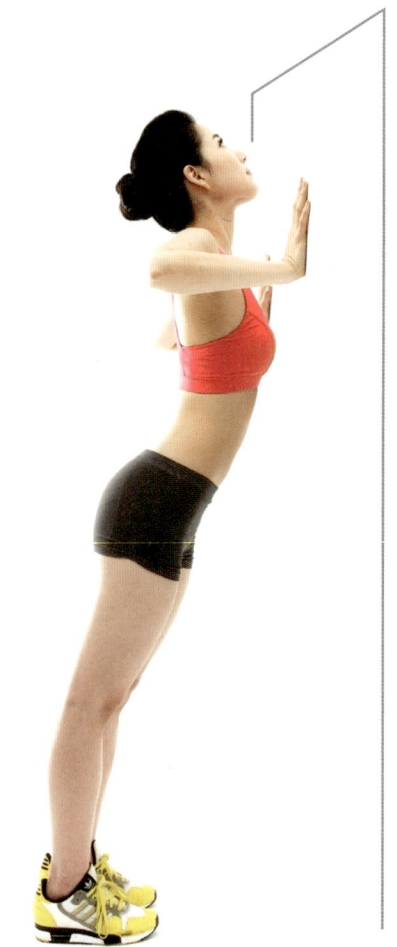

HOW TO

1 벽 앞에 한 보 정도 거리를 두고 서서 양발은 어깨너비만큼, 양손은
어깨너비보다 넓게 벌린 후 벽에 기댄다.

2 숨을 들이쉬면서 얼굴이 벽에 거의 닿을 정도로 천천히 움직인
다음 숨을 내쉬면서 시작자세로 돌아간다.

다이어트 퍼스널 트레이닝 동작 배우기

1 DUMBBELL DEADLIFT

덤벨 데드리프트 | 상체 숙여 덤벨 내렸다 올리기

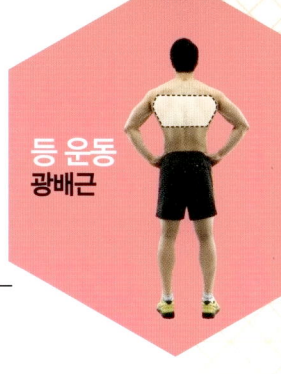

등 운동
광배근

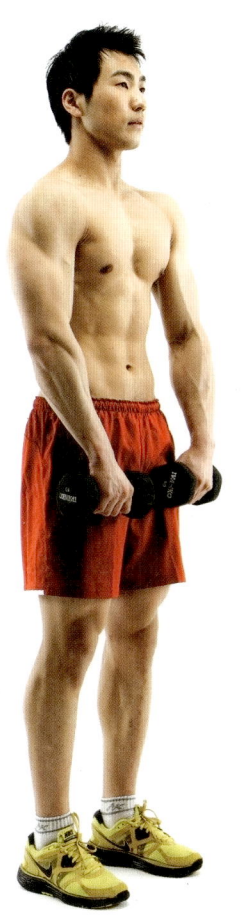

HOW TO

1 양손으로 덤벨을 잡고 양발은 골반너비만큼 벌린다.
2 숨을 들이쉰 후 무릎을 살짝 구부리면서 상체를 앞으로 숙여 덤벨을 정강이 중앙까지 내린 다음 숨을 내쉬면서 시작자세로 돌아간다.

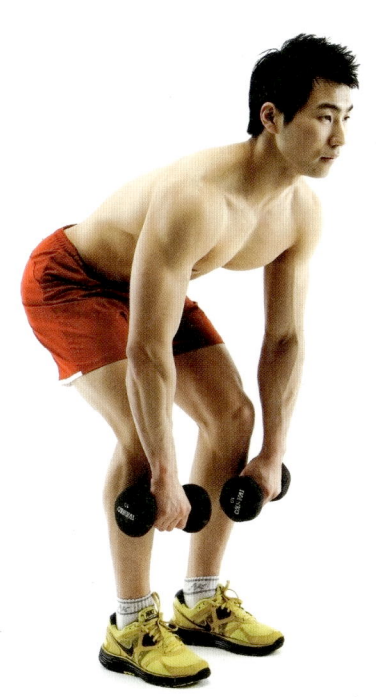

ATTENTION!

1 동작 내내 덤벨을 최대한 허벅지와 정강이에 가까이 유지한 채 동작을 실시한다.
2 허리는 동작 내내 계속 편 상태를 유지하고 복부에 힘을 주고 있어야 한다.

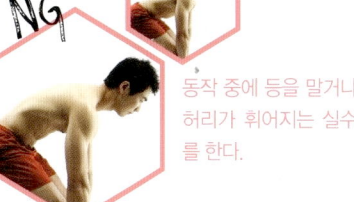

ok

NG

동작 중에 등을 말거나 허리가 휘어지는 실수를 한다.

2 DUMBBELL ROW

덤벨 로우 | 덤벨 들고 복부 쪽으로 당겨 올리기

A TWO ARM
양손으로 하기

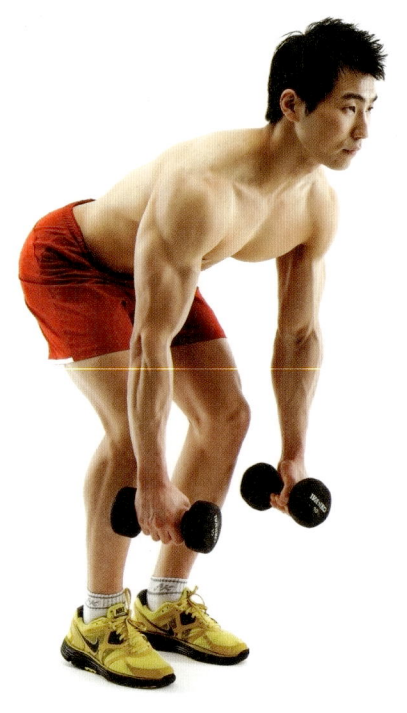
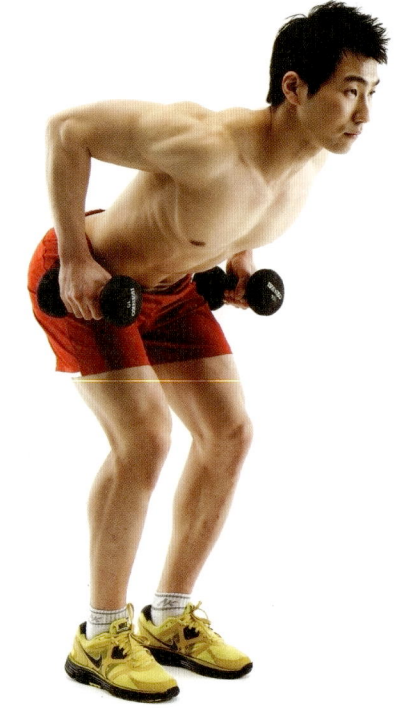

HOW TO

1 양발은 골반너비 정도로 유지한 채 양손으로 덤벨을
  잡고 상체와 무릎을 구부린다.

2 숨을 내쉬면서 어깨를 뒤로 보낸다는 느낌으로 덤벨을
  배꼽 쪽으로 잡아당긴 다음 시작자세로 돌아간다.

ATTENTION!

1 팔꿈치를 옆으로 벌리지 않는다.

2 어깨를 뒤로 잡아당기는 데 불편함이 없도록 가능한
  모으는 것이 좋으나. 지나치게 팔꿈치를 모을 경우
  잡아당기는 동작이 불편하니 주의한다.

3 허리는 동작 내내 계속 펴야 한다.

다이어트 퍼스널 트레이닝 동작 배우기

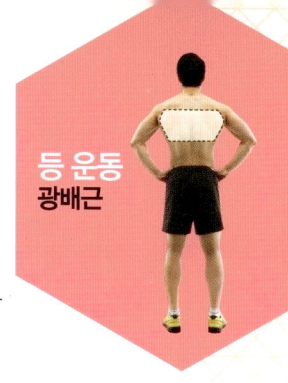

B ONE ARM
한 손으로 하기

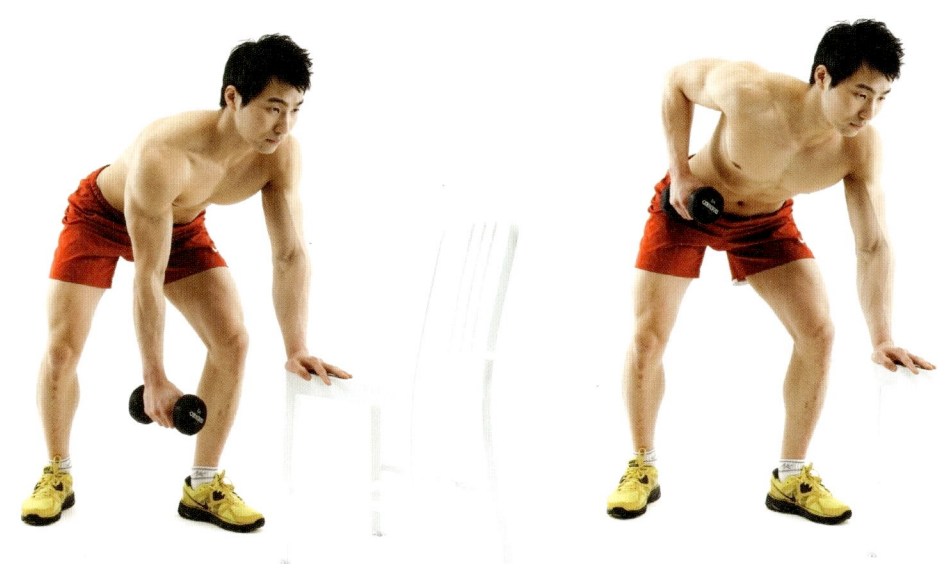

HOW TO
1 한 손으로 의자를 짚고 상체를 숙인 다음 다른 한 손으로 덤벨을 잡는다.
2 숨을 내쉬면서 어깨를 뒤로 잡아 당겨 덤벨을 올린 다음 숨을 들이쉬면서 시작자세로 돌아간다.

ATTENTION!
1 허리는 동작 내내 계속 펴야 한다.

3 BAND ROW
밴드 로우 | 밴드 복부 쪽으로 당겨 올리기

★ 덤벨 로우 동작이 힘든 초보자들은 밴드 로우로 대체한다.

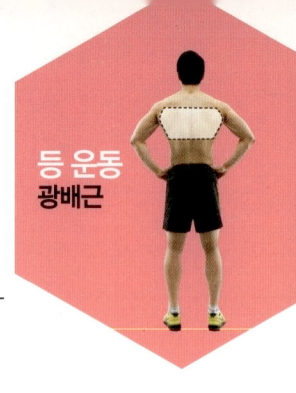

등 운동
광배근

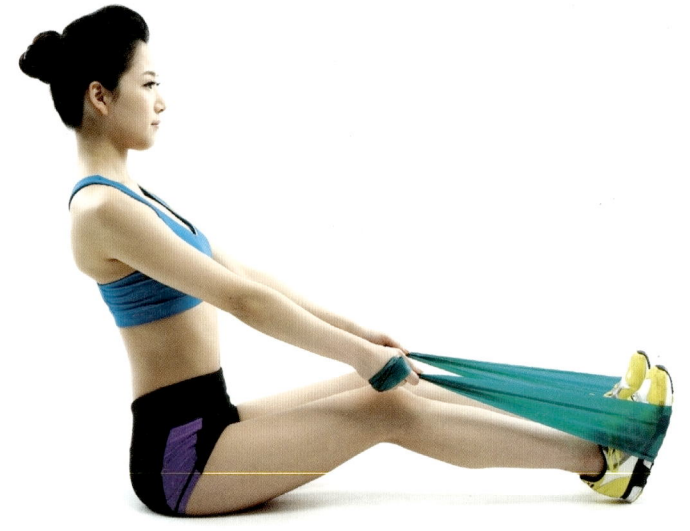

HOW TO
1 바닥에 앉아 양발을 앞으로 뻗고 무릎을 조금 구부린 다음 양발바닥 중앙에 밴드를 고정시킨 후 밴드를 팽팽하게 감아 쥐도록 한다.
2 허리를 곧게 편 후 숨을 내쉬면서 어깨를 뒤로 보내 잡아당기고, 숨을 들이쉬면서 시작자세로 돌아간다.

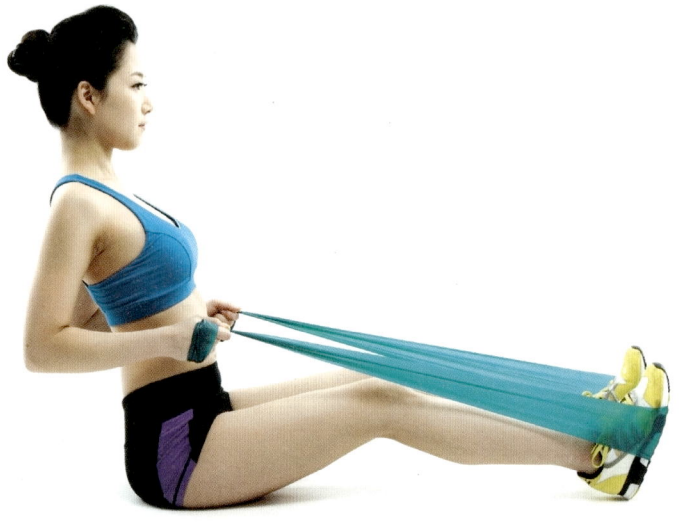

ATTENTION!
1 동작 내내 등이 휘어서는 안 된다.
2 모든 로우 동작은 팔로 잡아당기는 것이 아니라 어깨를 뒤로 보내는 것에 신경 써야 한다.

다이어트 퍼스널 트레이닝 동작 배우기

4 DUMBBELL SHRUG

덤벨 슈러그 | 덤벨 들고 어깨 들어 올리기

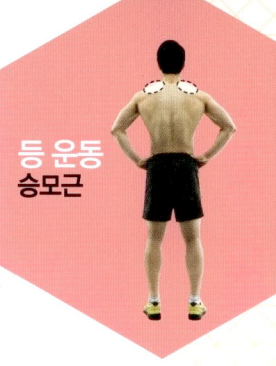

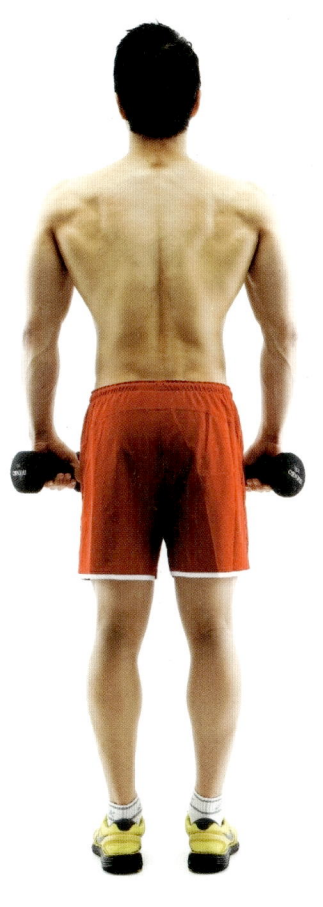
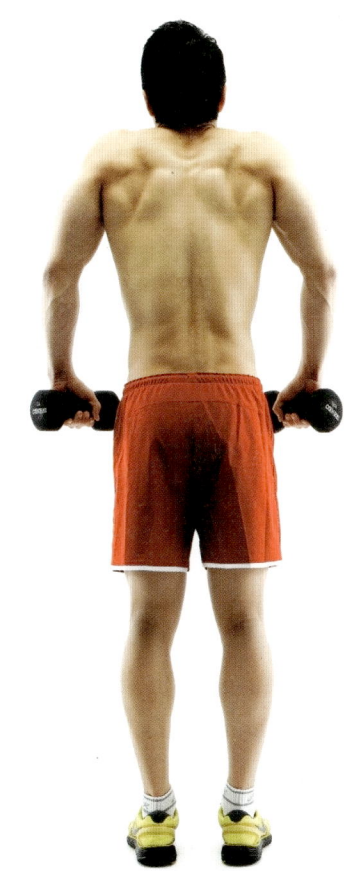

HOW TO
1 양발을 골반너비만큼 벌린 다음 양손으로 덤벨을 잡는다.
2 숨을 내쉬면서 어깨를 귀 쪽으로 잡아당긴 다음 숨을 들이쉬면서 2~3초에 걸쳐 시작자세로 돌아간다.

ATTENTION!
1 어깨를 내려놓을 때 천천히 내려놓는다.
2 힘을 풀어 갑자기 내려놓을 경우 운동 효과가 떨어지고 어깨 부상 위험이 있으니 주의한다.

5 BAND SHRUG

밴드 슈럭 | 밴드 당겨 어깨 들어 올리기

★ 덤벨 슈럭 동작이 힘든 초보자들은 밴드 슈럭으로 대체한다.

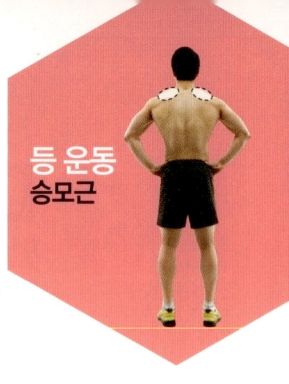

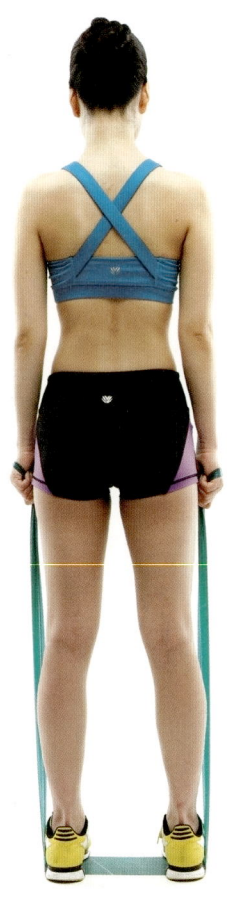

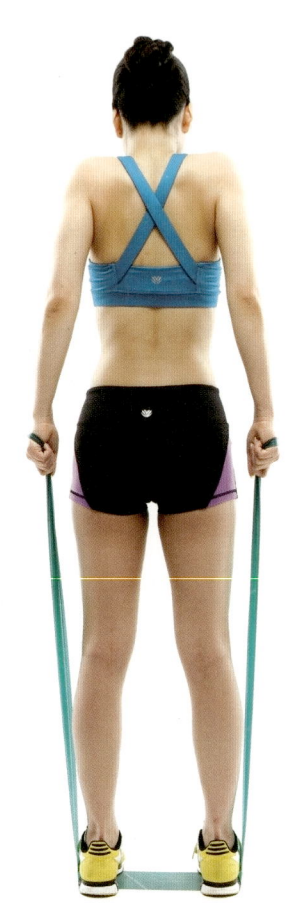

HOW TO

1 양발바닥 중앙에 밴드를 고정시킨 다음 밴드를 팽팽하게 감아 쥐고 선다.

2 숨을 내쉬면서 어깨를 귀 쪽으로 올린 다음 숨을 들이쉬면서 시작자세로 돌아간다.

ATTENTION!

1 허리는 동작 내내 계속 펴야 한다.

2 어깨를 최대한 귀 쪽으로 올린다.

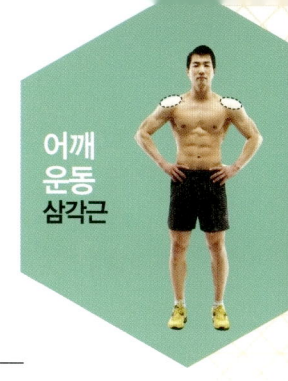

1 DUMBBELL SHOULDER PRESS

덤벨 숄더 프레스 | 어깨로 덤벨 밀기

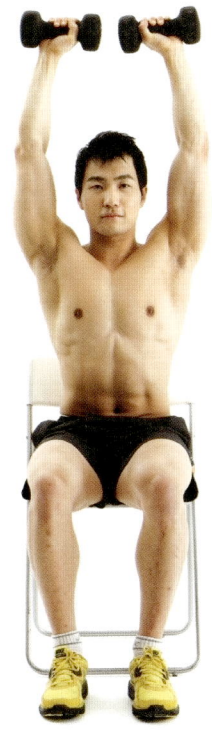

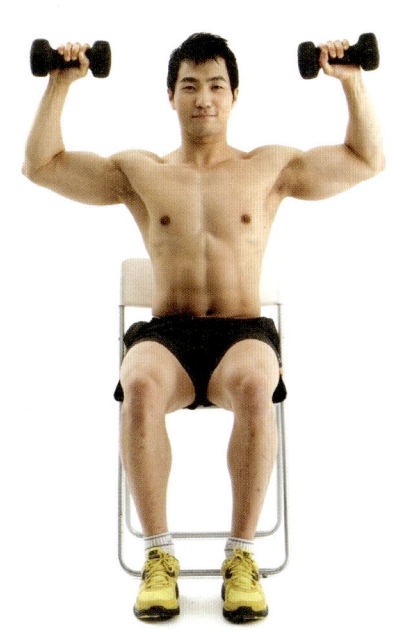

HOW TO

1 의자에 앉은 상태에서 덤벨을 머리
  위로 들어 올린 다음 덤벨의 간격을
  주먹 하나 들어갈 정도로 유지한다.
2 숨을 들이쉬면서 덤벨을 귀 높이
  정도까지 내린 다음 숨을 내쉬면서
  시작자세로 돌아간다.

ATTENTION!

1 허리는 동작 내내 계속 펴야
  한다.
2 덤벨을 귀 높이로 내릴 때
  덤벨을 잡은 손의 전완이
  일자가 되도록 유지한다.

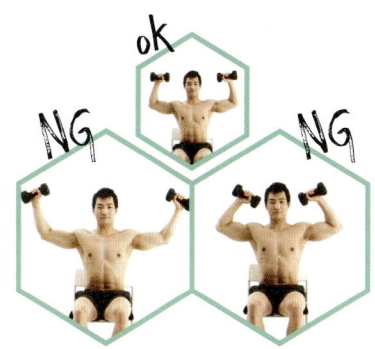

전완이 일자로 유지되어야 하는데 벌어지거나
좁아지는 실수를 한다.

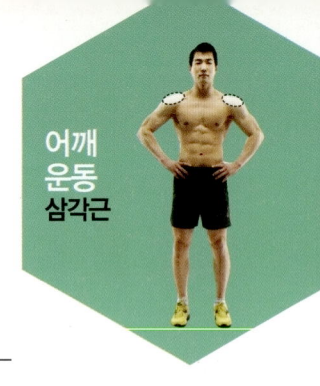
2 BAND SHOULDER PRESS

밴드 숄더 프레스 | 밴드 어깨 위로 밀어 올리기

★ 덤벨 숄더 프레스 동작이 힘든 초보자들은 밴드 숄더 프레스로 대체한다.

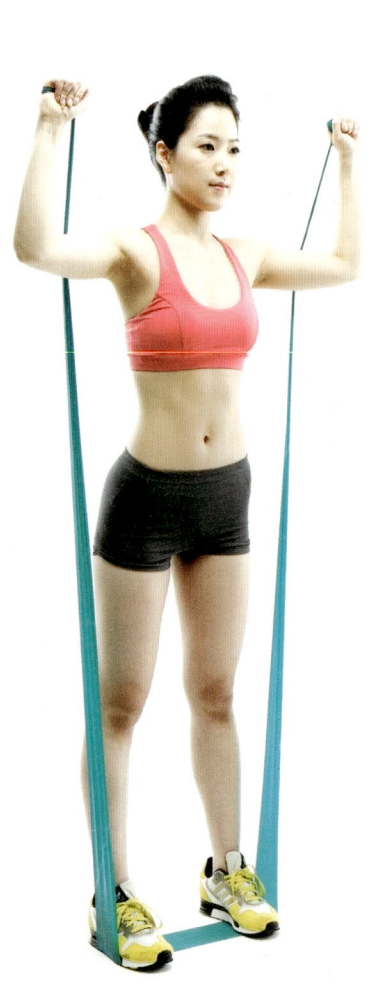

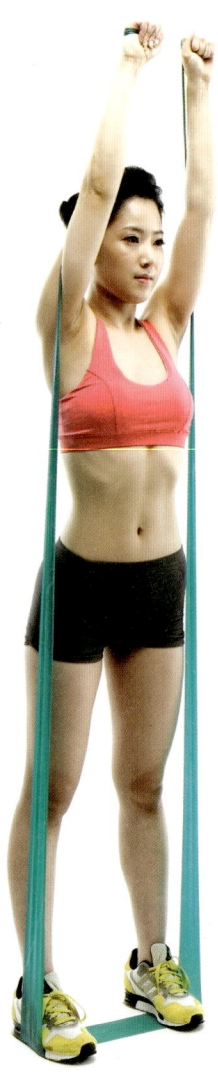

HOW TO

1 양발을 어깨너비로 벌린 후 양발바닥 중앙에 밴드를 고정시킨다. 그 다음 밴드를 팽팽하게 감아 쥔 후 밴드를 등 뒤로 넘긴다.

2 손을 위로 쭉 뻗은 후 숨을 들이쉬면서 팔을 귀 옆으로 내린 다음 숨을 내쉬면서 시작자세로 돌아간다.

3 DUMBBELL SIDE LATERAL RAISE

덤벨 사이드 래터럴 레이즈 | 덤벨 양 옆으로 들어 올리기

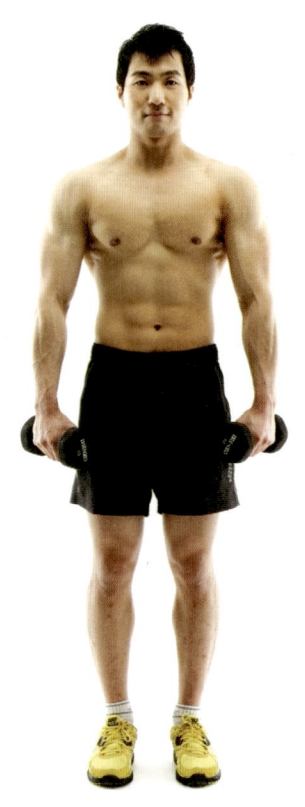
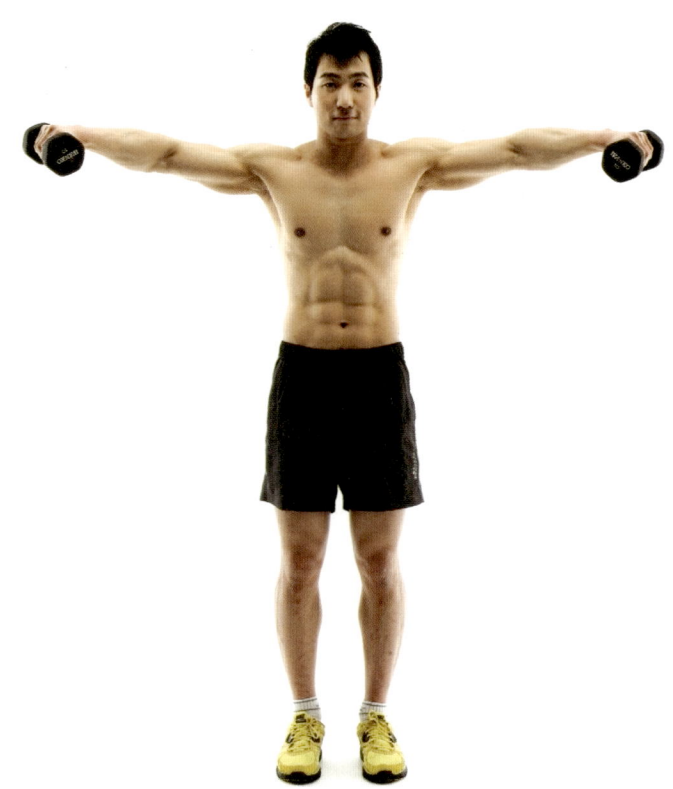

HOW TO

1 양발을 골반너비만큼 벌린 다음 상체를
  살짝 구부린 상태에서 양손으로 덤벨을
  잡는다.

2 팔꿈치를 조금 구부린 상태에서 숨을
  내쉬면서 팔을 옆으로 어깨 높이까지
  올린 다음 숨을 들이쉬면서 시작자세로
  돌아간다.

ATTENTION!

1 덤벨을 위로 들어 올린다는 느낌보단 멀리 보낸다는 느낌으로 한다.

2 팔을 올릴 때 덤벨을 살짝 앞으로
  구부려서 어깨 측면의 고립도를
  높인다.

3 어깨 통증이 있다면 팔의 각도를
  조금 몸 안쪽을 향하여 들어
  올린다.

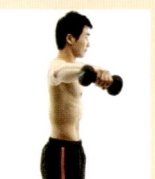
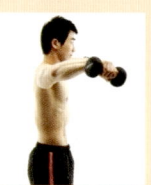

어깨 통증이 없을 때　　어깨 통증이 있을 때

4 BAND SIDE LATERAL RAISE

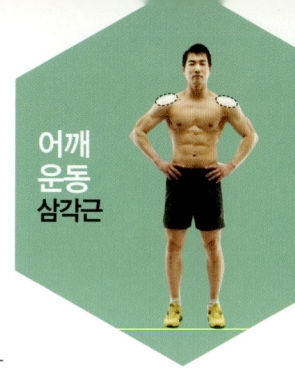

어깨
운동
삼각근

밴드 사이드 래터럴 레이즈 | 밴드 양 옆으로 들어 올리기

★ 덤벨 사이드 래터럴 레이즈 동작이 힘든 초보자들은 밴드 사이드 래터럴 레이즈로 대체한다.

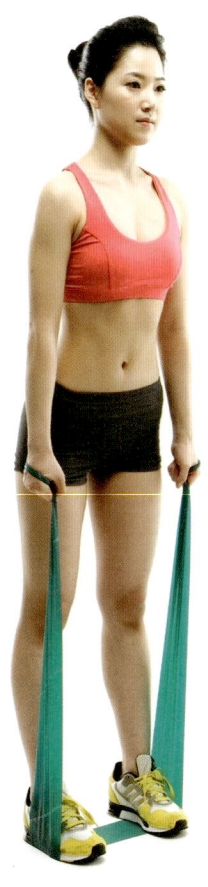

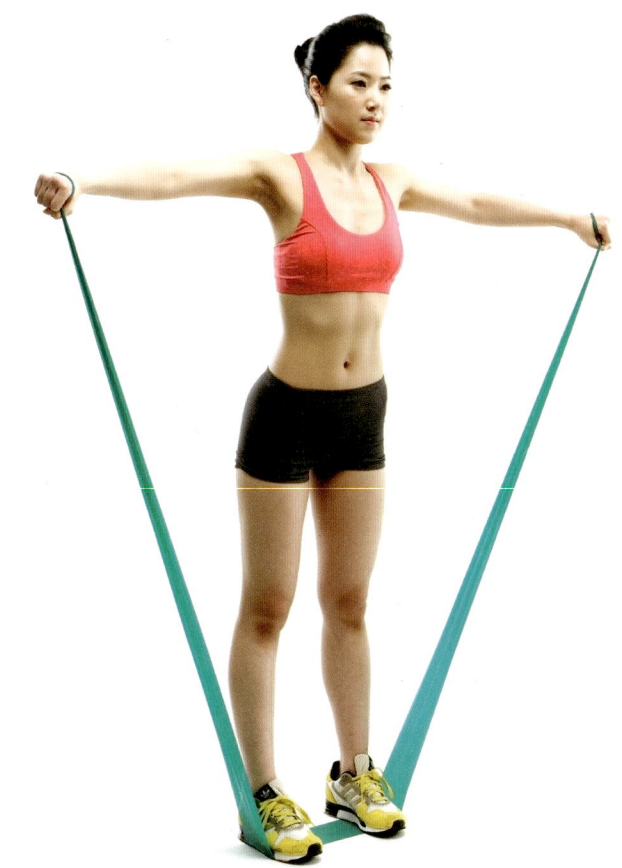

HOW TO

1 양발을 골반너비만큼 벌린 후 양발바닥 중앙에 밴드를 고정시킨
  다음 양손에 밴드를 감아 쥔다.

2 팔꿈치를 살짝 구부린 후 숨을 내쉬면서 팔을 어깨 옆으로 올린
  다음 숨을 들이쉬면서 시작자세로 돌아간다.

다이어트 퍼스널 트레이닝 동작 배우기

5 DUMBBELL BENT OVER LATERAL RAISE (CHAIR)

덤벨 벤트 오버 래터럴 레이즈(의자) | 의자에 머리 대고 덤벨 옆으로 올리기

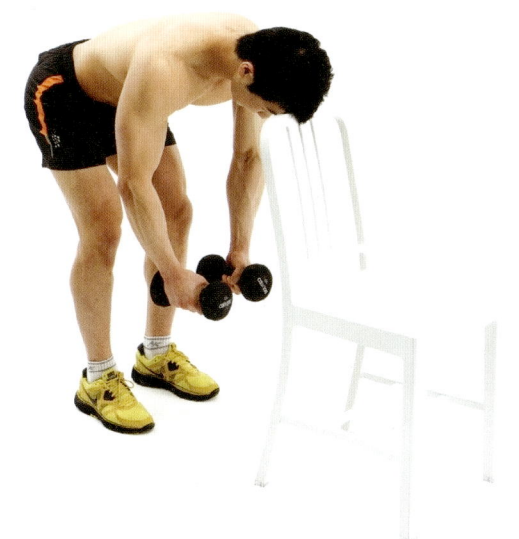
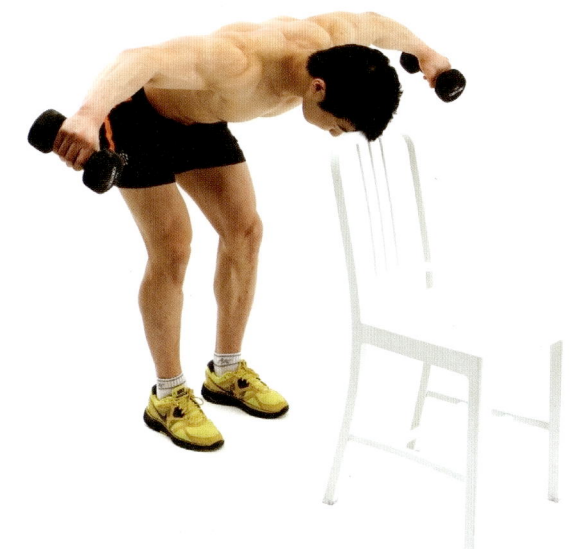

HOW TO

1 양손에 덤벨을 들고 양 손바닥이 서로 마주보게 한 후 상체와 무릎을 구부리고 이마를 의자 등받이 위에 가볍게 댄다.

2 숨을 내쉬면서 덤벨을 어깨 높이까지 들어 올린 다음 숨을 들이쉬면서 시작자세로 돌아간다.

ATTENTION!

1 허리는 동작 내내 계속 펴도록 한다.

2 팔을 들어 올리는 동작에서 팔꿈치가 몸 쪽으로 붙지 않게 한다.

3 팔꿈치는 어깨와 일직선을 유지한다.

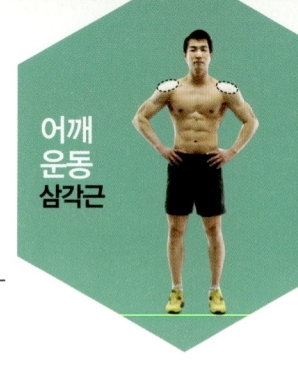

6 DUMBBELL UPRIGHT ROW

덤벨 업라이트 로우 | 덤벨 잡고 팔꿈치 들어 올리기

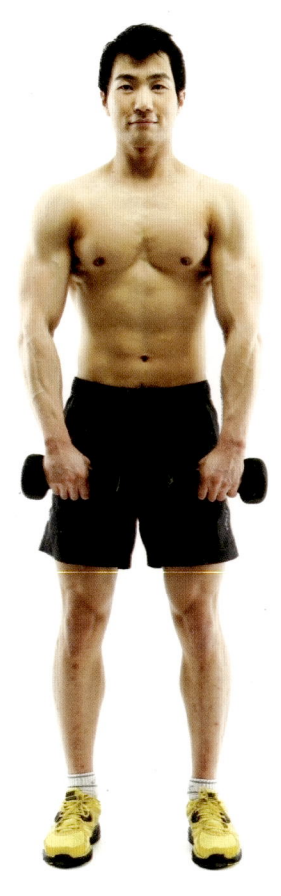

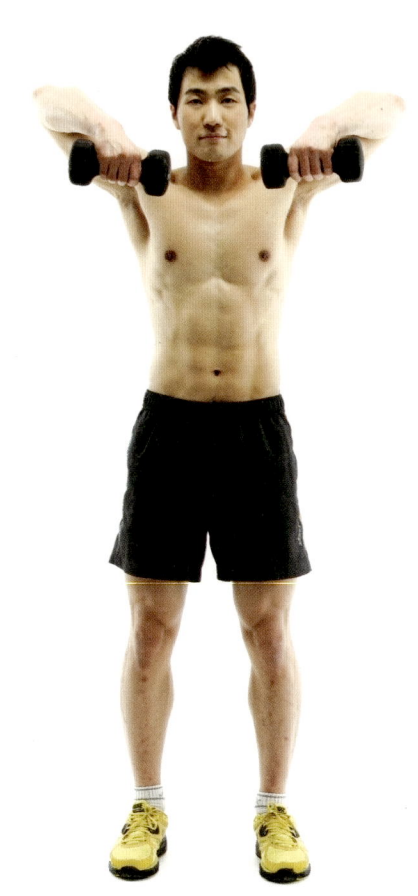

HOW TO

1 양발을 어깨너비만큼 벌리고 양손으로 덤벨을
  잡은 다음 양 손바닥이 허벅지 앞쪽을 향하도록
  위치시킨다.
2 숨을 내쉬면서 양 팔꿈치가 귀 높이 정도까지 올라
  오도록 덤벨을 목 아래까지 들어 올린다. 그 다음
  숨을 들이쉬면서 시작자세로 돌아간다.

ATTENTION!

1 덤벨을 올리는
  동작에서 팔꿈치가
  항상 덤벨보다 위에
  위치하고 있어야 한다.

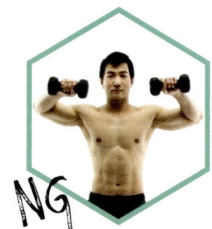

NG

팔꿈치 높이가 덤벨보다
낮아지는 실수를 한다.

7 BAND UPRIGHT ROW

밴드 업라이트 로우 | 밴드 당겨 팔꿈치 들어 올리기

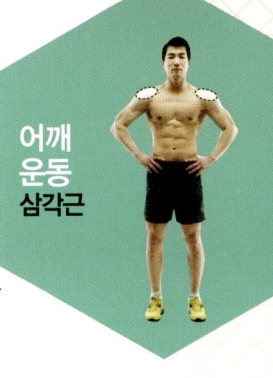
★ 덤벨 업라이트 로우 동작이 힘든 초보자들은 밴드 업라이트 로우로 대체한다.

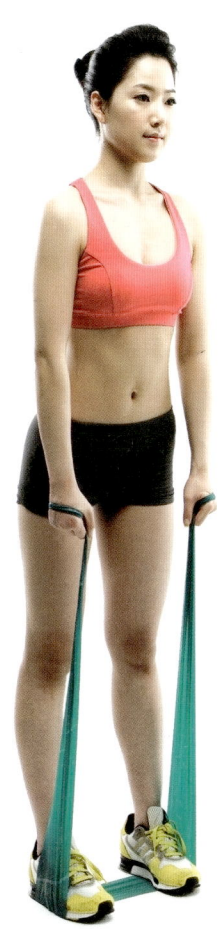

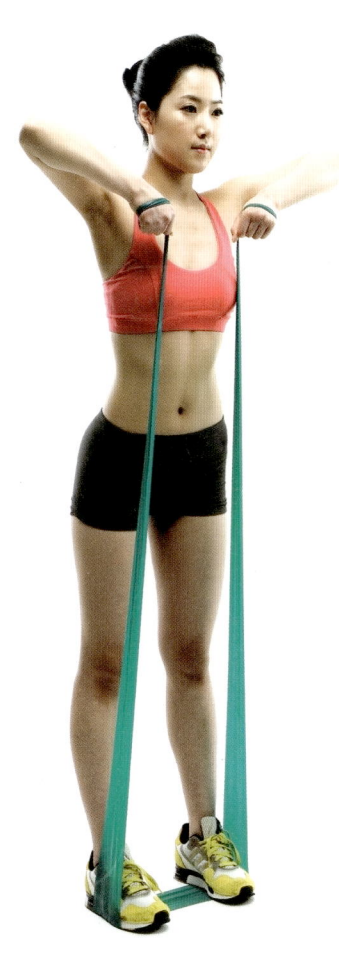

HOW TO

1 양발은 어깨너비만큼 벌린 후 양발바닥 중앙에 밴드를 고정시킨 다음 밴드를 팽팽하게 감아 쥔다.

2 양손을 각각 허벅지 쪽에 위치시킨 다음 숨을 내쉬면서 손이 어깨 높이까지 오도록 팔꿈치를 든다.

ATTENTION!

1 팔꿈치 높이가 손보다 높아야 한다.

1 DUMBBELL SQUAT

덤벨 스쿼트 | 덤벨 들고 앉았다 일어나기

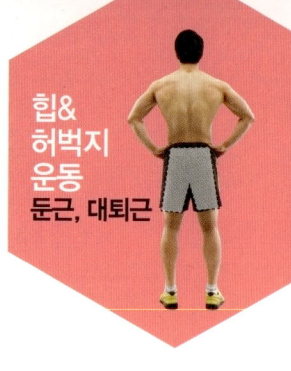

힙&
허벅지
운동
둔근, 대퇴근

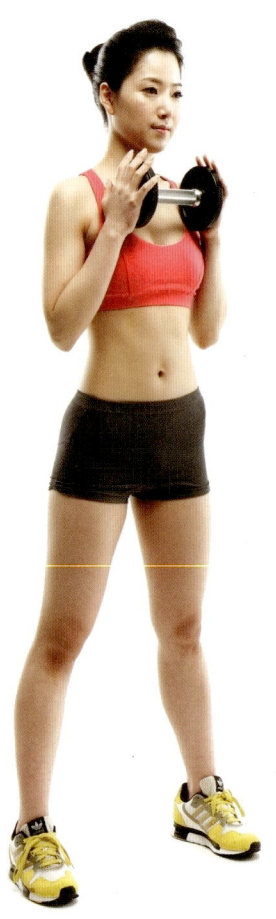

HOW TO

1 양손으로 덤벨을 잡은 후 가슴 쪽으로 최대한 붙인다.
그 다음 양발을 어깨너비만큼 벌린 후 발끝은 바깥쪽으로
살짝 돌려준다.

2 숨을 들이쉰 다음 천천히 엉덩이를 뒤로 빼면서 앉는다는
느낌으로 무릎을 구부린다. 이때 허벅지가 지면과 평행이 될
때까지 내린 다음 숨을 내쉬면서 시작자세로 돌아간다.

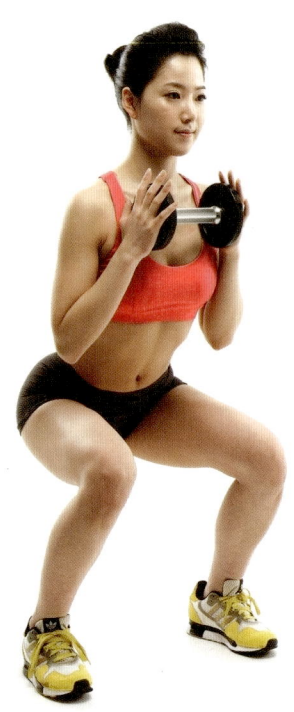

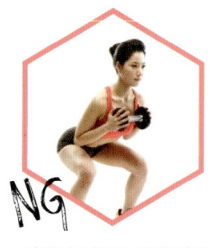

NG

상체가 앞으로 기울어지
는 실수를 한다.

ATTENTION!

1 허리는 동작 내내 계속 펴고 상체가
앞으로 기울지 않도록 주의한다.

2 앉을 때 무릎이 발가락 앞으로 튀어
나오지 않도록 엉덩이를 뒤로 뺀다.

다이어트 퍼스널 트레이닝 동작 배우기

2 BOTTLE SQUAT

보틀 스쿼트 | 물병 들고 앉았다 일어나기

힙&
허벅지
운동
둔근, 대퇴근

★ 덤벨 스쿼트 동작이 힘든 초보자들은 덤벨 대신 생수병으로 대체한다.

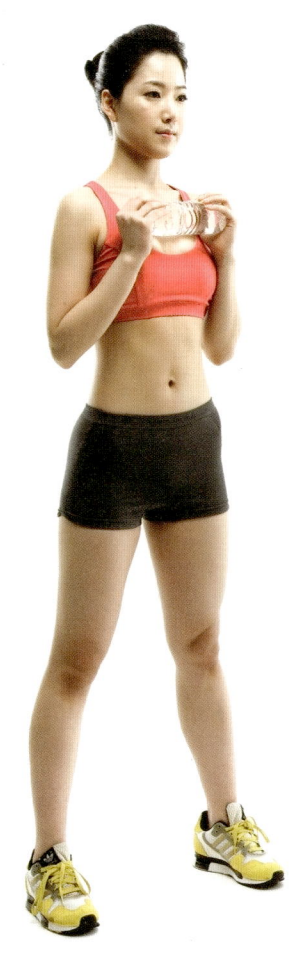
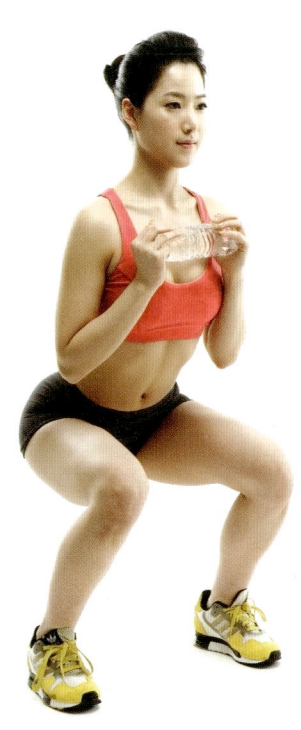

HOW TO

1 생수병에 물을 가득 채운 후 양손으로 잡은 뒤 가슴 쪽으로 최대한
  붙인다. 그 다음 양발을 어깨너비만큼 벌리고 동작수행 시 불편하지
  않도록 발끝을 바깥쪽으로 살짝 돌려준다.

2 숨을 들이쉰 후 천천히 엉덩이를 뒤로 빼면서 앉는다는 느낌으로
  무릎을 구부린다. 이때 허벅지가 지면과 평행이 될 때까지 내린 다음
  숨을 내쉬면서 시작자세로 돌아간다.

3 FREE WEIGHT SQUAT

맨손 스쿼트 | 맨손으로 앉았다 일어나기

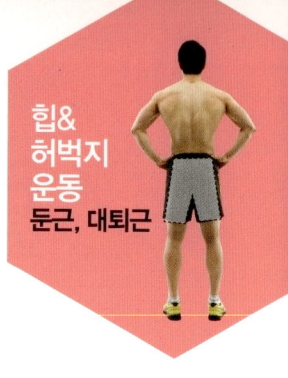

힙&
허벅지
운동
둔근, 대퇴근

★ 스쿼트 동작을 할 때 고도비만의 경우 부하를 주지 않고 맨손으로 실시한다.

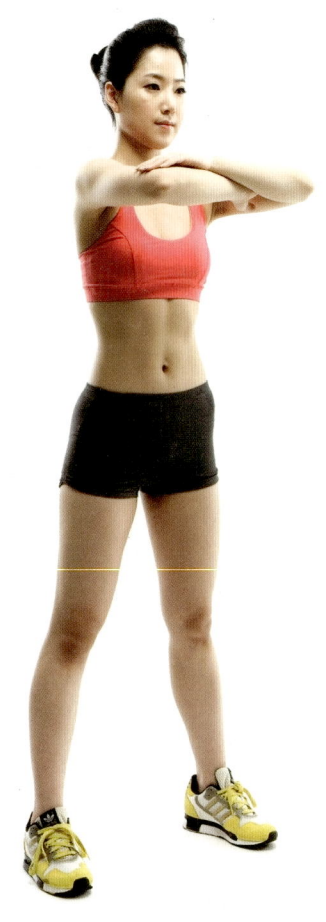

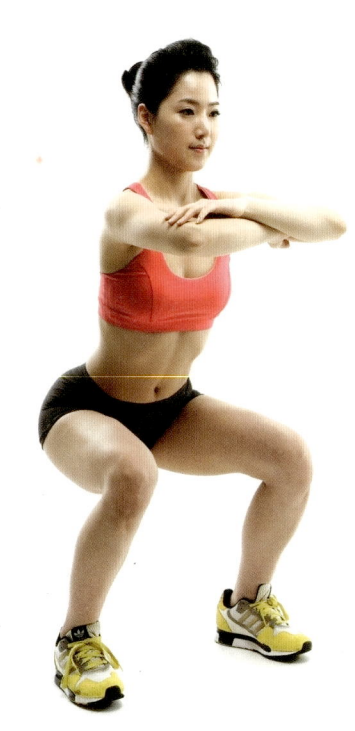

HOW TO

1 양발을 어깨너비만큼 벌린 후 양팔을 앞으로 뻗은
상태에서 교차시켜 양 팔꿈치를 잡는다. 그 다음 발끝은
동작수행 시 불편하지 않도록 바깥쪽으로 살짝 돌려준다.

2 숨을 들이쉰 후 천천히 엉덩이를 뒤로 빼면서 앉는다는
느낌으로 무릎을 구부린다. 허벅지가 지면과 평행이 될
때까지 내린 후 숨을 내쉬면서 시작자세로 돌아간다.

ATTENTION!

1 허리는 동작 내내 계속 펴고 상체가 앞으로
숙여지지 않도록 주의한다.

2 앉는 동작에서 가능한 무릎이 발가락
앞으로 튀어 나가지 않도록 주의한다.

다이어트 퍼스널 트레이닝 동작 배우기

4 GYM BALL SQUAT
짐볼 스쿼트 | 짐볼 들고 앉았다 일어나기

★ 맨손 스쿼트가 익숙해졌다면 짐볼을 가슴에 두고 양팔로 감싼 후 스쿼트를 하면 자세 잡기가 훨씬 쉽다.

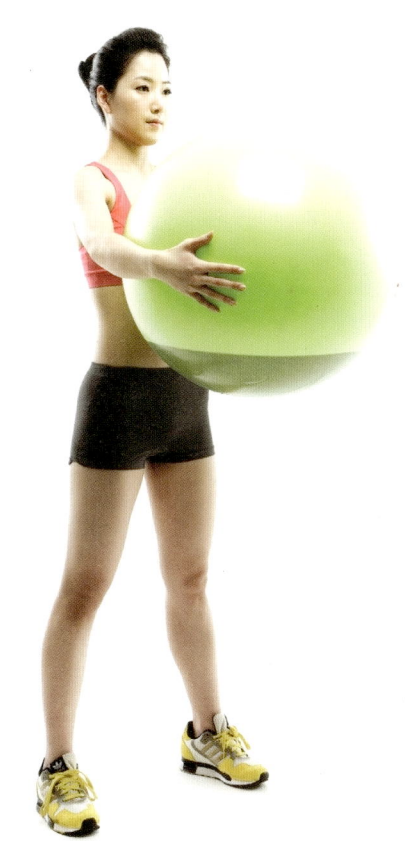

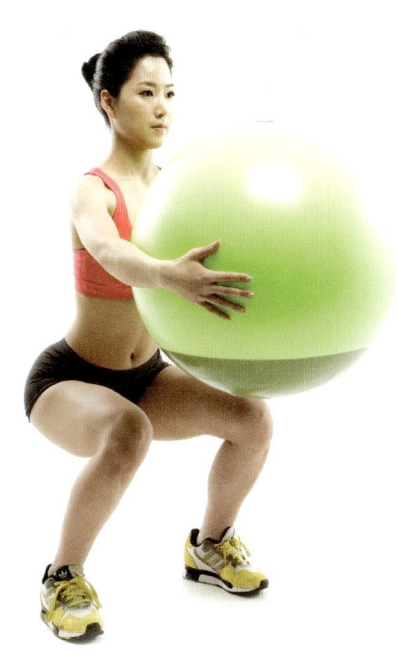

HOW TO
1 짐볼을 가슴 앞에 두고 양팔로 감싼 후 발을 어깨너비만큼
벌린다.
2 숨을 들이쉰 후 천천히 엉덩이를 뒤로 빼면서 앉는다는
느낌으로 무릎을 구부린다. 허벅지가 지면과 평행이 될
때까지 내린 후 숨을 내쉬면서 시작자세로 돌아간다.

ATTENTION!
1 짐볼이 바닥과 수평이 되게 앞으로
쏠리지 않도록 한다.
2 엄지발가락을 들고 스쿼트를 할
경우 종아리근육의 개입이 줄어들어
허벅지의 자극을 높일 수 있다.

5 DUMBBELL LUNGE
덤벨 런지 | 덤벨 들고 무릎 구부렸다 펴기

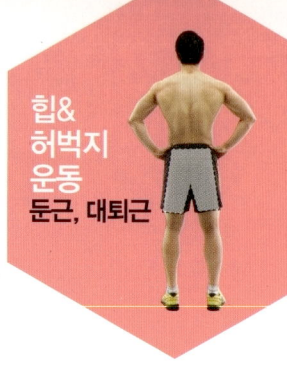

힙&
허벅지
운동
둔근, 대퇴근

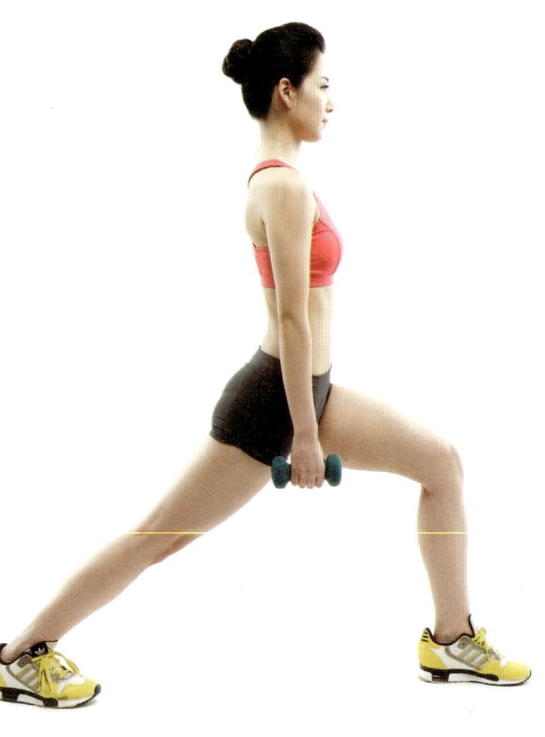

HOW TO

1 양발을 골반너비만큼 벌린 후 양손으로 덤벨을
   잡은 다음 왼발을 앞으로 내딛고 상체가 앞으로
   기울지 않도록 중심을 뒤로 잡는다.

2 오른쪽 무릎이 지면에 닿을 정도로 구부린 다음
   숨을 내쉬면서 시작자세로 돌아간다. 반대쪽도
   실시한다.

NG

뒤쪽 허벅지가 바닥과
수직을 이루어야 하는데
앞으로 쏠리는 실수를
한다.

ATTENTION!

1 왼발이 앞에 나올 경우는 오른쪽
   허벅지 운동이고, 오른발이 앞으로
   나올 경우는 왼쪽 허벅지 운동이 된다.

2 뒤에 있는 무릎을 구부렸다 펴는
   동작을 수행한다.

3 무릎을 구부리는 자세에서 앞쪽 발은
   종아리가 지면과 거의 수직이 될
   정도까지 앞으로 내딛는다.

다이어트 퍼스널 트레이닝 동작 배우기

6 DUMBBELL FULL SQUAT

덤벨 풀 스쿼트 | 덤벨 들고 깊숙이 앉았다 일어나기

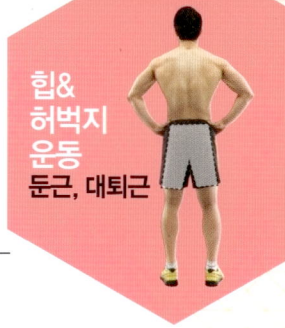

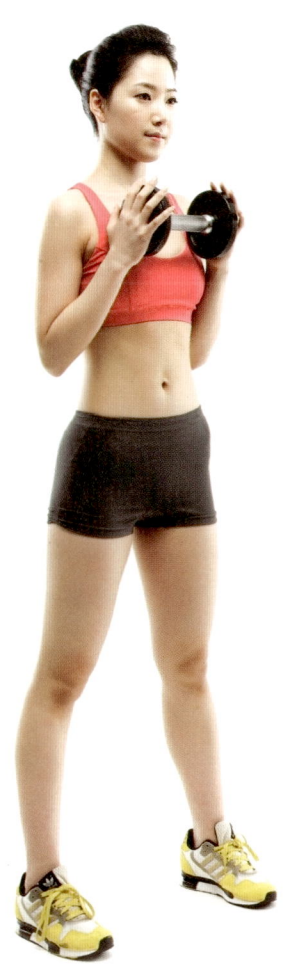

HOW TO

1 양손에 덤벨을 잡은 후 가슴 쪽으로 최대한 붙인다.
  그 다음 양발을 어깨너비만큼 벌린 후 발끝은
  바깥쪽으로 살짝 돌려준다.
2 숨을 들이쉰 후 천천히 엉덩이를 뒤로 빼면서
  앉는다는 느낌으로 무릎을 구부린다. 이때 허벅지
  뒤쪽이 종아리에 닿을 때까지 무릎을 구부린 다음
  무릎이 앞으로 튀어 나오지 않게 주의하면서
  시작자세로 돌아간다.

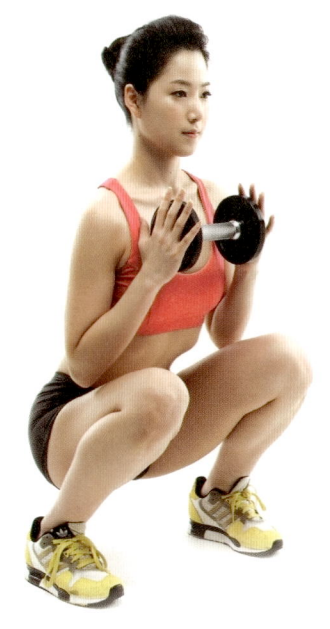

ATTENTION!

1 허리는 동작 내내 계속 펴고 상체가
  앞으로 기울지 않도록 주의한다.
2 동작 시 무릎이 과도하게 앞으로 나가는
  것에 주의하며 반복하도록 한다.

7 BAND HIP UP

밴드 힙 업 | 밴드 당겨 힙 올리기

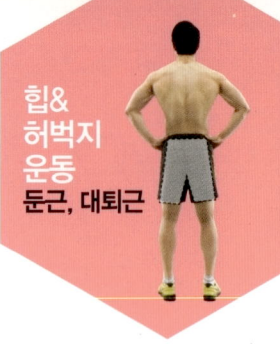

힙&
허벅지
운동
둔근, 대퇴근

HOW TO

1 바닥에 엎드려 무릎을 구부리고 밴드를
오른쪽 발바닥에 걸친 다음 양손으로
밴드를 잡은 후 허리를 쭉 편다.

2 숨을 내쉬면서 오른발을 뒤로 올렸다가
숨을 들이쉬면서 시작자세로 돌아간다.
반대쪽도 실시한다.

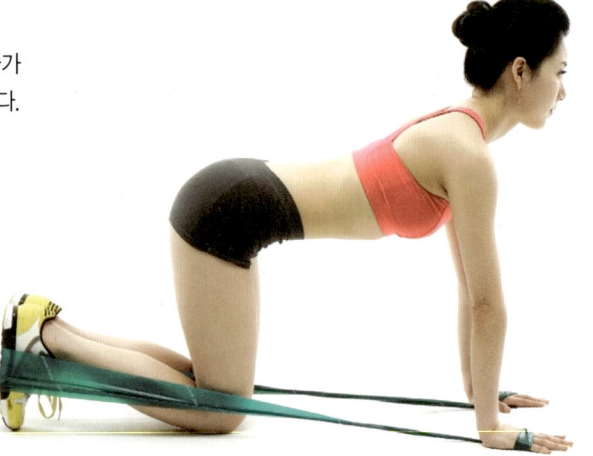

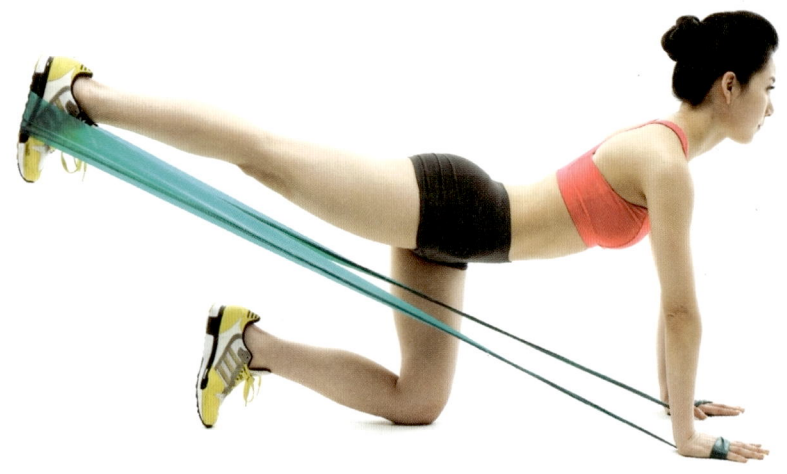

다이어트 퍼스널 트레이닝 동작 배우기

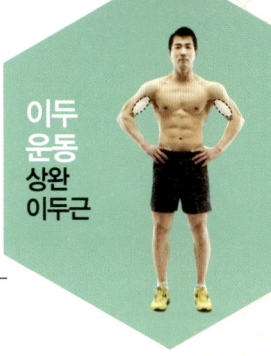
1 DUMBBELL CURL

덤벨 컬 | 덤벨 잡고 팔 구부리기

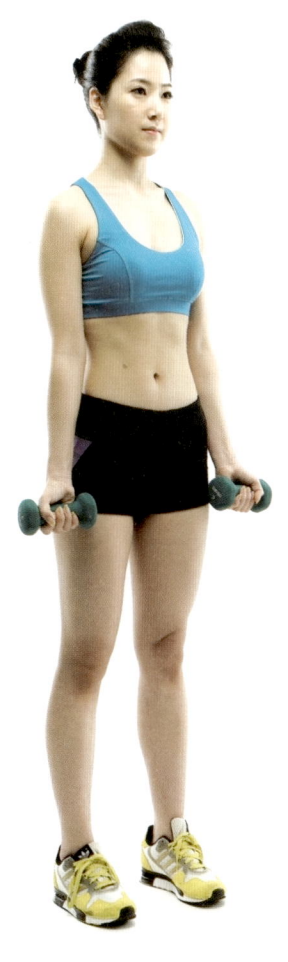

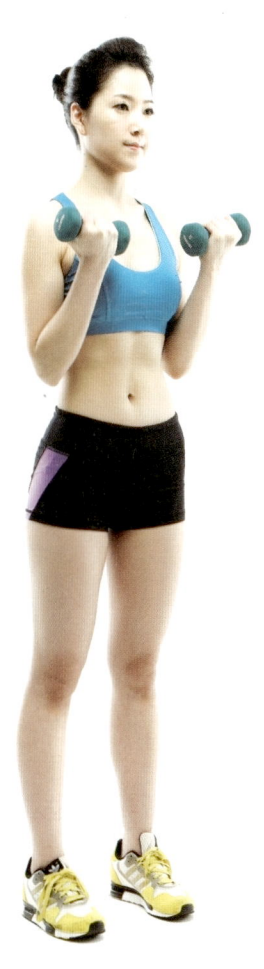

HOW TO

1 양발은 어깨너비만큼 벌린 다음 양손에 덤벨을 잡고 손바닥이 정면을 향하도록 선다.

2 숨을 내쉬면서 덤벨을 올리고 숨을 들이쉬면서 시작자세로 돌아간다.

ATTENTION!

1 팔꿈치는 동작 내내 고정되어 있어야 한다.

2 팔꿈치를 앞으로 내밀며 덤벨을 과도하게 올릴 필요가 전혀 없고 팔꿈치를 고정시킨 상태에서 올릴 수 있는 만큼만 올린다.

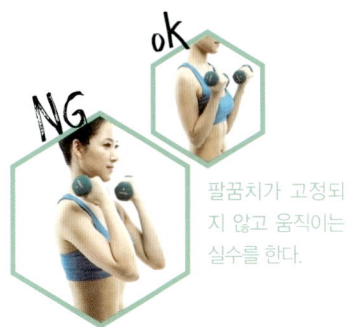

팔꿈치가 고정되지 않고 움직이는 실수를 한다.

2 BAND CURL

밴드 컬 | 밴드 잡고 팔 구부리기

★ 덤벨 컬이 힘든 초보자들은 밴드 컬로 대체한다.

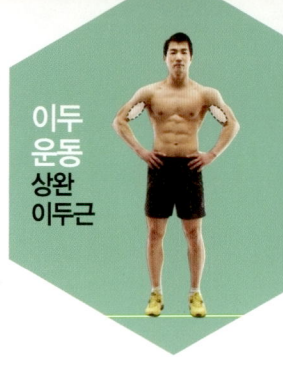

이두
운동
상완
이두근

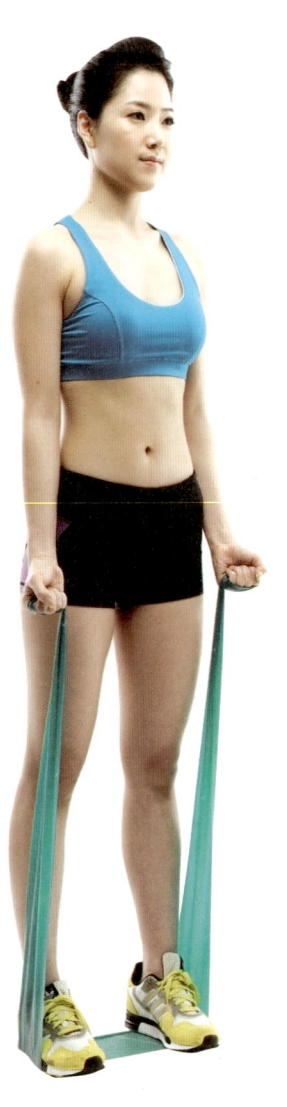

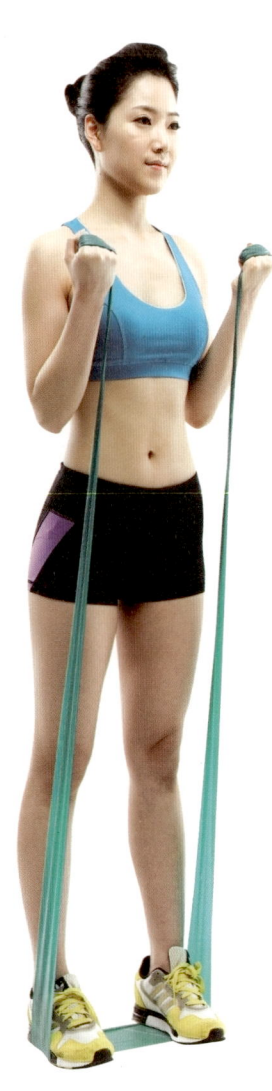

HOW TO

1 양발을 어깨너비만큼 벌린 후
양발바닥 중앙에 밴드를 고정시킨
다음 밴드를 팽팽하게 감아
쥐도록 한다.

2 숨을 내쉬면서 양손을 어깨
쪽으로 당긴 다음 숨을
들이쉬면서 시작자세로 돌아간다.

ATTENTION!

1 팔꿈치는 동작 내내
고정되어 있어야 한다.

3 DUMBBELL HAMMER CURL
덤벨 해머 컬 | 해머 잡듯 덤벨 잡고 팔 구부리기

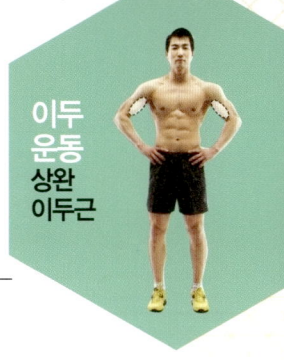

이두
운동
상완
이두근

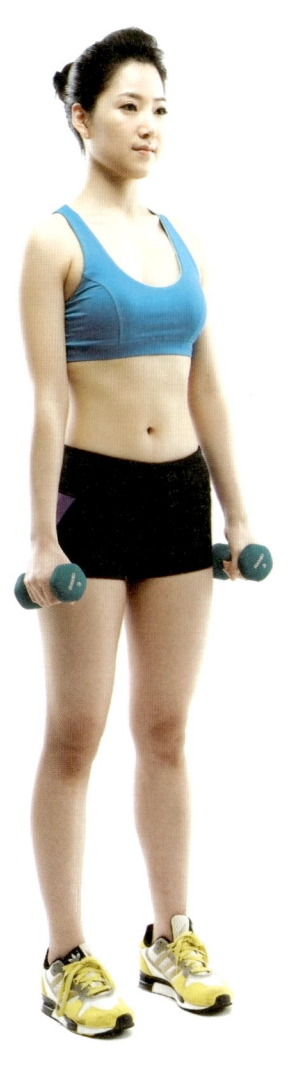

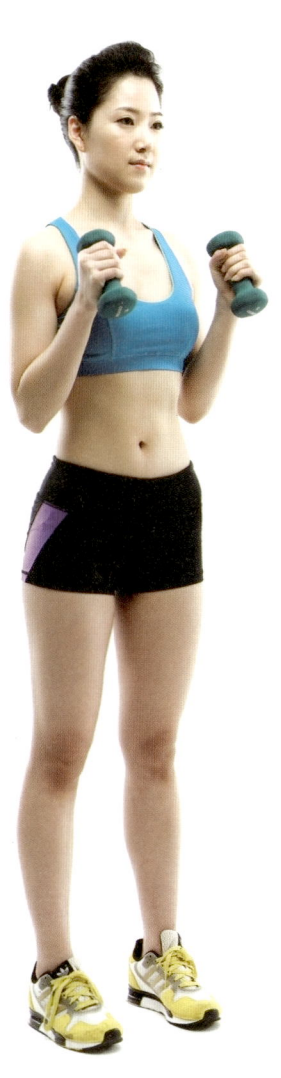

HOW TO
1 양발을 어깨너비만큼 벌린 다음
 양손에 덤벨을 잡고 양 손바닥이
 서로 마주보도록 한다.
2 숨을 내쉬면서 덤벨을 올리고
 숨을 들이쉬면서 시작자세로
 돌아간다.

ATTENTION!
1 팔꿈치는 동작 내내
 고정되어 있어야 한다.
2 팔꿈치를 앞으로 내밀며
 덤벨을 과도하게 올릴
 필요는 전혀 없고 팔꿈치를
 고정시킨 상태에서 올릴 수
 있는 만큼만 올린다.

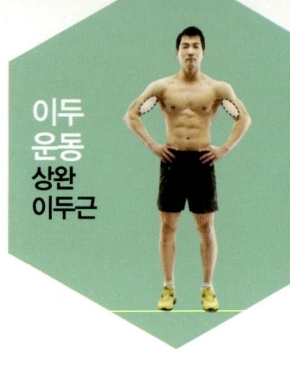
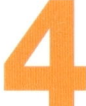 BAND HAMMER CURL

밴드 해머 컬 | 해머 잡듯 밴드 잡고 팔 구부리기

★ 덤벨 해머 컬이 힘들다면 밴드 해머 컬로 대체한다.

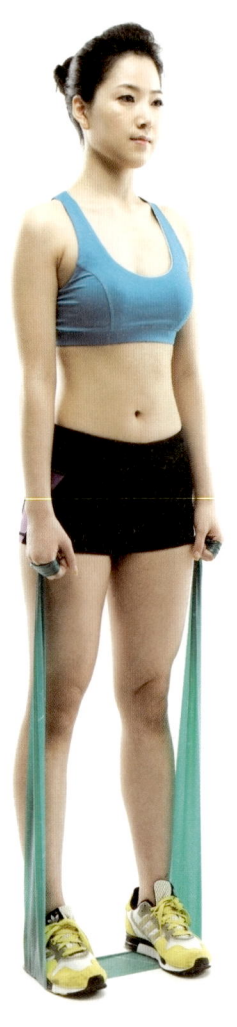
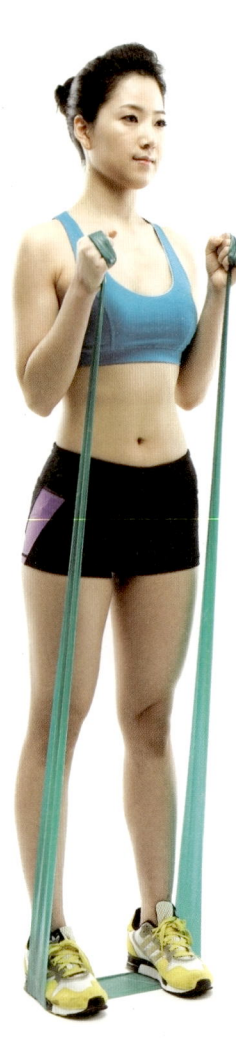

HOW TO

1 양발을 어깨너비만큼 벌린 후 발바닥 중앙에 밴드를 고정시킨 다음 밴드를 팽팽하게 감아 쥐도록 한다.

2 양 손바닥이 서로 마주보게 한 후 숨을 내쉬면서 양손을 어깨 쪽으로 당긴 다음 숨을 들이쉬면서 시작자세로 돌아간다.

ATTENTION!

1 팔꿈치는 동작 내내 고정되어 있어야 한다.

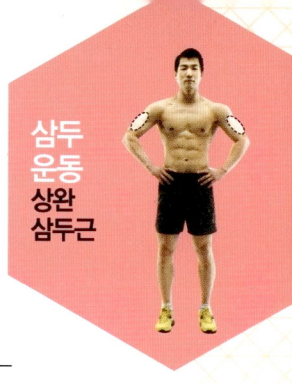

1 TWO ARM DUMBBELL OVERHEAD EXTENTION

투 암 덤벨 오버헤드 익스텐션 | 양손으로 덤벨 잡고 머리 위로 펴기

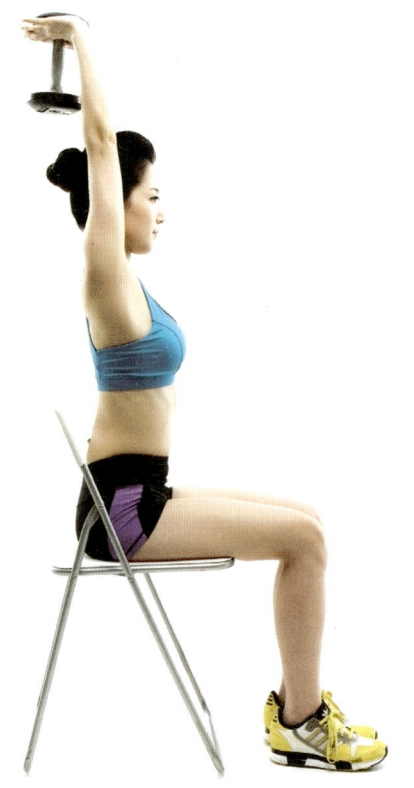

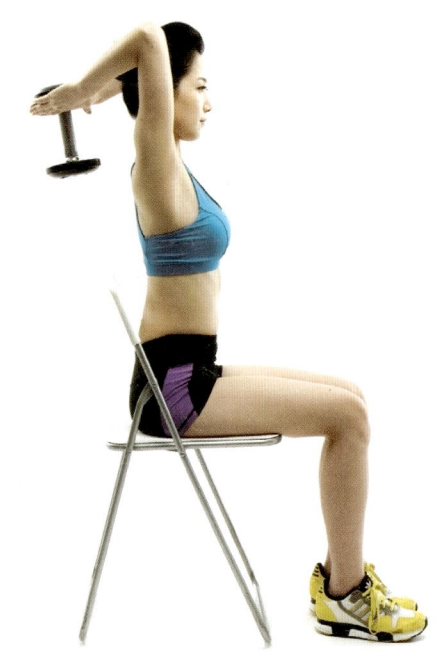

HOW TO

1 의자에 앉아 양손에 덤벨을 잡은 다음 팔을 펴고
머리 위로 덤벨을 들어 올린다.

2 숨을 들이쉰 후 팔꿈치를 고정시킨 상태에서
덤벨을 머리 뒤쪽으로 내린 다음 숨을 내쉬면서
시작자세로 돌아간다.

ATTENTION!

1 팔꿈치는 동작 내내
고정되어 있어야 한다.

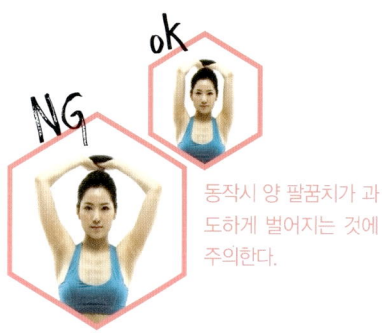

동작시 양 팔꿈치가 과
도하게 벌어지는 것에
주의한다.

2 BAND OVERHEAD EXTENTION

밴드 오버헤드 익스텐션 | 밴드 머리 위로 당기기

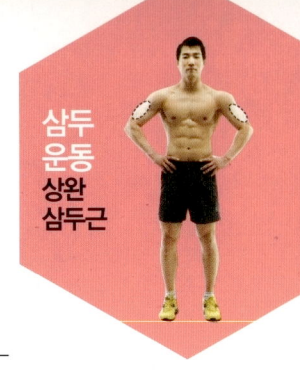

삼두
운동
상완
삼두근

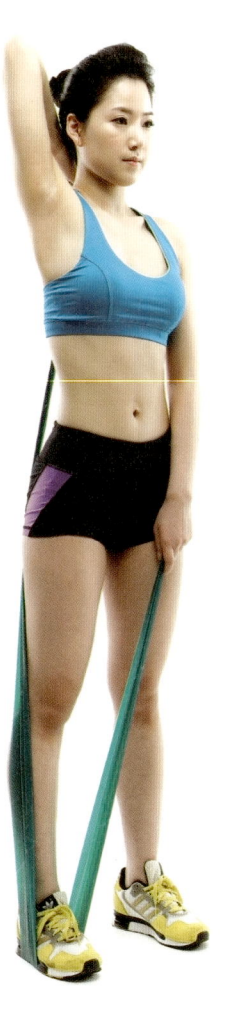
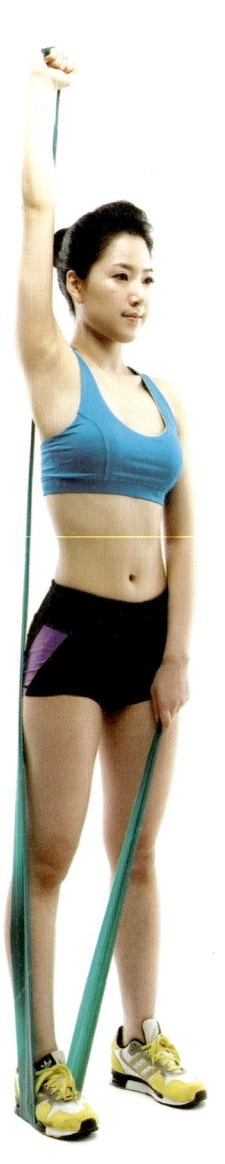

HOW TO

1 양발을 어깨너비만큼 벌린 후 오른쪽
  발바닥 중앙에 밴드를 고정시킨 다음
  오른손으로 밴드를 잡아 머리 뒤로 넘기고
  팽팽하게 감아 쥔다.
2 밴드를 잡은 손이 머리 뒤에 있도록
  유지한 다음 팔꿈치를 고정시킨
  상태에서 숨을 내쉬면서 팔을 쭉 펴고,
  숨을 들이쉬면서 시작자세로 돌아간다.
  반대쪽도 실시한다.

ATTENTION!

1 팔꿈치는 동작 내내 고정되어
  있어야 한다.

다이어트 퍼스널 트레이닝 동작 배우기

3 DUMBBELL KICK BACK

덤벨 킥 백 | 상체 숙여 덤벨 잡고 뒤로 펴기

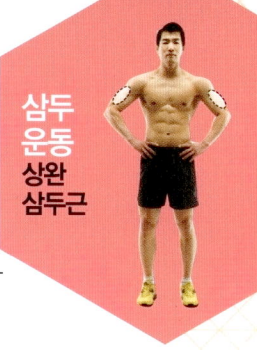

삼두
운동
상완
삼두근

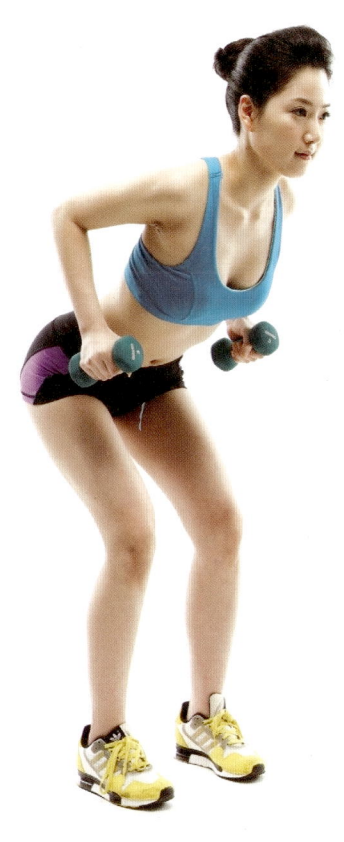
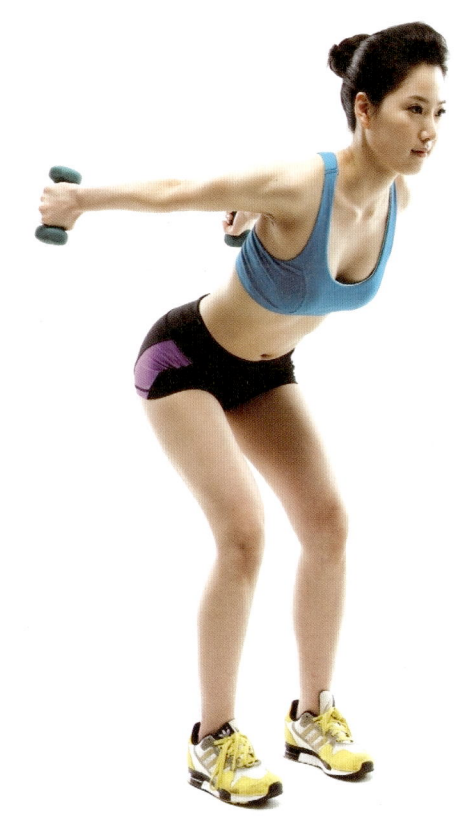

HOW TO

1 양손에 덤벨을 잡은 다음 양 손바닥이
서로 마주보게 한다. 그 다음 무릎을
조금 구부리고 상체를 45도 구부린 후
팔꿈치를 어깨 높이까지 들어 올린다.

2 팔꿈치를 고정시킨 상태에서 숨을
내쉬면서 팔을 펴고, 숨을 들이쉬면서
시작자세로 돌아간다.

ATTENTION!

1 허리는 동작 내내 계속
펴고 팔꿈치는 고정되어
있어야 한다.

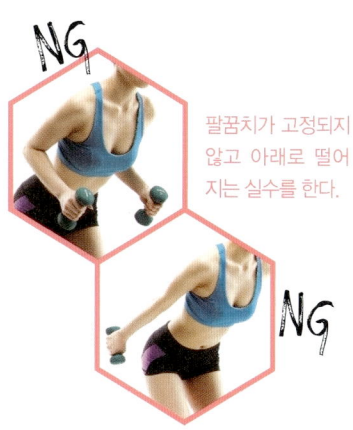

NG

NG

팔꿈치가 고정되지
않고 아래로 떨어
지는 실수를 한다.

4 BAND KICK BACK

밴드 킥 백 | 상체 숙여 밴드 잡고 뒤로 펴기

삼두
운동
상완
삼두근

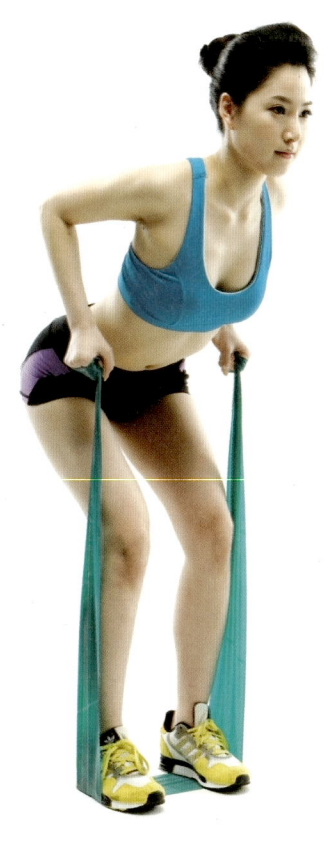
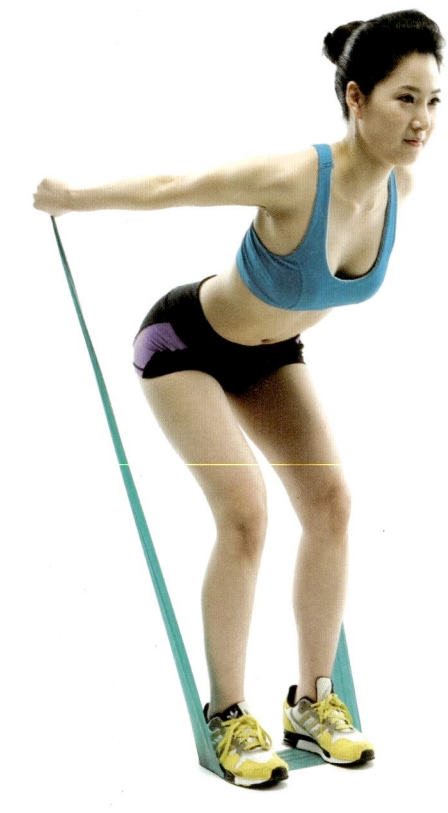

HOW TO

1 양발을 모아 양발바닥 중앙에 밴드를 고정시킨
다음 상체를 45도 구부린다. 그 다음 팔꿈치를
어깨 높이까지 뒤로 들어 올린다.

2 숨을 내쉬면서 팔을 쭉 펴고 숨을 들이쉬면서
시작자세로 돌아간다.

ATTENTION!

1 허리는 동작 내내 계속 펴고, 팔꿈치는
고정되어 있어야 한다.

다이어트 퍼스널 트레이닝 동작 배우기

5 CHAIR DIPS
체어 딥스 | 의자 잡고 팔 구부렸다 펴기

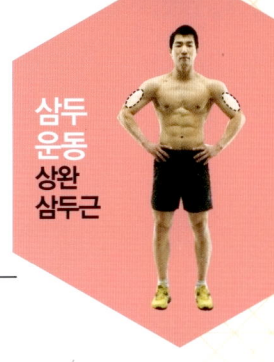

삼두
운동
상완
삼두근

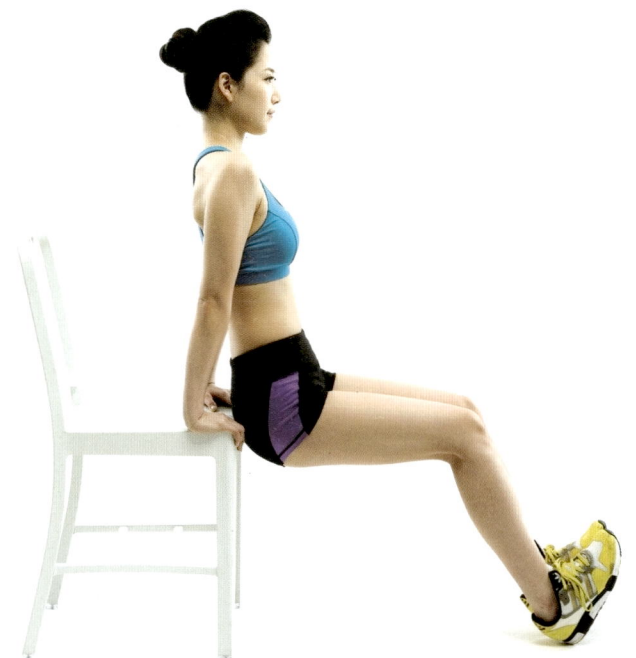

HOW TO

1 의자를 뒤에 두고 서서 양손으로 의자 끝을 짚은 다음 양발은 몸에서 멀리 떨어뜨린다.

2 숨을 들이쉬면서 양팔을 구부려 엉덩이가 땅에 거의 닿을 정도로 상체를 낮춘 다음 숨을 내쉬면서 시작자세로 돌아간다.

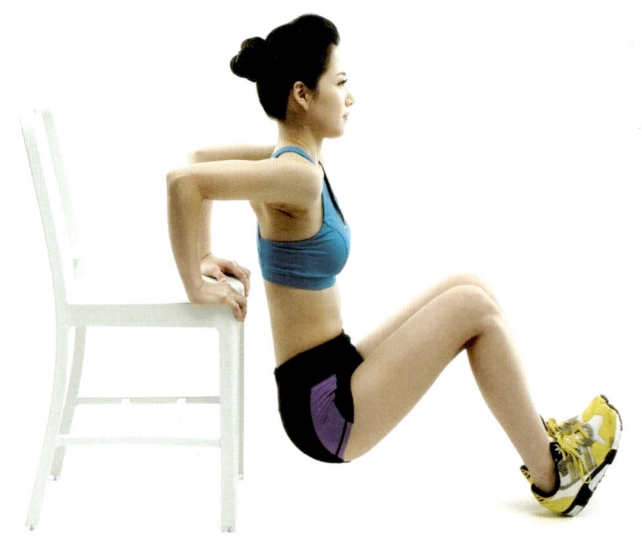

다이어트 퍼스널 트레이닝 동작 배우기

1 STANDING DUMBBELL CALF RAISE

스탠딩 덤벨 카프 레이즈 | 덤벨 들고 발뒤꿈치 들어 올리기

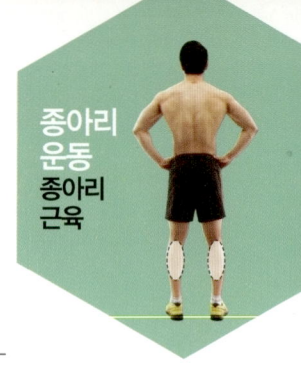

종아리 운동 종아리 근육

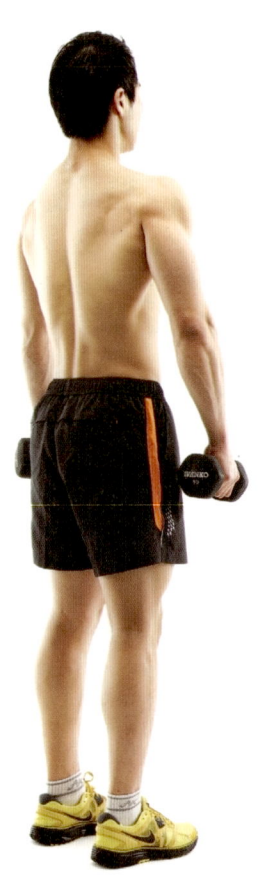

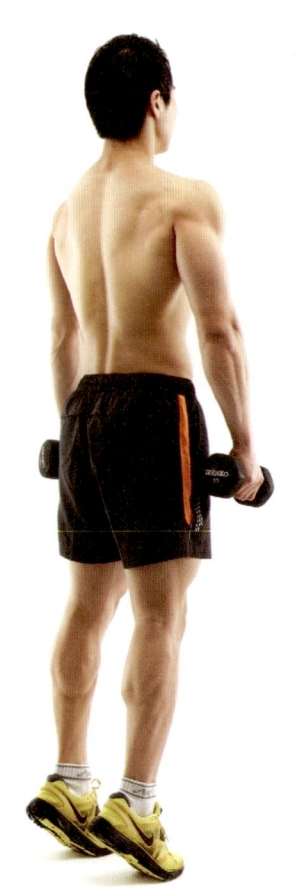

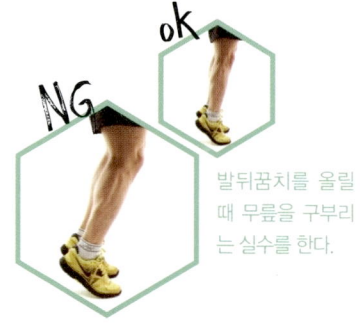

NG   OK

발뒤꿈치를 올릴 때 무릎을 구부리는 실수를 한다.

HOW TO

1 양발을 어깨너비만큼 벌리고 양손에 덤벨을 쥔다.

2 발뒤꿈치를 최대한 들어 올린 후 2초 이상 버티고 천천히 내려온다.

ATTENTION!

1 발뒤꿈치를 들어올리는 동안 무릎이 구부러지지 않도록 한다.

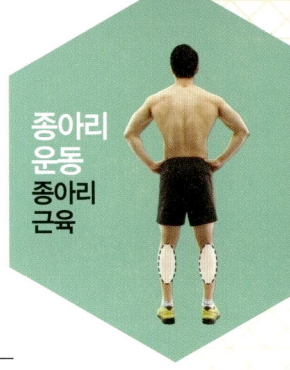

2 SEATED DUMBBELL CALF RAISE

시티드 덤벨 카프 레이즈 | 앉아서 발뒤꿈치 들어 올리기

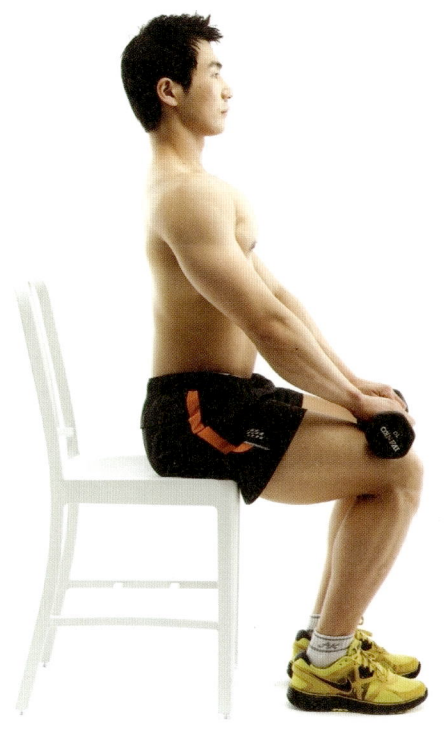

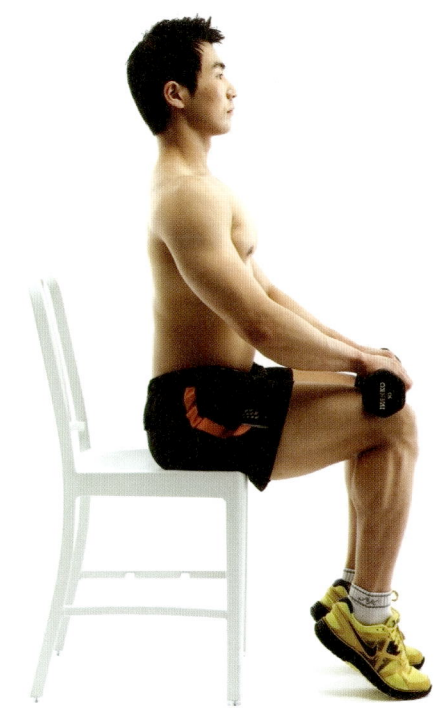

HOW TO

1 의자에 엉덩이만 걸치고 앉아 무릎을 직각으로 구부리고 무릎 위에 덤벨을 올려둔다.
2 발뒤꿈치를 최대한 들어올린 후 2초 이상 버티고 천천히 내려온다.

ATTENTION!

1 발가락 방향에 따라 운동 부위가 달라질 수 있다. 발가락을 정면으로 향하면 종아리 모든 근육을 발달시키고, 발가락을 바깥쪽으로 향하면 안쪽 종아리 근육을, 발가락을 안쪽으로 향하면 바깥쪽 종아리 근육을 단련시킨다.

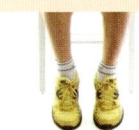 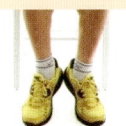 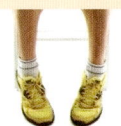

2 초보자의 경우 덤벨 대신 두꺼운 책을 올려두어도 과부하를 줄 수 있다.

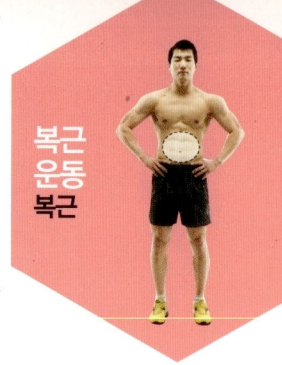
1 CRUNCH
크런치 | 상체 말아 올리기

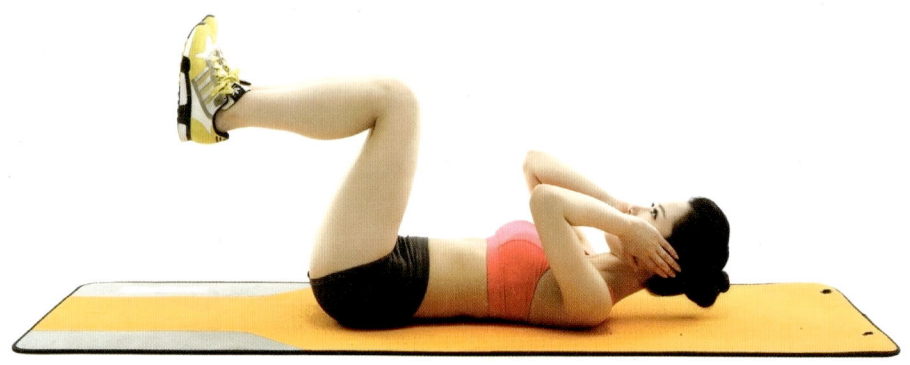

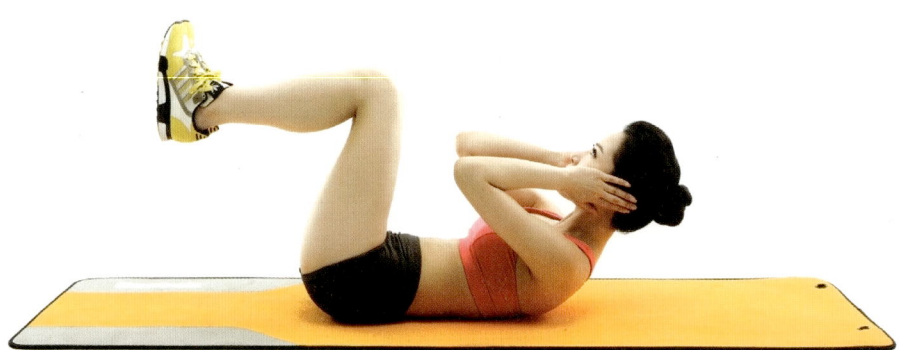

HOW TO

1 바닥에 누운 후 엉덩이가 바닥에서 뜰 정도로 무릎을 든 다음, 손바닥은 머리 뒤쪽을 감싸기 보다는 귀 옆쪽에 살짝 가져간다.

2 턱을 든 다음 상체를 살짝 들어올린 후 1초간 버텼다가 시작자세로 돌아간다.

ATTENTION!

1 머리는 동작 내내 바닥에 닿지 않도록 계속 긴장을 유지한다.

2 상체를 드는 동작에서 고개가 숙여지면 목 뒤쪽에 통증이 생길 수 있다.

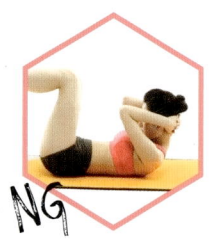

NG

고개를 지나치게 숙여 목에 부담을 주는 실수 를 한다.

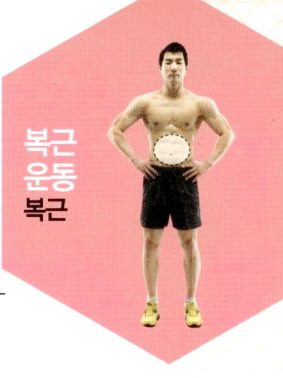

2 CRUNCH(CHAIR, GYM BALL)
크런치(체어, 짐볼) | 의자, 짐볼에 발대고 상체 말아 올리기

★ 크런치 동작이 힘든 초보자들은 의자나 짐볼을 이용해서 하체를 고정시킨다.

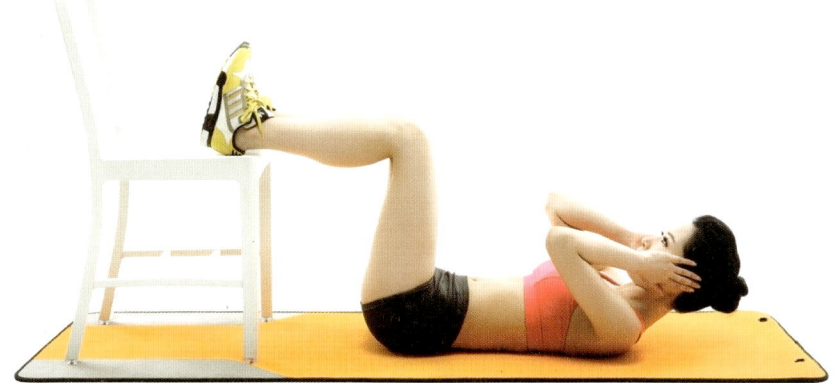

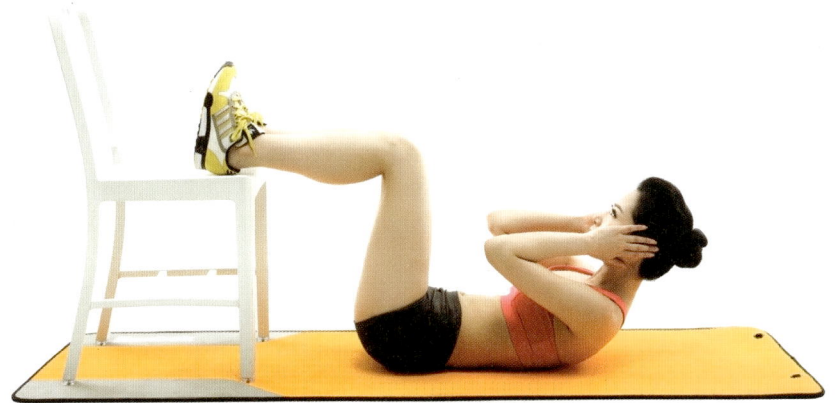

HOW TO

1 바닥에 누운 후 발을 의자나 짐볼 위에 올려놓은
다음, 손바닥은 머리 뒤쪽을 감싸기 보다는 귀
옆쪽에 살짝 가져간다.

2 턱을 든 다음 상체를 살짝 들어올린 후 1초간
버텼다가 시작자세로 돌아간다.

ATTENTION!

1 머리는 동작 내내 바닥에 닿지 않도록 계속
긴장을 유지한다.

2 상체를 드는 동작에서 고개가 숙여지면 목
뒤쪽에 통증이 생길 수 있다.

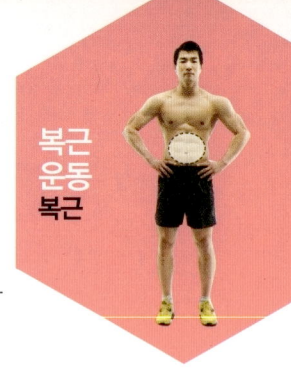

3 REVERSE CRUNCH
리버스 크런치 | 하체 말아 올리기

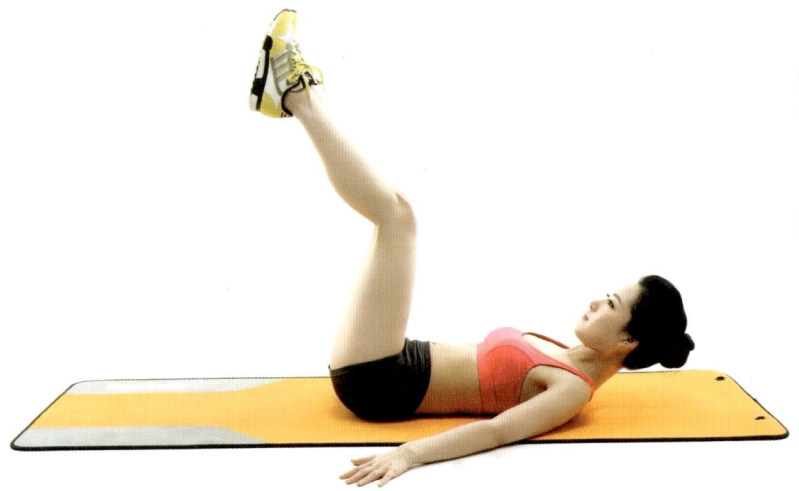

HOW TO

1 바닥에 누운 다음 몸 옆으로 양팔을
  곧게 뻗고, 무릎을 구부린 상태로
  다리를 올린다.
2 바닥으로부터 골반을 들어 올린
  후 1초간 버텼다가 시작자세로
  돌아간다.

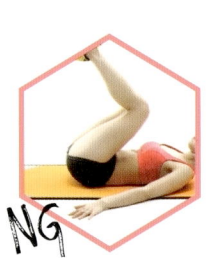

NG

골반을 올리지 않고 다리만
들어 올리는 실수를 한다.

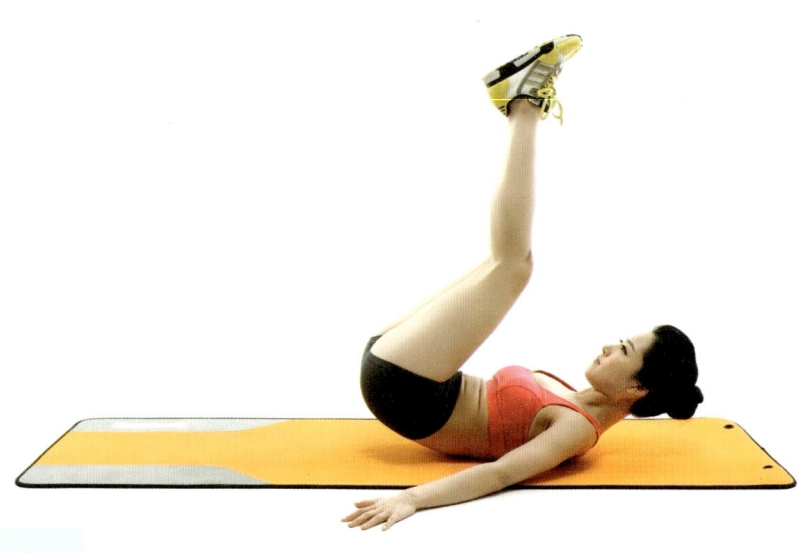

ATTENTION!

1 골반은 동작 내내 땅에 닿으면 안 된다.
  가동범위를 좁게 하여 계속 긴장을
  유지시킨다.
2 다리가 움직이는 것이 아니라 다리는
  고정시킨 상태에서 골반을 들어 올린다.

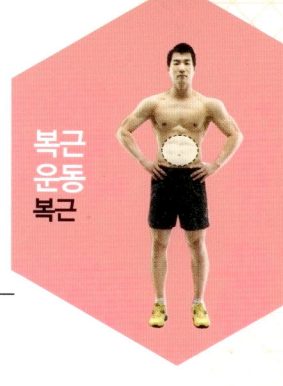

4 GYM BALL REVERSE CRUNCH

짐볼 리버스 크런치 | 짐볼을 다리에 끼워 하체 말아 올리기

★ 리버스 크런치 동작이 힘들거나 골반을 들지 못하고 다리만 움직이는 경우 짐볼을 사용한다.

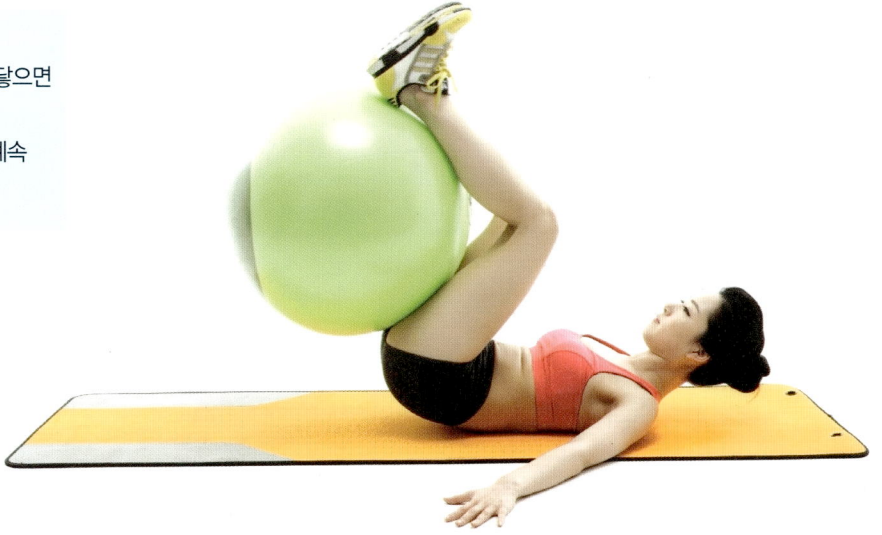

HOW TO

1 바닥에 누운 후 몸 옆으로 양팔을
  곧게 뻗고, 짐볼을 종아리와 허벅지
  뒤쪽에 끼운 다음 짐볼을 들어
  올린다.
2 바닥으로부터 골반을 들어 올린
  후 1초간 버텼다가 시작자세로
  돌아간다.

ATTENTION!

1 골반은 동작 내내 땅에 닿으면
  안 된다.
2 가동범위를 좁게 하여 계속
  긴장을 유지시킨다.

5 BENT KNEE V-UP
벤트 니 브이-업 | 무릎 구부려서 V자 만들기

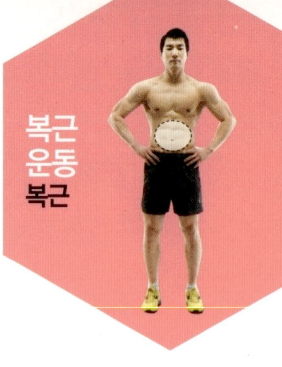

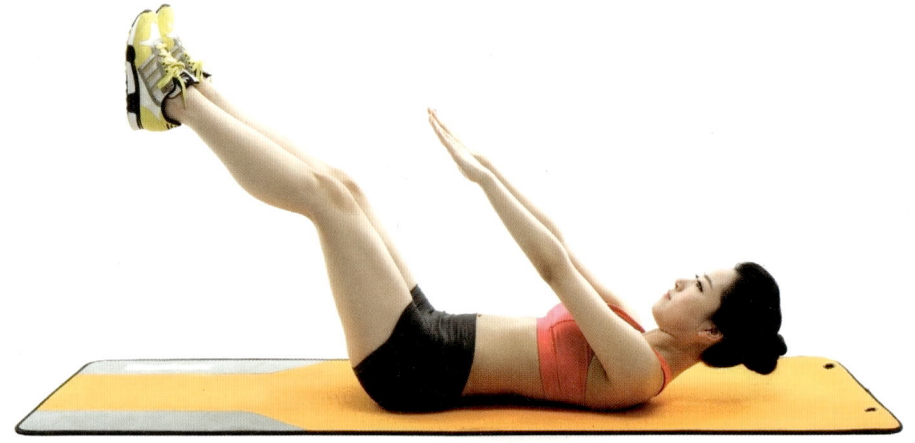

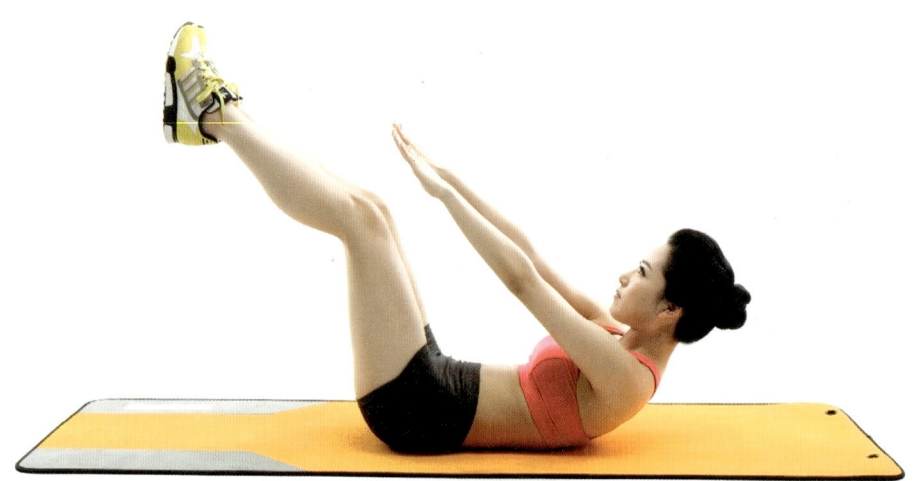

HOW TO
1 무릎을 살짝 구부린 다음 다리를 들어 올린다.
2 다리를 고정시킨 상태에서 팔을 곧게 펴고 상체를
  조금 들어올린 다음 시작자세로 돌아간다.

ATTENTION!
1 무릎을 쭉 펴면 허리에 무리가 갈수 있기
  때문에 살짝 구부려준다.
2 브이-업의 경우 다른 복부운동과는 다르게
  버티는 동작 없이 바로 반복한다.

148
다이어트 퍼스널 트레이닝 동작 배우기

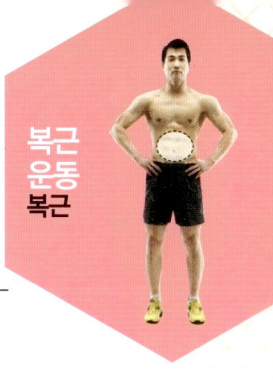
6 V-UP(CHAIR, GYM BALL)
브이-업(체어, 짐볼) | 의자(짐볼)에 다리 대고 V자 만들기

★ 브이-업 자세가 힘들다면 의자나 짐볼을 이용해서 하체를 고정시킨다.

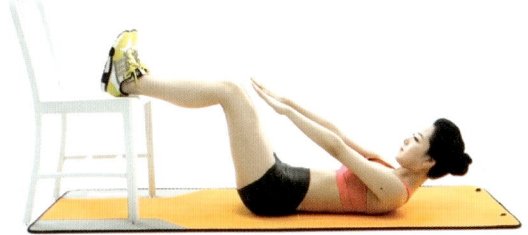
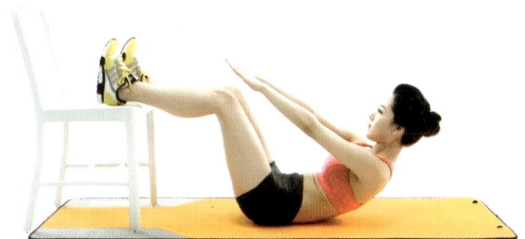

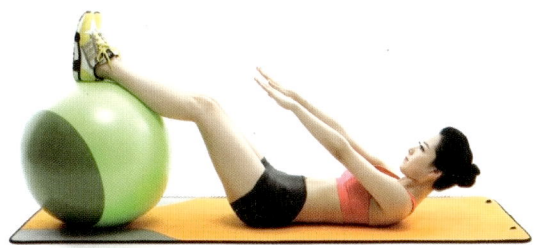
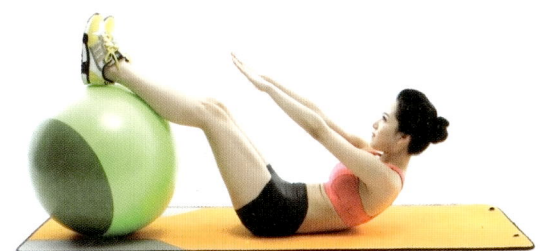

HOW TO
1 바닥에 누운 다음 다리를 의자나 짐볼에 올려 놓는다.
2 하체를 고정시킨 상태에서 팔을 곧게 펴고 상체를
  조금 들어 올린 다음 시작자세로 돌아간다.

ATTENTION!
1 다리를 쭉 펴지 않고 편안히
  의자나 짐볼에 둔다.

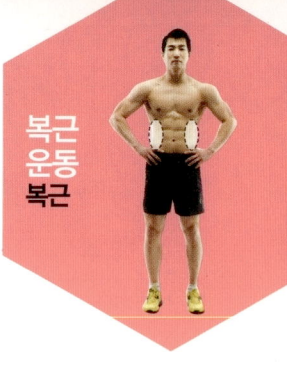

7 DUMBBELL SIDE BEND

덤벨 사이드 밴드 | 덤벨 잡고 옆으로 구부리기

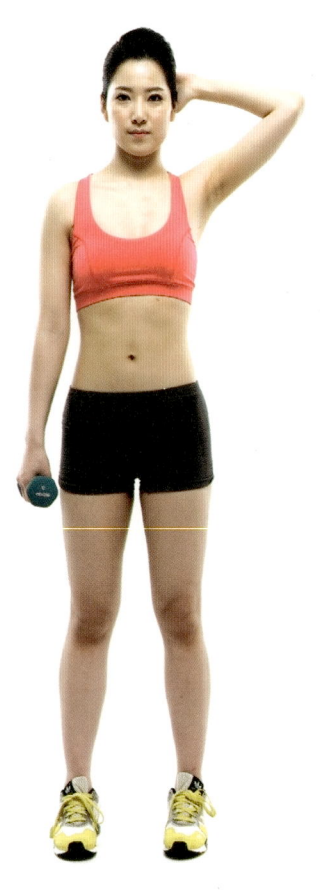

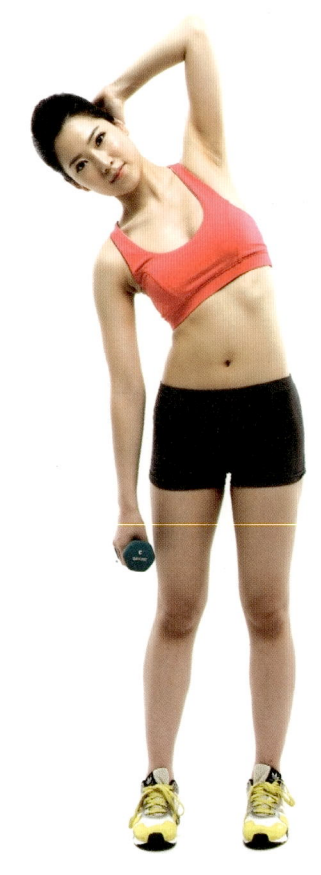

HOW TO

1 한 손에 덤벨을 들고 똑바로 선 다음 다른 손은
  머리 뒤쪽에 댄다.

2 골반을 움직이지 않고 덤벨을 든 쪽으로 상체를
  구부린 후 시작자세로 돌아간다.

ATTENTION!

1 골반이 움직이지 않는
  범위에서 최대한 구부린다.

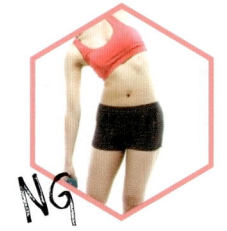

NG

골반을 고정시키지 못하고
옆으로 빠지는 실수를 한다.

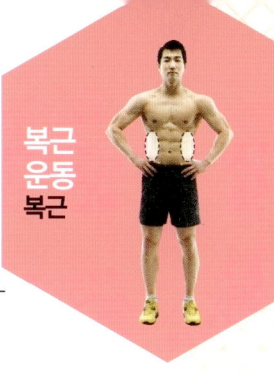
8 BAND SIDE BEND

밴드 사이드 밴드 | 밴드 잡고 옆으로 구부리기

★ 덤벨 사이드 밴드가 힘들다면 밴드를 이용해서 옆구리를 자극시킨다.

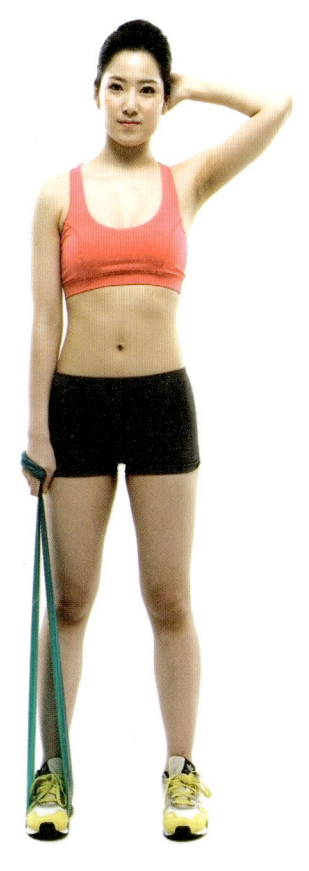

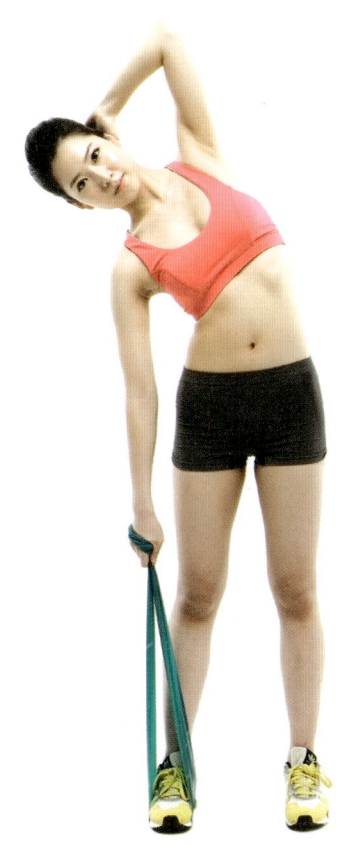

HOW TO

1 한쪽 발로 밴드 가운데를 밟고 서서 한 손으로
  밴드를 잡는다. 다른 손은 머리 뒤쪽에 대고
  가슴과 등은 쫙 편다.
2 숨을 내쉬면서 옆으로 45도 기울였다가 숨을
  들이쉬면서 시작자세로 돌아간다. 반대쪽도
  실시한다.

ATTENTION!

1 골반은 동작 내내
  움직여서는 안 된다.

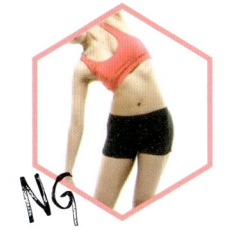

골반을 고정해야 하는데 골반
을 움직이는 실수를 한다.

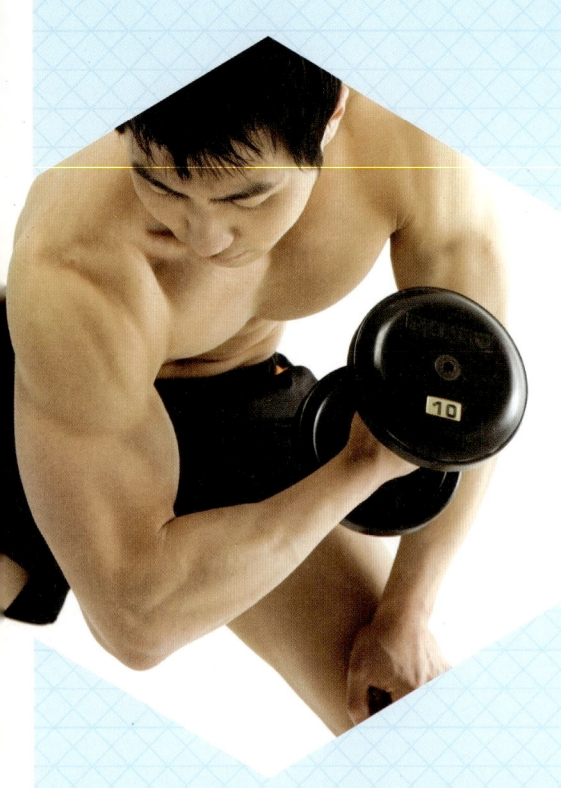

3

중급자용 근력운동

벤치, 덤벨, 바벨 중심

4주 초급자용 근력운동 프로그램을 잘 수행했다면 이제 중급자 프로그램에 도전해보자. 중급자 프로그램은 근지구력보다 근비대를 목적으로 하는 경우가 많아 여성보다는 남성에게 더 적합하다. 중급자용 프로그램은 초급자용에 비해 난이도가 높으며 해당 근육을 집중해서 훈련시키는 것이 목표이다.

중급 동작은 바벨을 기본으로 하고 총 3~6세트로 구성하며 세트 간 휴식은 30~90초 사이로 정한다. 1세트에 6~15회 정도를 반복할 수 있게 최대 근력의 65~85% 정도로 실시하고, 근비대 트레이닝을 중심으로 실시한다. 한 근육군 당 3~4종목을 실시해 해당 근육의 근력과 근비대를 상승시킨다.

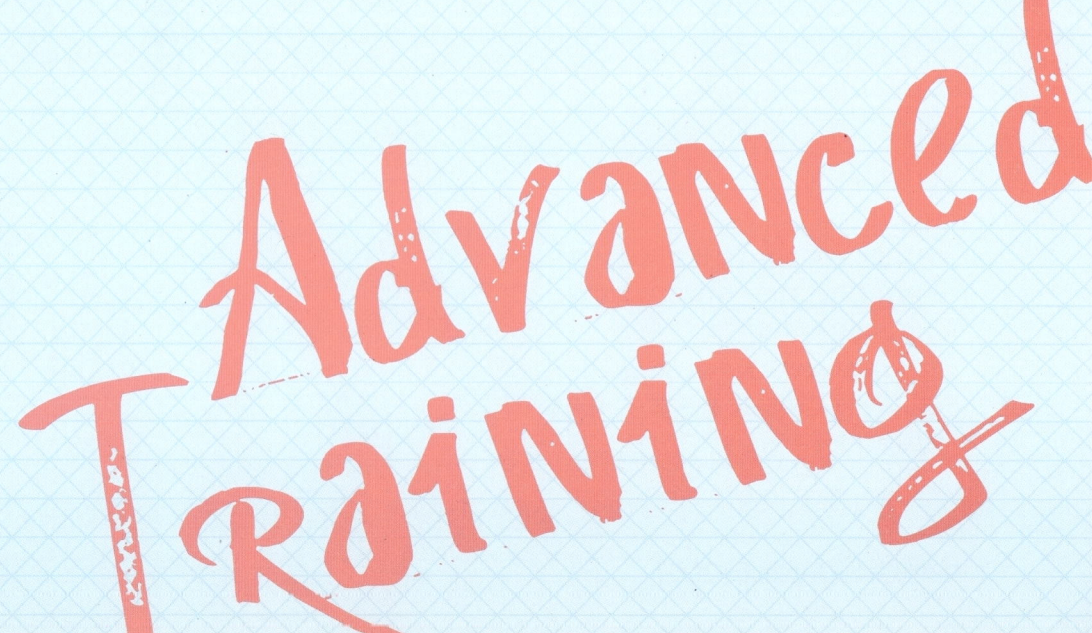

Advanced Training

1 FLAT BARBELL BENCH PRESS

플랫 바벨 벤치 프레스 | 평벤치에 누워 바벨 위로 올리기

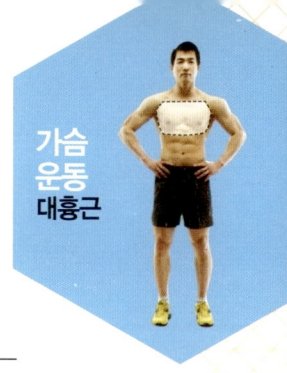

가슴
운동
대흉근

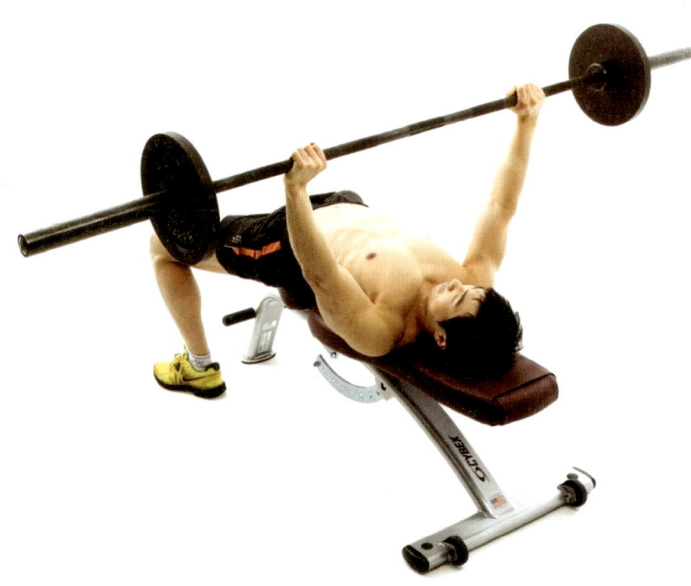

HOW TO

1 벤치에 누운 다음 바벨을 어깨너비보다 넓게 잡고 팔을 펴서 바벨이 가슴 중간 높이에 오도록 위치시킨다.

2 숨을 들이쉰 후 어깨를 밑으로 내리면서 바벨을 수직으로 내린 다음 바로 숨을 내쉬면서 시작자세로 돌아간다.

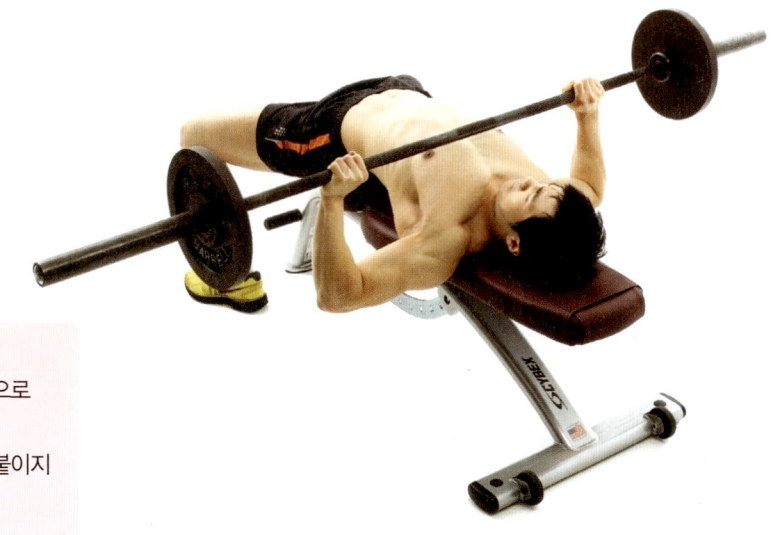

ATTENTION!

1 허리는 동작 내내 아치 모양으로 만든다.

2 팔꿈치는 가능한 몸 쪽으로 붙이지 말고 어깨와 수평을 이룬다.

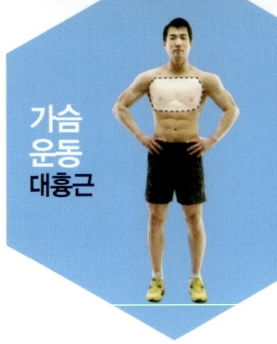

2 INCLINE DUMBBELL PRESS

가슴 운동
대흉근

인클라인 덤벨 프레스 | 경사 있는 벤치에 누워 바벨 위로 올리기

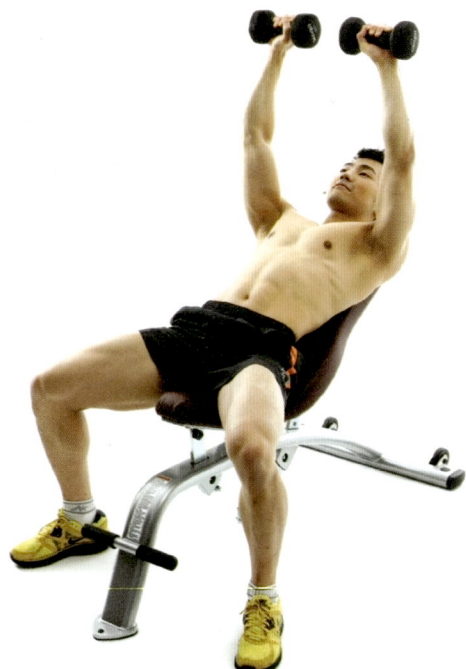

HOW TO

1 양손에 덤벨을 잡고 경사가 있는 벤치에 누운 다음 가슴 위쪽으로 덤벨을 들어 올린다. 이때 양손은 주먹 하나가 들어갈 정도로 간격을 유지한다.
2 숨을 들이쉬면서 덤벨을 잡은 손이 지면과 수직을 유지한 채 어깨를 밑으로 내린 다음 숨을 내쉬면서 시작자세로 돌아간다.

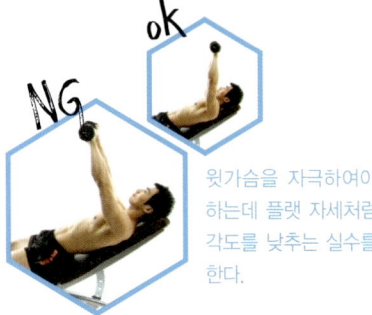

윗가슴을 자극하여야 하는데 플랫 자세처럼 각도를 낮추는 실수를 한다.

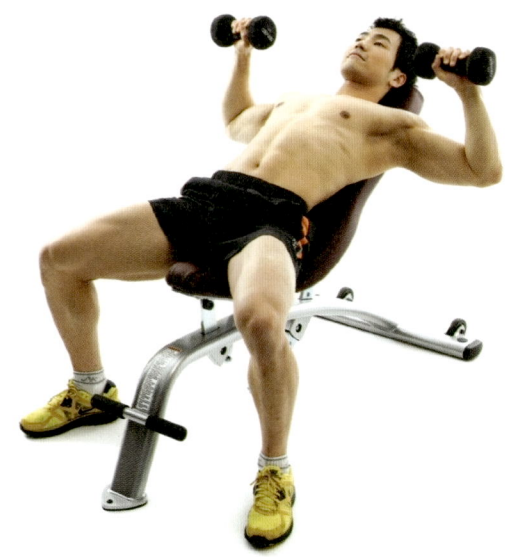

ATTENTION!

1 허리는 동작 내내 아치 모양으로 만든다.
2 손목을 곧게 펴야 한다.
3 가능한 팔꿈치는 몸에 붙이지 말고 어깨와 일직선을 유지한다.

3 BENCH DUMBBELL FLY
벤치 덤벨 플라이 | 평벤치에 누워 덤벨 모아 올리기

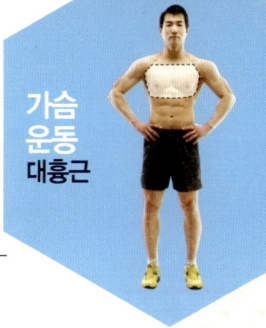

가슴
운동
대흉근

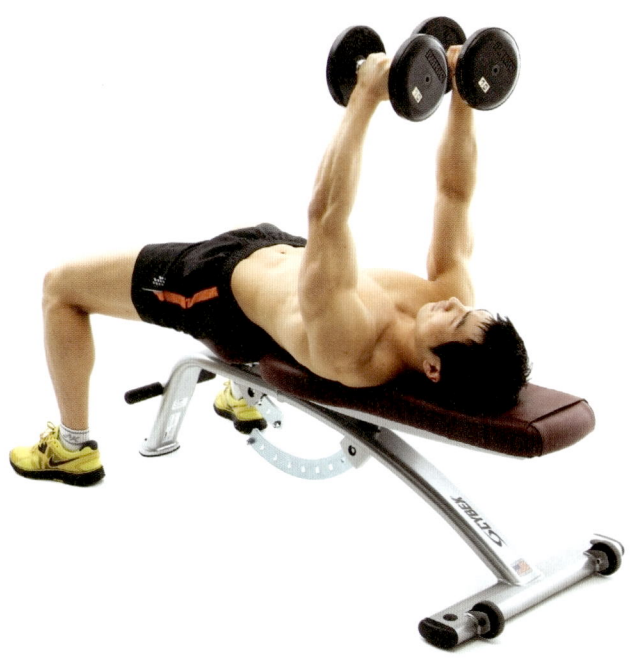

HOW TO

1 양손에 덤벨을 잡고 평벤치에 누운 다음 가슴 위쪽으로 덤벨을 들어 올린다. 이때 양손은 주먹 하나가 들어갈 정도로 간격을 유지한 채 양 손바닥이 마주보도록 하고 팔꿈치는 살짝 구부린다.

2 숨을 들이쉰 채로 팔꿈치 각도를 유지하면서 어깨를 밑으로 내린 다음 덤벨이 가슴 높이까지 내려오면 숨을 내쉬면서 시작자세로 돌아간다.

ATTENTION!

1 동작 내내 팔보다는 어깨를 움직인다는 느낌으로 실시한다.

2 2번째 동작 시 어깨를 과도하게 밑으로 내리면 어깨부상 위험이 있으니 통증이 있을 경우에는 내리는 동작에서 주의한다.

3 2번째 동작 시 팔꿈치를 과도하게 구부려서는 안 된다.

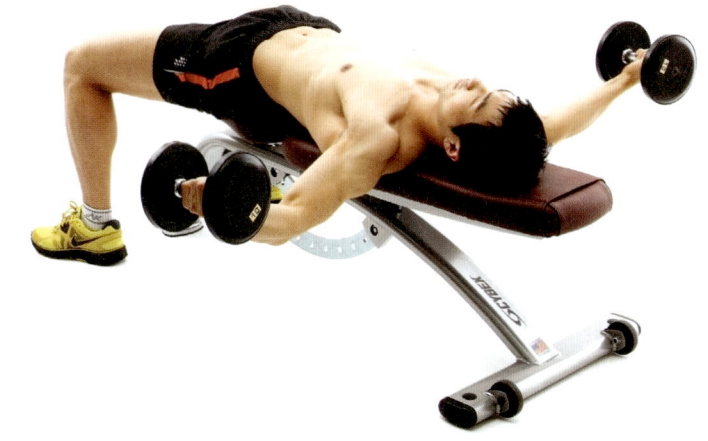

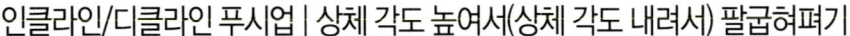

4 INCLINE /DECLINE PUSH UP

인클라인/디클라인 푸시업 | 상체 각도 높여서(상체 각도 내려서) 팔굽혀펴기

인클라인 푸시업

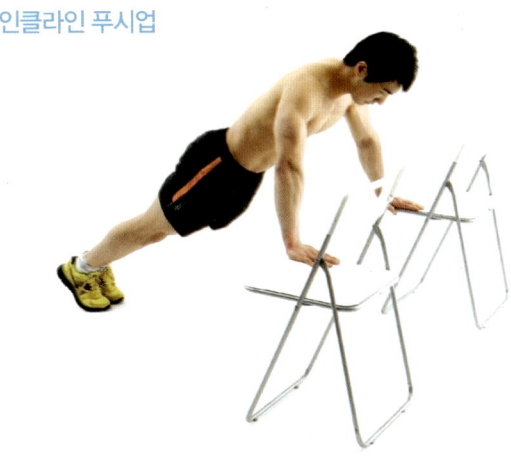
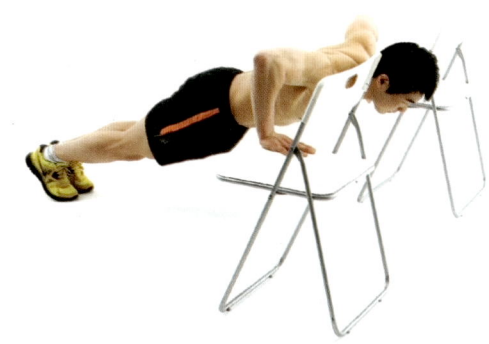

디클라인 푸시업

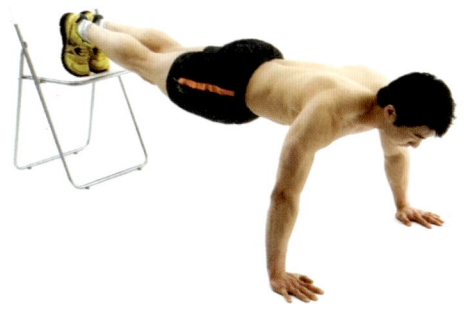
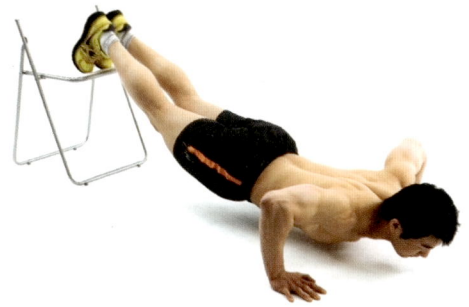

HOW TO

1 상체 각도를 높이거나 낮춘 후 양팔을 어깨너비보다 약간 더 넓게 벌린 상태에서 몸이 일직선이 유지되도록 자세를 취한다.

2 숨을 들이쉬면서 가슴이 최대한 내려올 때까지 팔꿈치를 구부린 후 숨을 내쉬면서 시작자세로 돌아간다.

ATTENTION!

1 발을 의자 위에 올려놓고 실시하면 가슴 위쪽이 발달되고, 팔을 의자나 상자 위에 올려놓고 실시하면 가슴 아래쪽이 발달된다.

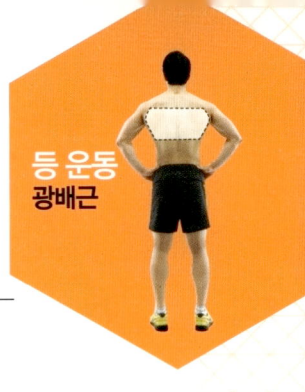
1 BARBELL DEADLIFT

바벨 데드리프트 | 상체 숙여 바벨 내렸다 올리기

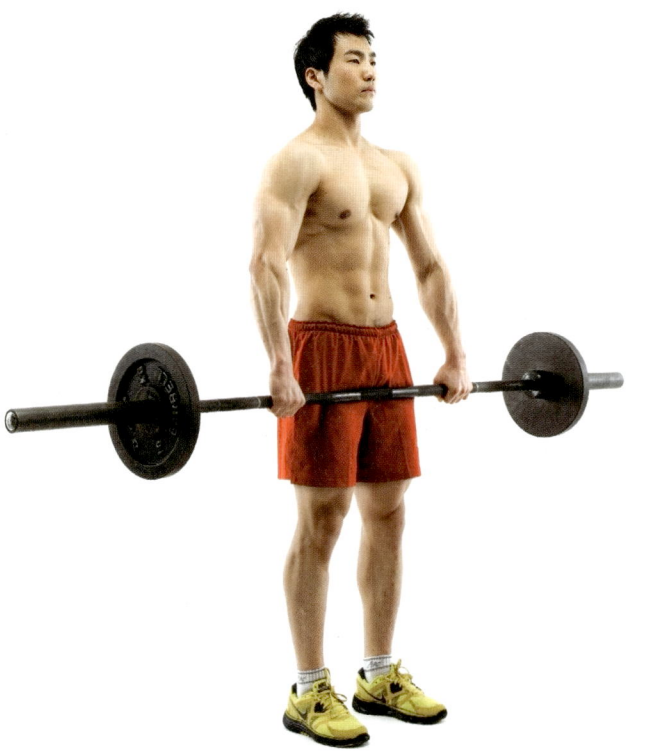

HOW TO

1 양발을 골반너비만큼 벌려 간격을 유지하고
양손으로 바벨을 잡는다.
2 숨을 들이쉰 다음 무릎을 살짝 구부리는 동시에
상체를 앞으로 숙여 바벨을 정강이 가운데까지
내린 후 숨을 내쉬면서 시작자세로 돌아간다.

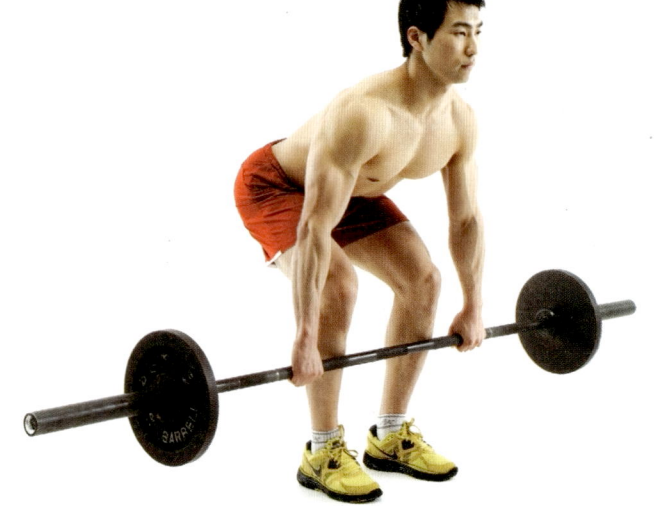

ATTENTION!

1 동작 내내 바벨을 최대한 허벅지와
정강이에 가까이 유지한 채 동작을
실시한다.
2 허리가 절대로 휘어서는 안 된다.
항상 허리를 펴고 복부에 힘을 주고
있어야 한다.

2 BARBELL ROW

바벨 로우 | 바벨 들고 복부 쪽으로 당겨 올리기

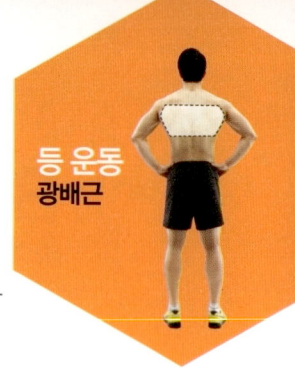

등 운동
광배근

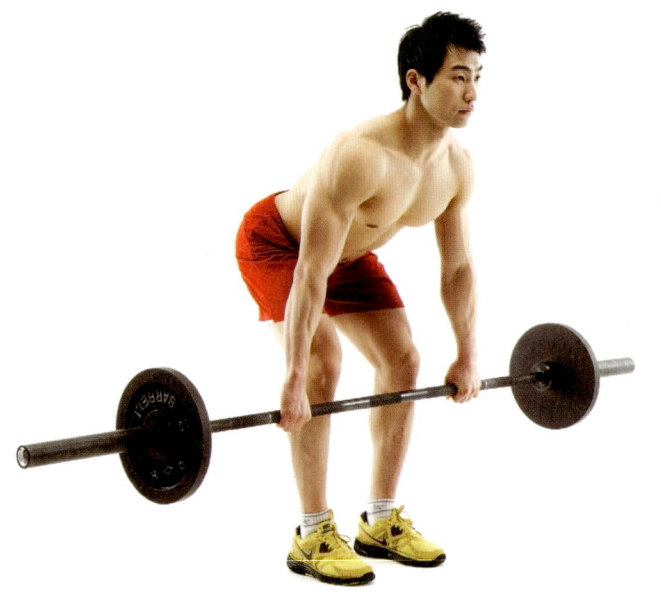

HOW TO

1 양발을 골반너비만큼 벌리고
  양손으로 어깨너비보다 넓게 바벨을
  잡는다. 그 다음 무릎을 조금
  구부리고 상체를 숙인다.

2 숨을 내쉬면서 바벨을 하복부
  쪽으로 잡아당긴 후 숨을
  들이쉬면서 시작자세로 돌아간다.

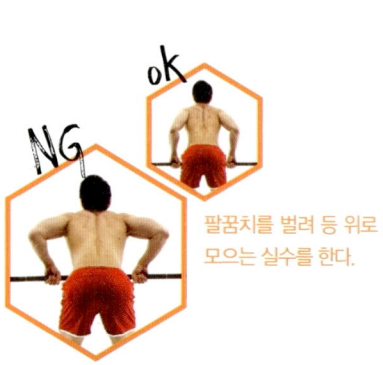

ok

NG

팔꿈치를 벌려 등 위로
모으는 실수를 한다.

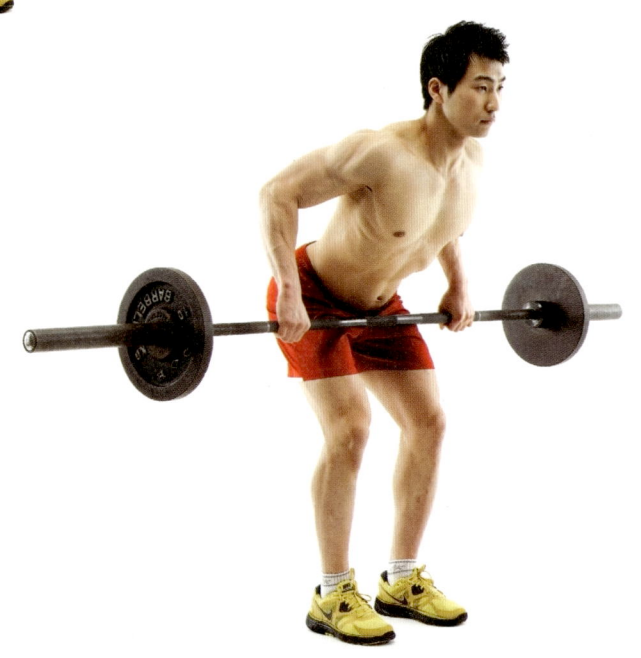

ATTENTION!

1 허리는 동작 내내 계속 펴야 한다.

2 바벨을 잡아당길 땐 어깨를 뒤로 보내면서
  등근육이 수축되는 것을 느끼도록 한다.

다이어트 퍼스널 트레이닝 동작 배우기

3 BARBELL SHRUG

바벨 슈럭 | 바벨 들고 어깨 들어 올리기

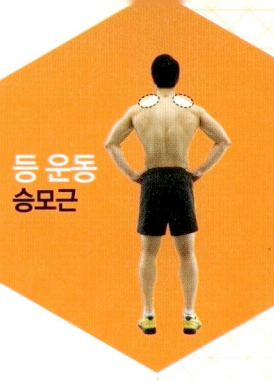

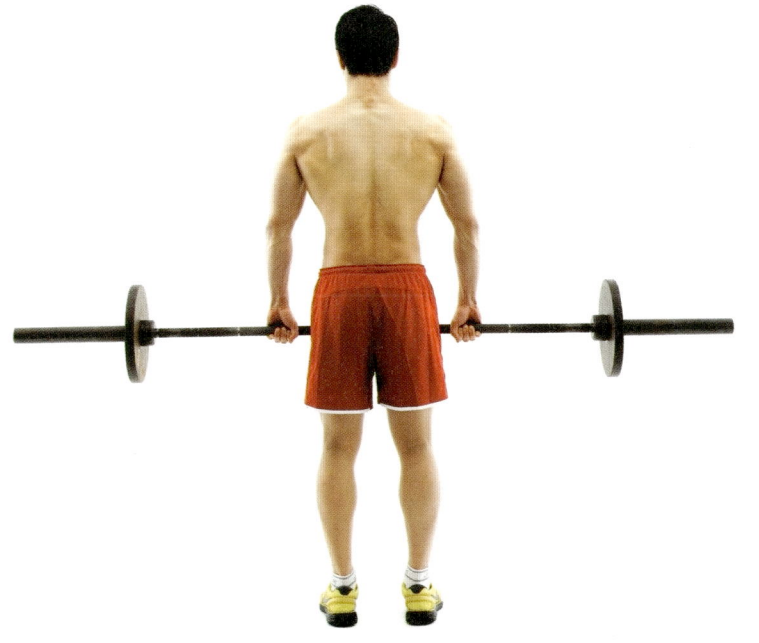

HOW TO

1 양발을 골반너비만큼 벌린 후 양손으로 바벨을 잡는다.

2 숨을 내쉬면서 어깨를 귀 쪽으로 잡아당긴 다음 숨을 들이쉬면서 2~3초에 걸쳐 시작자세로 돌아간다.

ATTENTION!

1 바벨은 천천히 내려 놓는다. 힘을 풀어 갑자기 내려놓을 경우 운동 효과가 떨어지고 어깨부상 위험이 있으니 주의한다.

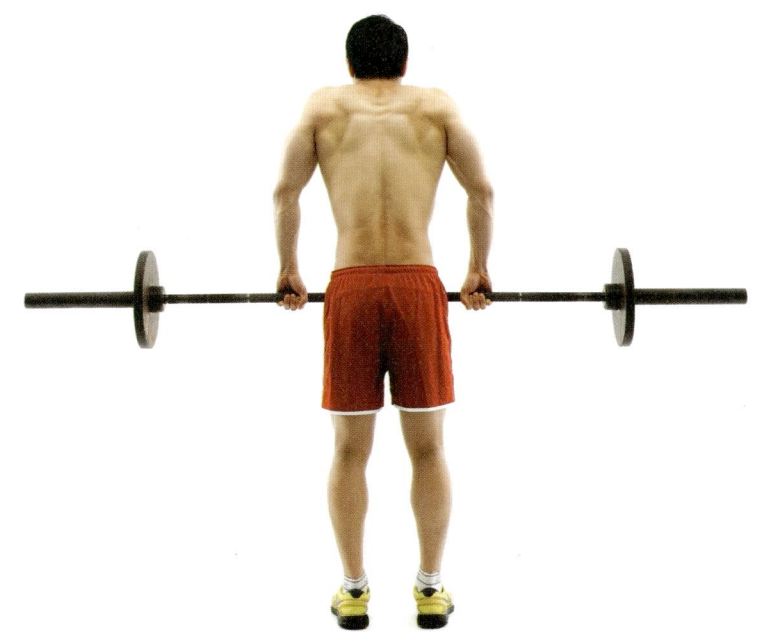

1 BARBELL SHOULDER PRESS

바벨 숄더 프레스 | 바벨 머리 위로 밀어 올리기

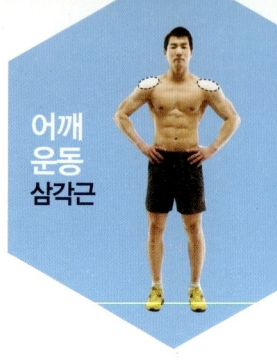

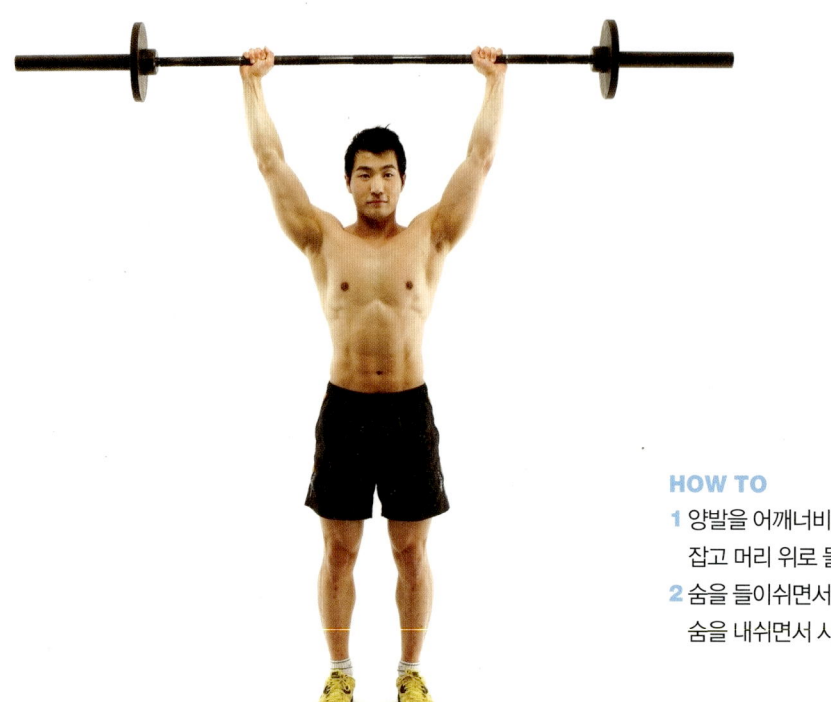

HOW TO

1 양발을 어깨너비만큼 벌린 다음 양손에 바벨을
  잡고 머리 위로 들어 올린다.
2 숨을 들이쉬면서 바벨을 코 높이까지 내린 다음
  숨을 내쉬면서 시작자세로 돌아간다.

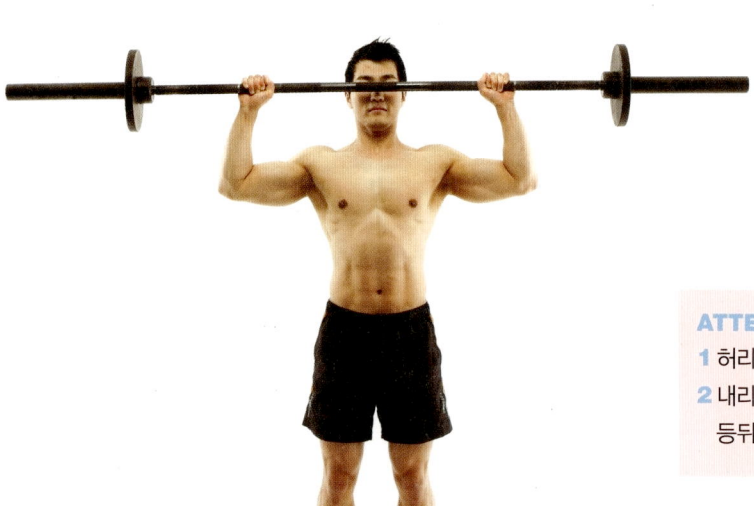

ATTENTION!

1 허리는 동작 내내 계속 펴야 한다.
2 내리는 동작에서 팔꿈치가 과도하게
  등뒤로 빠지지 않게 신경 써야 한다.

다이어트 퍼스널 트레이닝 동작 배우기

2 SEATED DUMBBELL SIDE LATERAL RAISE

시티드 덤벨 사이드 래터럴 레이즈 | 앉아서 덤벨 양 옆으로 들어 올리기

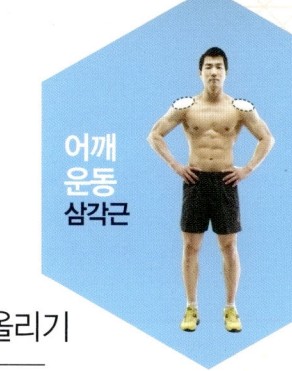

어깨
운동
삼각근

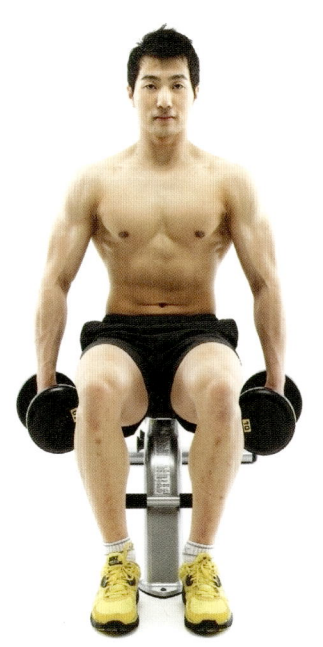

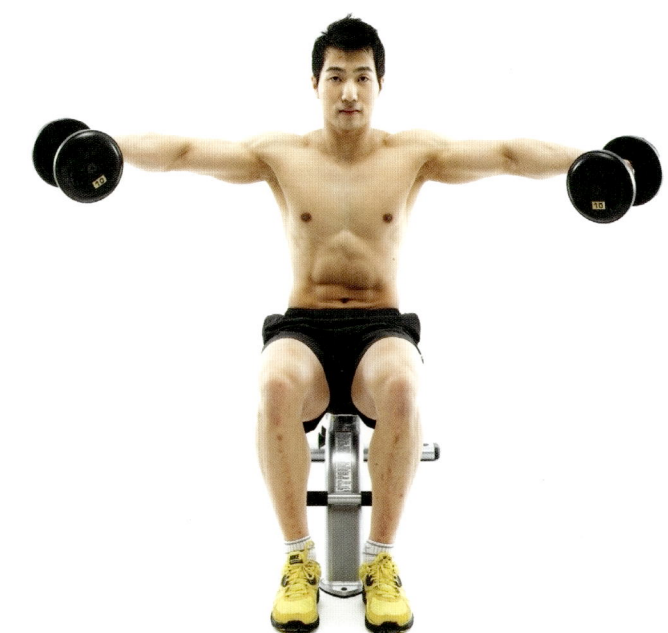

HOW TO

1 벤치에 앉아서 양손에 덤벨을 잡는다.
2 팔꿈치를 조금 구부린 상태에서 숨을 내쉬면서
상완을 어깨 높이까지 옆으로 벌린 다음 숨을
들이쉬면서 시작자세로 돌아간다.

ATTENTION!

1 덤벨을 위로 올린다는 느낌보다는 멀리
보낸다는 느낌으로 한다.
2 팔을 들어 올릴 때 덤벨을 살짝 앞으로
구부려서 어깨 측면의 고립도를 높인다.

3 DUMBBELL BENT OVER LATERAL RAISE

덤벨 벤트 오버 래터럴 레이즈 | 허리 숙여 덤벨 옆으로 올리기

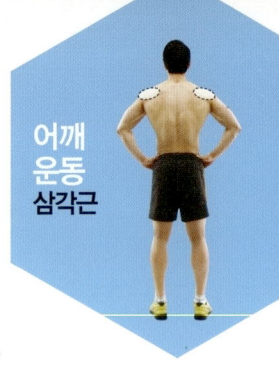

어깨
운동
삼각근

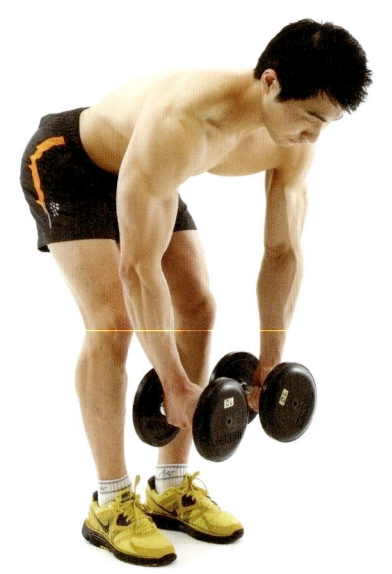

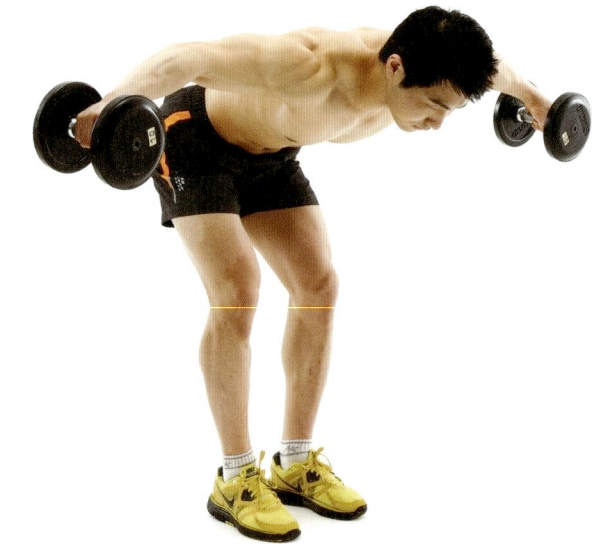

HOW TO

1 양발을 골반너비만큼 벌리고 양손에
덤벨을 든 다음 양 손바닥이 서로
마주보도록 하고 허리와 무릎을
구부린다.

2 숨을 내쉬면서 덤벨을 어깨 높이까지
들어올린 다음 숨을 들이쉬면서
시작자세로 돌아간다.

ATTENTION!

1 허리는 동작 내내 계속 펴야 한다.

2 팔을 올리는 동작에서 팔꿈치가 몸
쪽으로 붙지 않도록 한다.

3 팔꿈치는 어깨와 일직선을
유지한다.

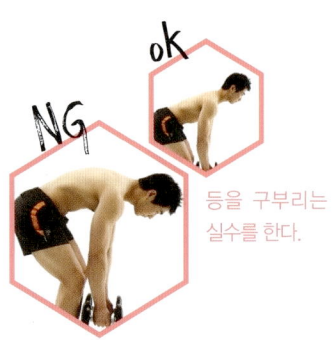

ok

NG

등을 구부리는
실수를 한다.

다이어트 퍼스널 트레이닝 동작 배우기

4 BARBELL UPRIGHT ROW

바벨 업라이트 로우 | 바벨 잡고 팔꿈치 들어 올리기

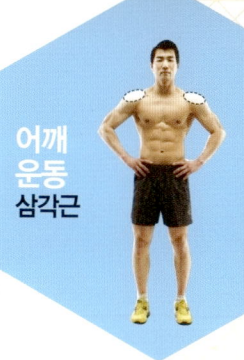

어깨
운동
삼각근

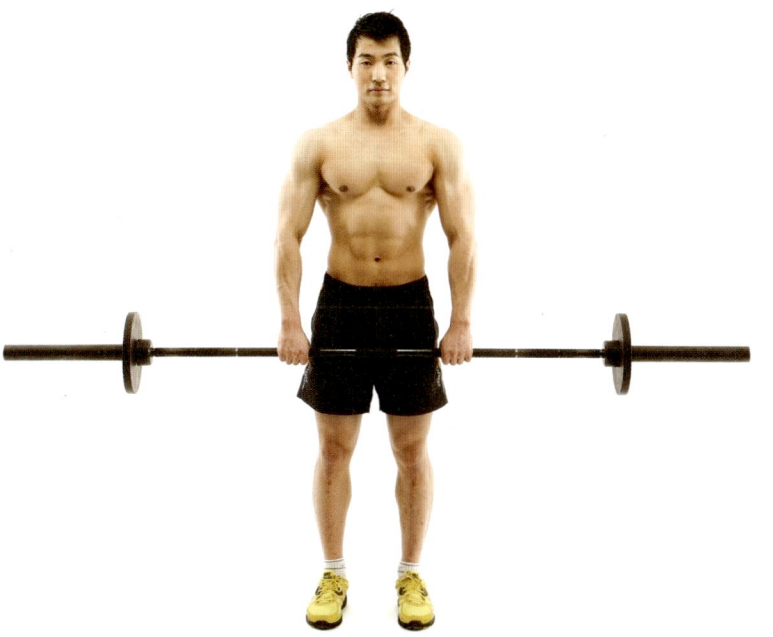

HOW TO

1 양발과 양손을 어깨너비만큼 벌리고
   바벨을 잡는다.
2 숨을 내쉬면서 팔꿈치가 손 위치보다
   높게 바벨을 목 아래까지 들어 올린
   다음 숨을 들이쉬면서 시작자세로
   돌아간다.

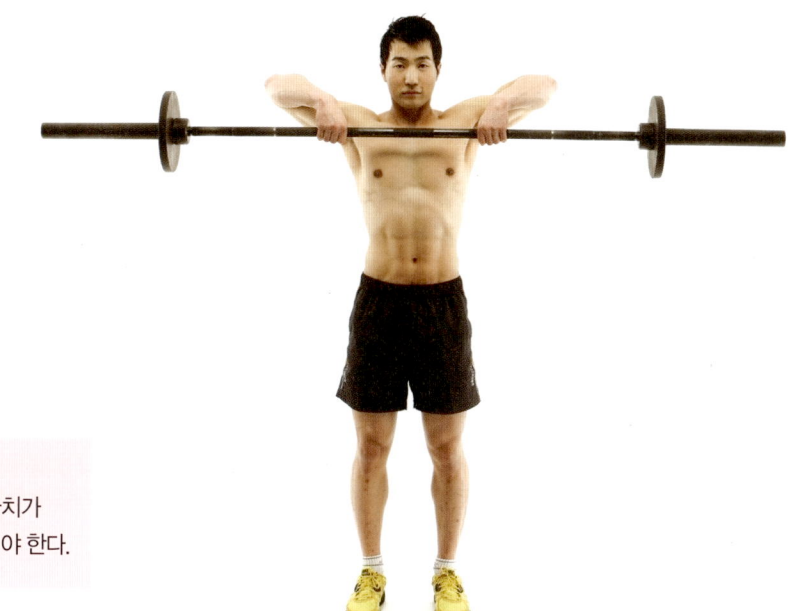

ATTENTION!

1 바벨을 들어 올리는 동작에서 팔꿈치가
   항상 덤벨보다 위에 위치하고 있어야 한다.

1 BARBELL BACK SQUAT

바벨 백 스쿼트 | 바벨 어깨에 얹고 앉았다 일어나기

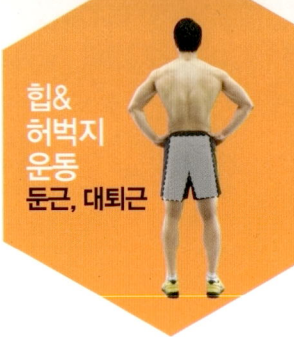
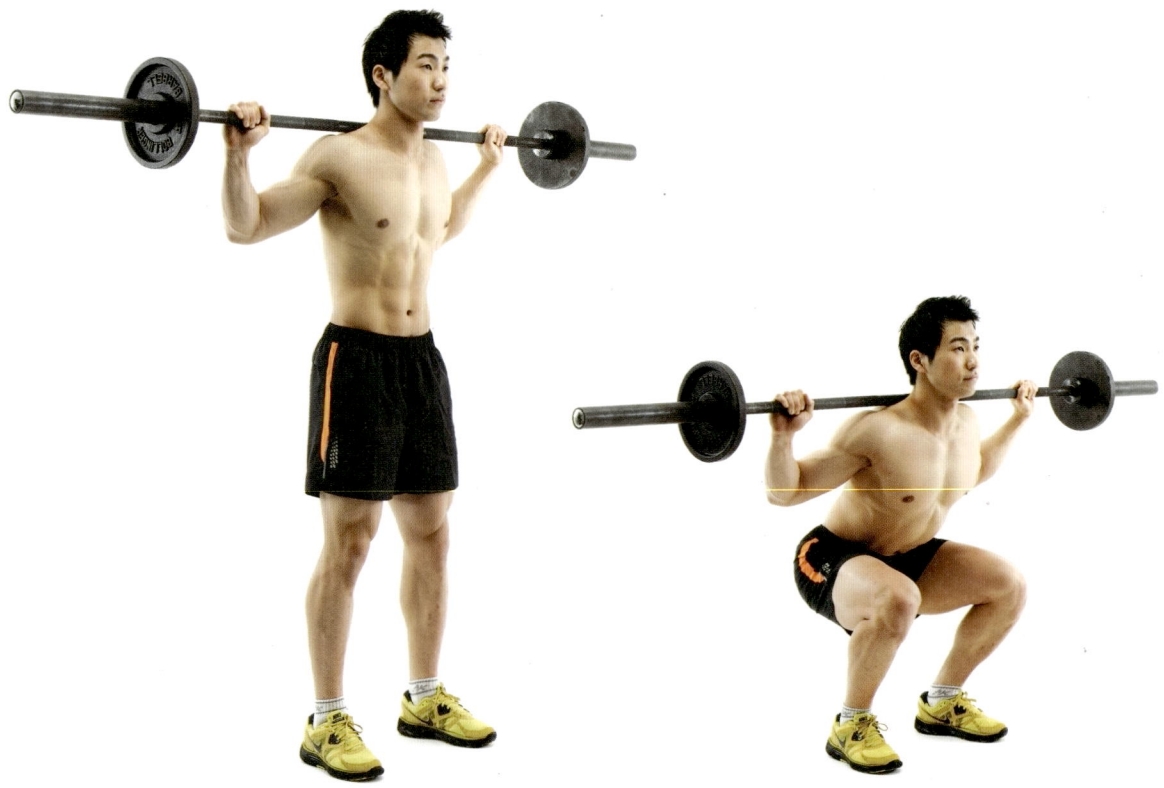

HOW TO

1 양발을 어깨너비만큼 벌리고 서서 바벨을 승모근 상부에 얹고 양손 간격을 가능한 넓게 벌려 바벨을 잡는다.

2 숨을 들이쉰 후 천천히 엉덩이를 뒤로 빼면서 앉는다는 느낌으로 무릎을 구부린다. 이때 허벅지가 지면과 평행이 될 때까지 내린 다음 숨을 내쉬면서 시작자세로 돌아간다.

ATTENTION!

1 허리는 동작 내내 계속 펴고, 상체가 앞으로 숙여지지 않도록 주의한다.

2 앉는 동작에서 가능한 무릎이 발가락 앞으로 튀어 나가지 않도록 주의한다.

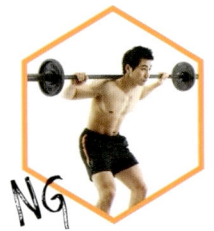

바벨을 승모근에 얹을 때 등이 휘어지는 실수를 한다.

2 BARBELL FRONT SQUAT

바벨 프론트 스쿼트 | 바벨 앞으로 들고 앉았다 일어나기

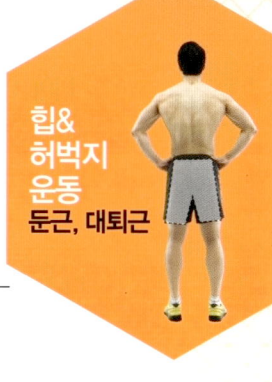

힙&
허벅지
운동
둔근, 대퇴근

★ 바벨 백 스쿼트 동작이 잘 안 되거나 등이 휘어질 경우 이 운동으로 대처한다.

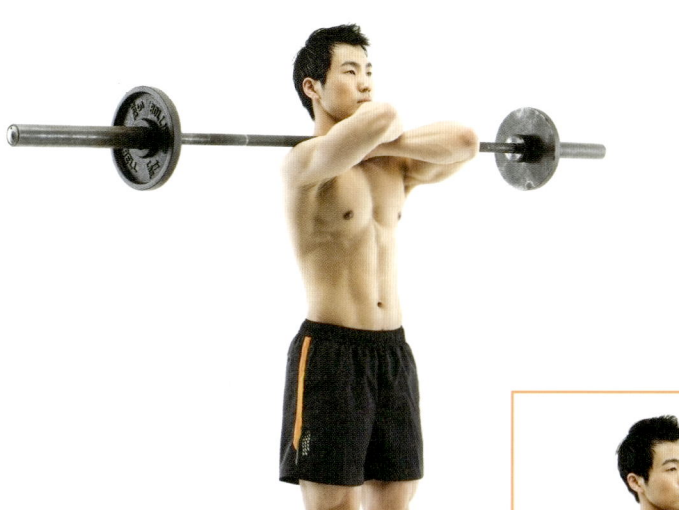

HOW TO

1 양발을 어깨너비만큼 벌리고 바벨을 어깨 위에
얹은 다음 손을 교차시켜 바벨을 잡는다.

2 숨을 들이쉰 후 천천히 엉덩이를 뒤로 빼면서
앉는다는 느낌으로 무릎을 구부린다. 이때
허벅지가 지면과 평행이 될 때까지 내린 다음
숨을 내쉬면서 시작자세로 돌아간다.

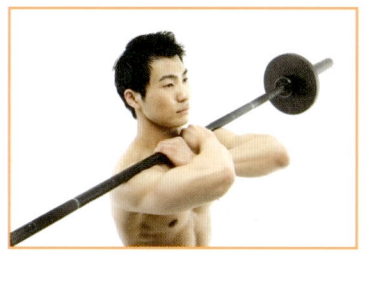

ATTENTION!

1 허리는 동작 내내 계속 펴고, 상체가
앞으로 숙여지지 않도록 주의한다.

2 앉는 동작에서 가능한 무릎이 발가락
앞으로 튀어 나가지 않도록 주의한다.

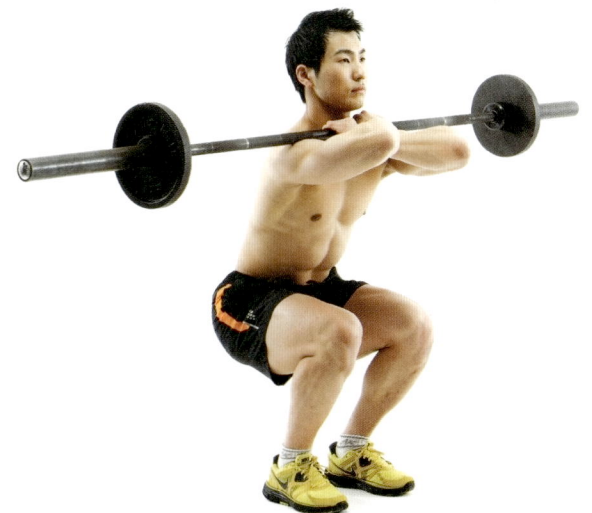

3 BARBELL LUNGE

바벨 런지 | 바벨 들고 무릎 구부렸다 펴기

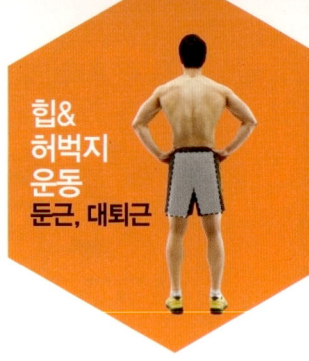

힙&
허벅지
운동
둔근, 대퇴근

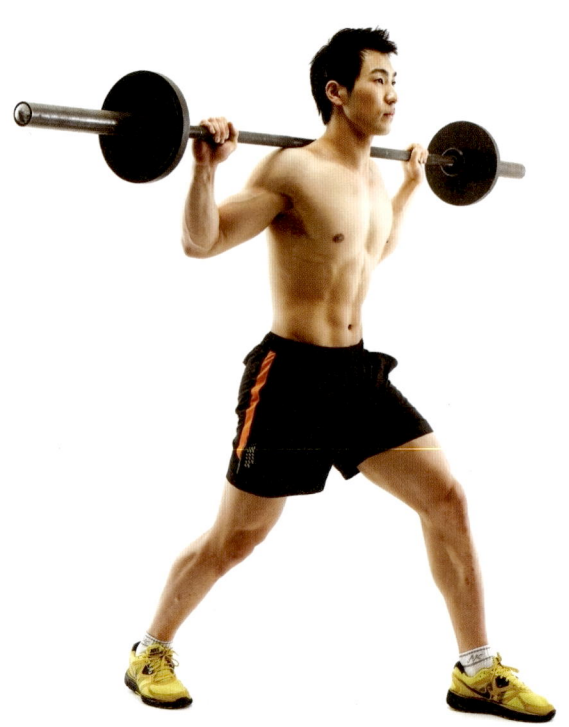

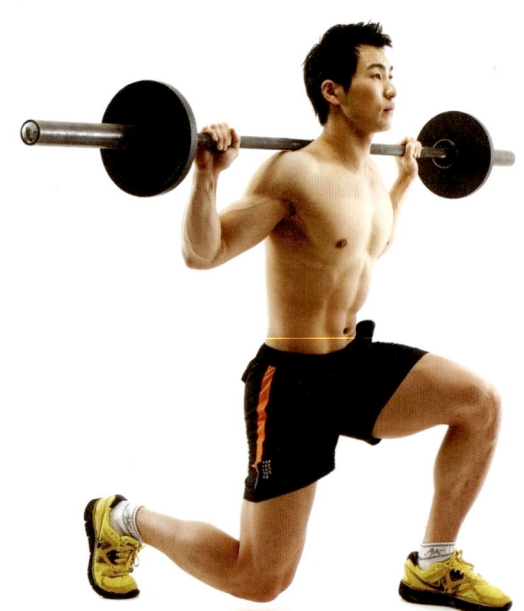

HOW TO

1 양발을 골반너비만큼 벌린 다음 바벨을 승모근 상부에 얹고
바벨을 가능한 넓게 잡는다.

2 왼발을 앞으로 내딛고 상체가 앞으로 무너지지 않도록
중심을 뒤로 잡은 다음, 오른쪽 무릎이 지면에 닿을 정도로
구부린 후 숨을 내쉬면서 시작자세로 돌아간다.

ATTENTION!

1 왼발이 앞에 나올 경우는 오른쪽 허벅지 운동이고,
오른발이 앞으로 나올 경우는 왼쪽 허벅지 운동이 된다.
뒤에 있는 무릎을 밑으로 내리고 펴면서 동작을 수행한다.

2 무릎을 구부릴 때 앞에 나온 발은 종아리가 지면과 거의
수직이 될 정도까지 앞으로 내딛는다.

1 BARBELL CURL

바벨 컬 | 바벨 잡고 팔 구부리기

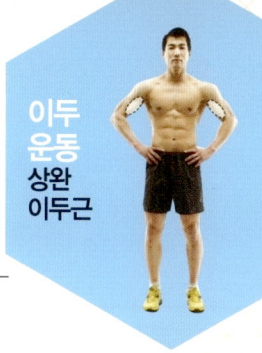

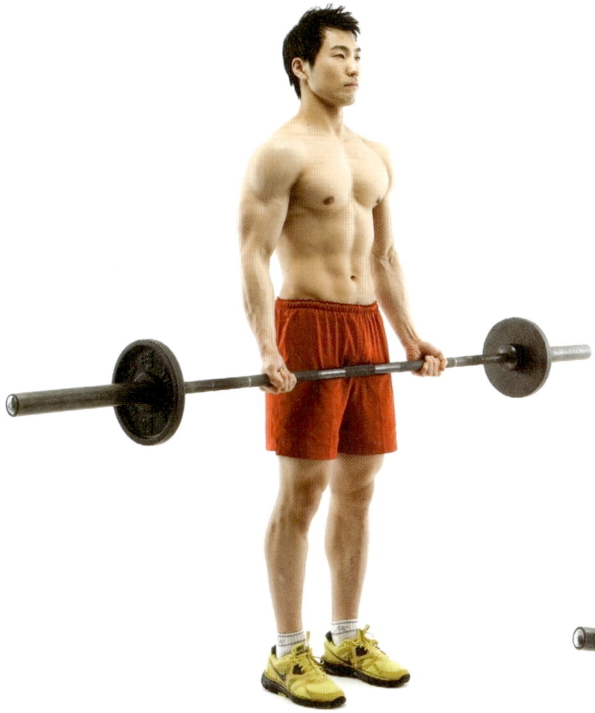

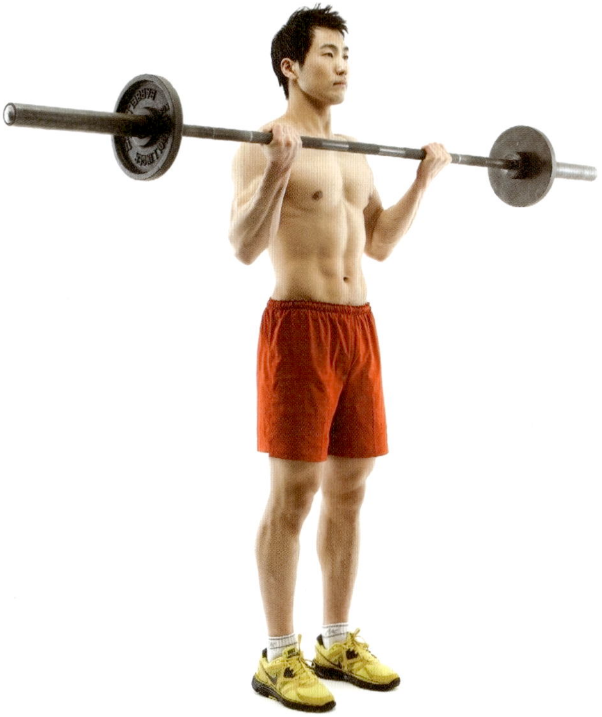

이두
운동
상완
이두근

HOW TO

1 양손을 어깨너비만큼 벌리고 바벨을 잡는다.
2 팔꿈치는 고정된 상태에서 바벨을 가능한
  어깨 높이까지 들어 올린 후 숨을 내쉬면서
  시작자세로 돌아간다.

ATTENTION!

1 팔꿈치는 동작 내내 고정되어 있어야 한다.
2 시작자세로 돌아갈 때 팔을 완전히 편다.

2 INCLINE DUMBBELL CURL

인클라인 덤벨 컬 | 상체 기울여 덤벨 잡고 팔 구부리기

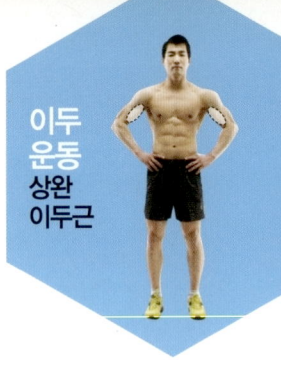

이두
운동
상완
이두근

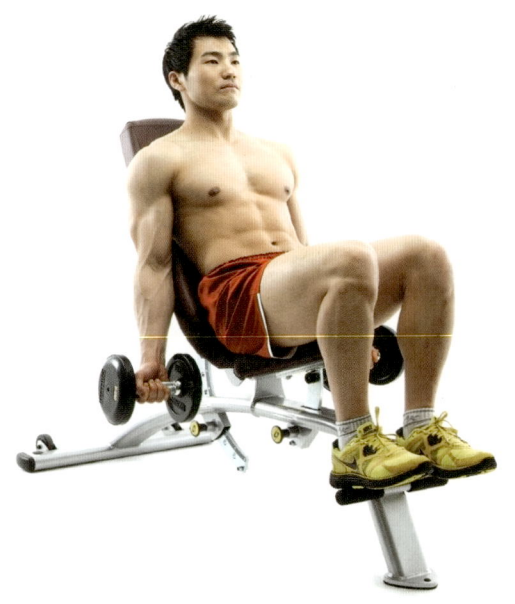

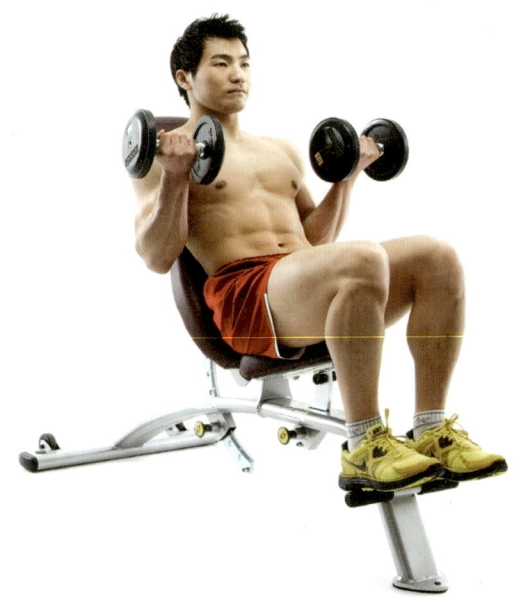

HOW TO

1 인클라인 벤치의 각도를 60~80도 정도로 맞춘
다음 양손에 덤벨을 잡고 앉는다.

2 팔꿈치가 밑으로 쭉 떨어진 상태를 고정시킨 후
숨을 내쉬면서 덤벨을 어깨 쪽으로 들어 올린
다음 숨을 들이쉬면서 시작자세로 돌아간다.

ATTENTION!

1 팔꿈치는 가능한 움직이지 않게 고정시킨다.

3 ALTERNATE HAMMER CURL
얼터네이트 해머 컬 | 해머 잡듯 덤벨 잡고 양팔 번갈아 구부리기

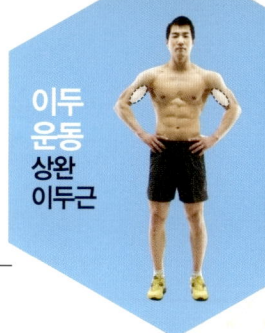

이두
운동
상완
이두근

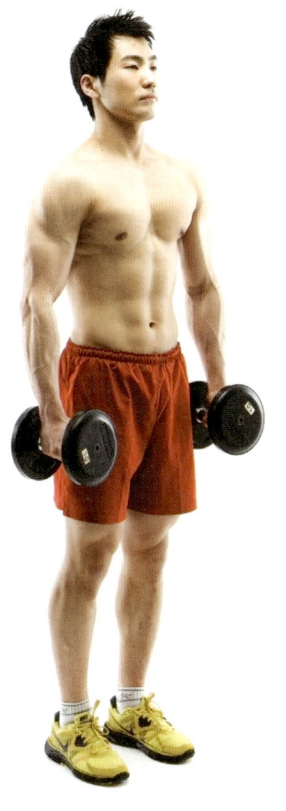

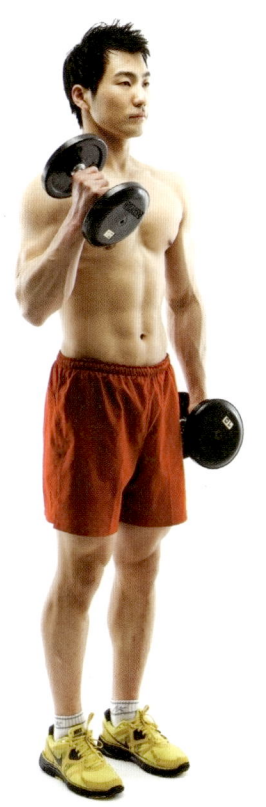

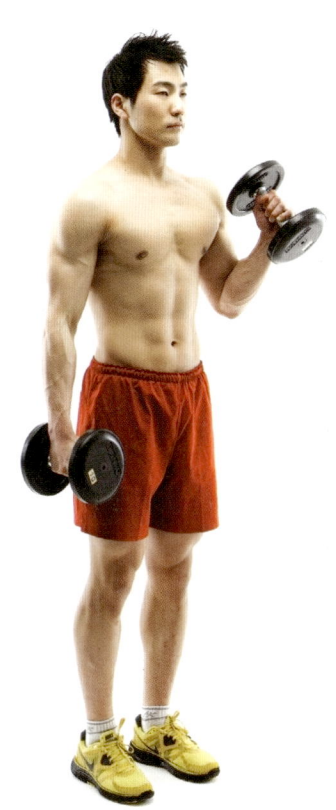

HOW TO

1 양발을 어깨너비만큼 벌린 다음 양손에 덤벨을
   잡고 양 손바닥이 서로 마주보도록 선다.
2 숨을 내쉬며 한 손만 덤벨을 올리고 숨을
   들이쉬면서 시작자세로 돌아간 다음 바로
   반대쪽 손도 동작을 실시한다. 서로 교차하면서
   동작을 완수한다.

ATTENTION!

1 팔꿈치는 동작 내내 고정되어 있어야 한다.
2 팔꿈치가 앞으로 나아가며 덤벨을
   과도하게 올릴 필요는 전혀 없다. 팔꿈치가
   고정되어 있는 상태에서 최대한 올린다.

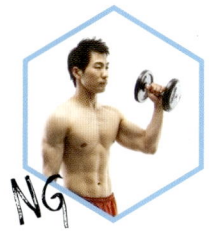

NG

팔꿈치를 과도하게 올리
는 실수를 한다.

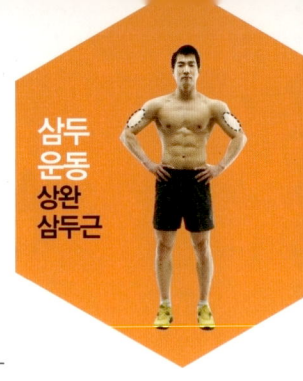

1 DUMBBELL LYING EXTENSION

덤벨 라잉 익스텐션 | 누워서 덤벨 잡고 머리 위로 펴기

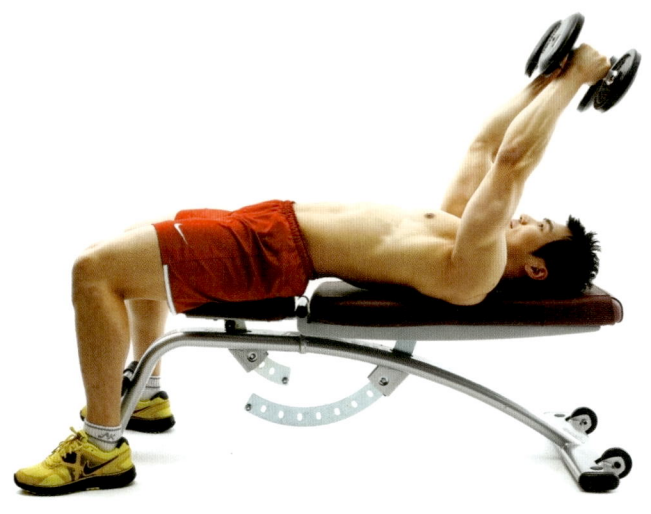

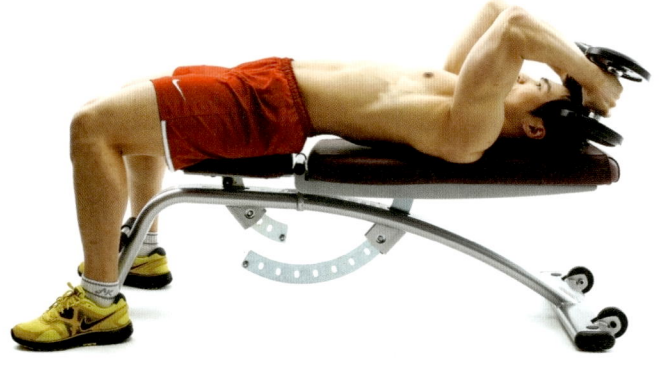

HOW TO

1 양손에 덤벨을 들고 평벤치에
누운 다음 양손을 얼굴 위로
올리고 양 손바닥이 서로
마주보게 한다.

2 팔꿈치를 고정시킨 상태에서
숨을 들이쉬면서 덤벨을
이마 쪽으로 내린 다음 숨을
내쉬면서 시작자세로 돌아간다.

ATTENTION!

1 팔꿈치는 동작 내내
고정되어 있어야 한다.

2 ONE ARM DUMBBELL OVER HEAD EXTENSION

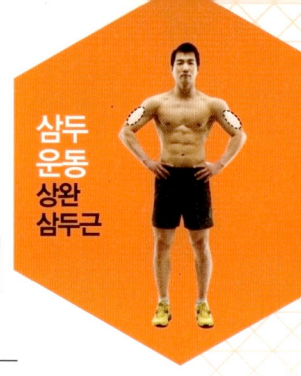

원 암 덤벨 오버헤드 익스텐션 | 한 손으로 덤벨 잡고 머리 위로 펴기

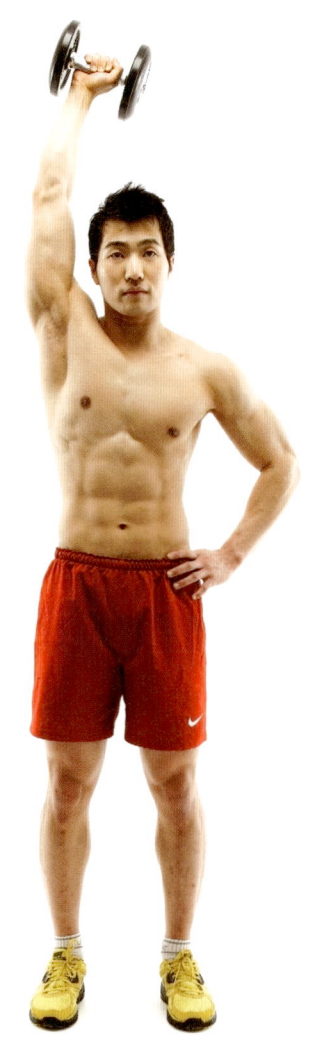

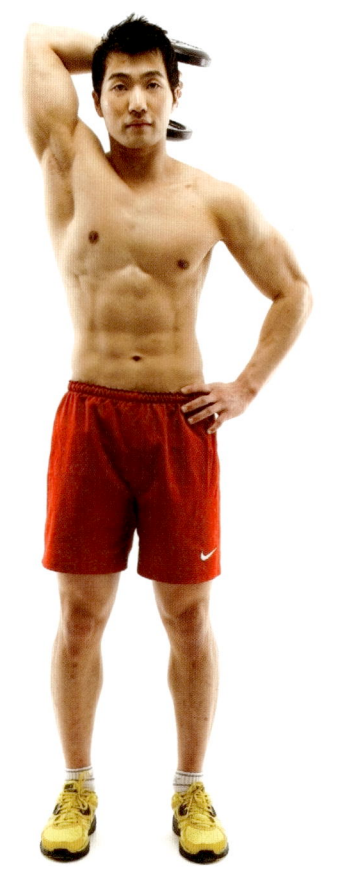

HOW TO

1 한 손으로 덤벨을 잡은 다음
손바닥이 정면을 향하게 한 후
머리 위로 들어 올린다.

2 숨을 들이쉰 후 팔꿈치를
고정시킨 상태에서 덤벨을
밑으로 내린 다음 숨을
내쉬면서 시작자세로 돌아간다.
반대쪽도 실시한다.

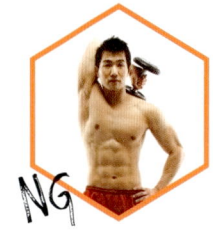

팔꿈치의 위치가 흔들리
는 실수를 한다.

ATTENTION!

1 동작 내내 팔꿈치는
고정되어 있어야 한다.

3 ONE ARM DUMBBELL KICK BACK

원 암 덤벨 킥 백 | 상체 숙여 한 손으로 덤벨 잡고 뒤로 펴기

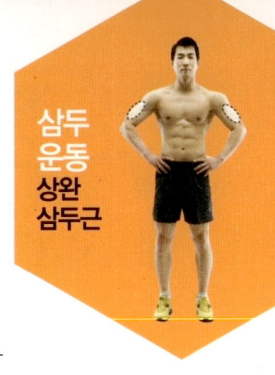

삼두
운동
상완
삼두근

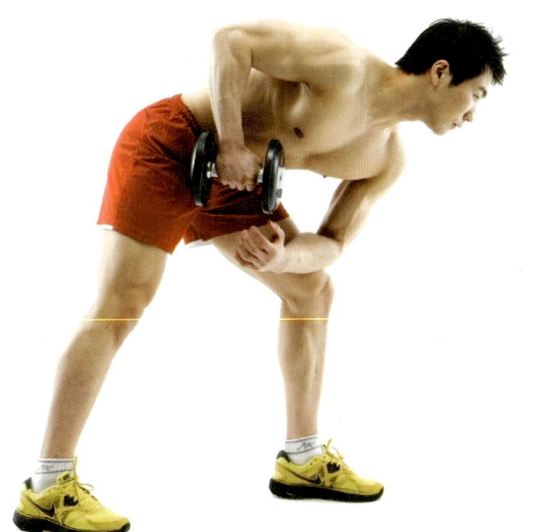

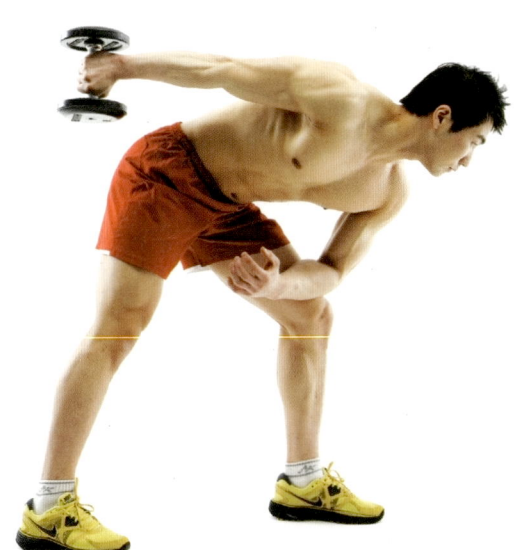

HOW TO

1 왼발을 한 족장 정도 앞으로 내딛은 다음 왼쪽 무릎은 살짝 구부리고
   오른쪽 무릎은 곧게 편다. 그 다음 상체를 숙이고 왼쪽 팔꿈치를 왼쪽
   무릎에 기대고 덤벨을 잡은 오른팔은 쭉 편다. 이때 몸통과 덤벨을 잡은
   팔은 지면과 수평을 만들고 허리는 곧게 편다.

2 팔꿈치를 고정시킨 상태에서 숨을 내쉬면서 팔을 내려 시작자세로
   돌아간다. 반대쪽도 실시한다.

ATTENTION!

1 덤벨을 잡은 팔꿈치는 계속 고정되어
   있어야 한다.

2 몸의 반동을 이용하지 않도록 주의한다.

172   다이어트 퍼스널 트레이닝 동작 배우기

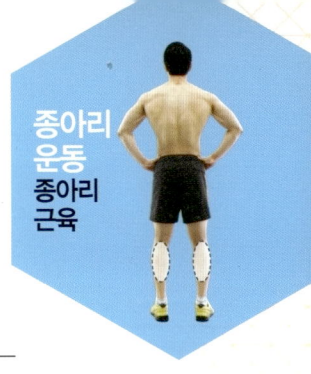
1 STANDING BARBELL CALF RAISE

스탠딩 바벨 카프 레이즈 | 바벨 들고 발뒤꿈치 들어 올리기

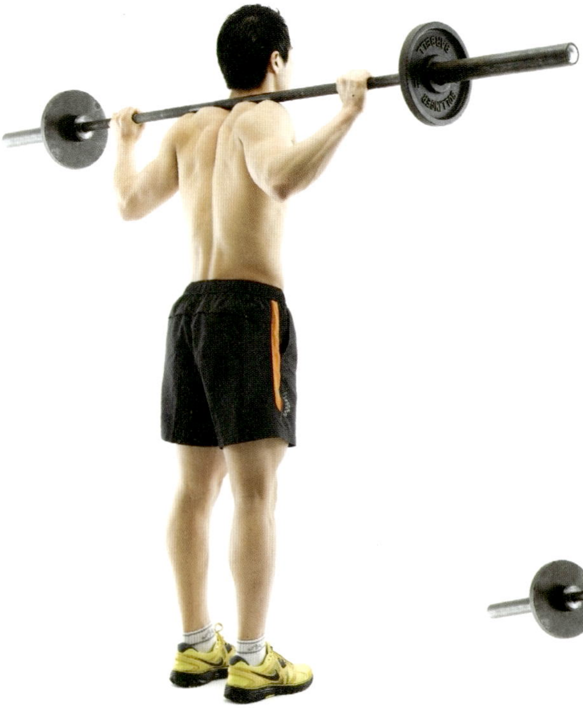

HOW TO

1 양발을 어깨너비만큼 벌리고 바벨을 양손으로 잡은 다음 목뒤 승모근 상부에 올려 놓는다.
2 발뒤꿈치를 최대한 들어올린 다음 2초 이상 버티고 천천히 내려온다.

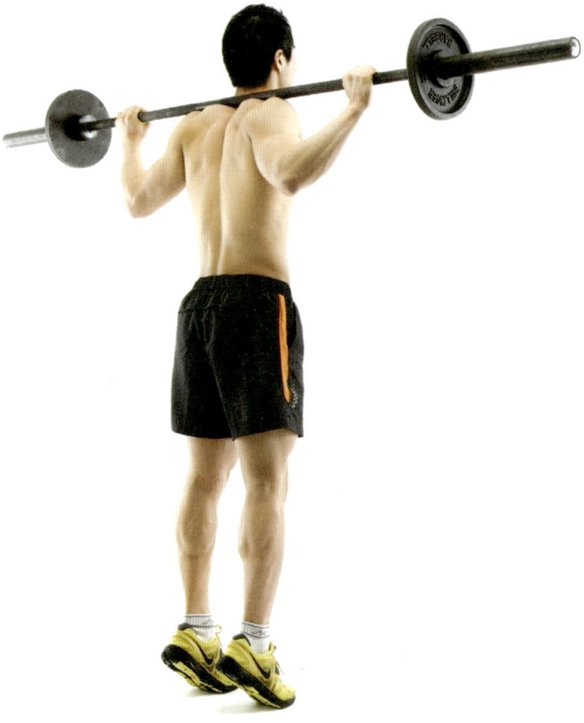

ATTENTION!

1 발뒤꿈치를 들어 올리는 동안 무릎이 구부러지지 않도록 한다.

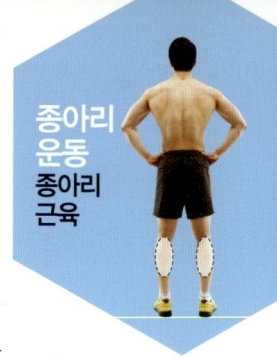

종아리
운동
종아리
근육

2 SEATED BARBELL CALF RAISE

시티드 바벨 카프 레이즈 | 바벨 들고 앉아서 발뒤꿈치 들어 올리기

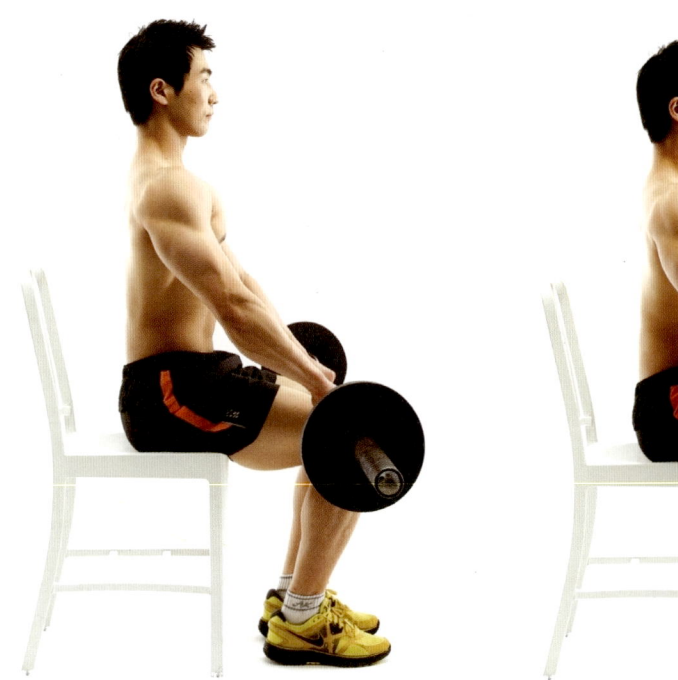

HOW TO

1 의자에 엉덩이만 걸치고 무릎을
  직각으로 구부리고 앉는 다음
  양손으로 바벨을 잡고 무릎 위에
  올려둔다.

2 발뒤꿈치를 최대한 들어올린 다음
  2초 이상 버티고 천천히 내려온다.

ATTENTION!

1 발가락 방향에 따라 운동 부위가 달라질 수 있다. 발가락을 정면으로 향하면
  종아리 모든 근육을 발달시키고, 발가락을 바깥쪽으로 향하면 안쪽 종아리
  근육을, 발가락을 안쪽으로 향하면 바깥쪽 종아리 근육을 단련시킨다.

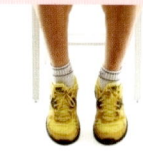 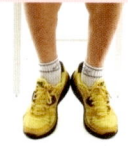 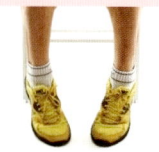

1 BARBELL PLATE CRUNCH

바벨 플레이트 크런치 | 원판 이마에 대고 상체 말아 올리기

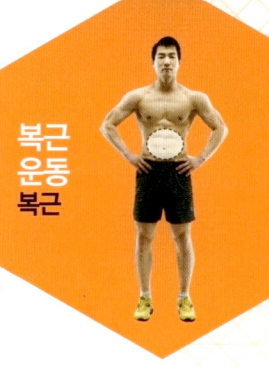

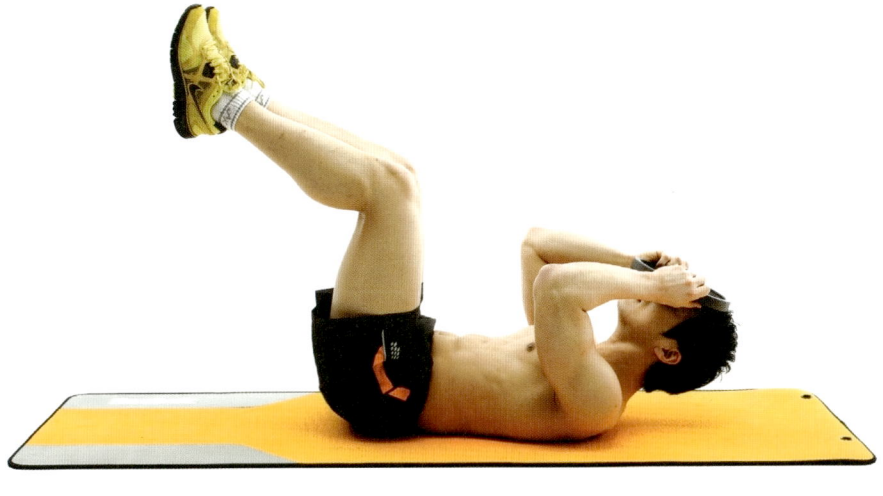

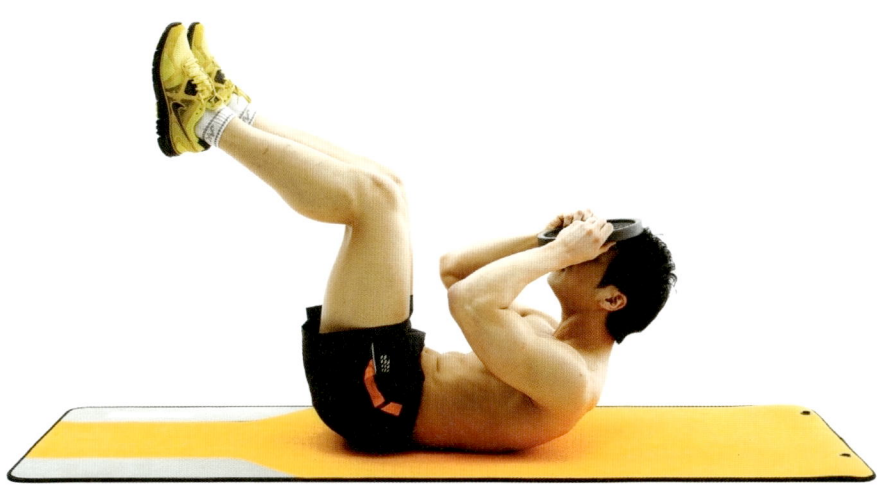

HOW TO

1 바닥에 누워 양손에 원판을 잡고 이마 위에 둔 다음, 엉덩이가 지면에서 뜰 정도로 무릎을 들어 올리고 머리를 살짝 올린다.

2 턱을 든 상태에서 상체를 살짝 들어 올린 다음 1초간 버텼다가 시작자세로 돌아간다.

ATTENTION!

1 동작 내내 머리가 바닥에 닿지 않도록 계속 긴장을 유지한다.

2 상체를 드는 동작에서 고개가 숙여지면 목 뒤쪽에 통증이 생길 수 있다.

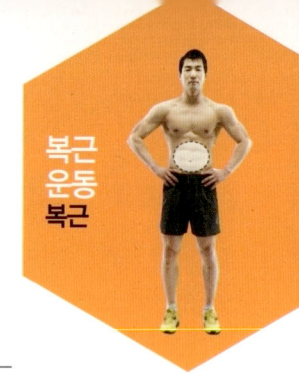

2 ARM EXTENSION REVERSE CRUNCH

암 익스텐션 리버스 크런치 | 팔 펴서 하체 말아 올리기

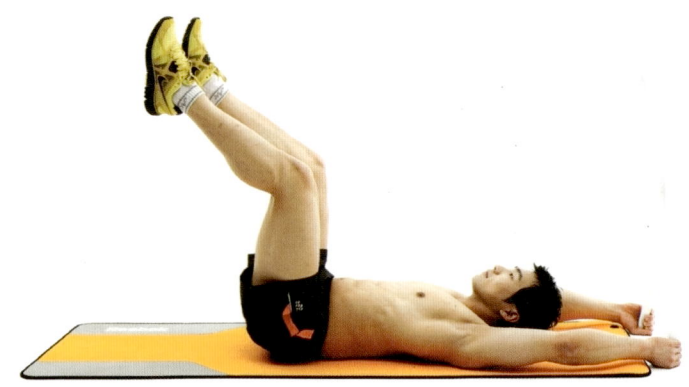

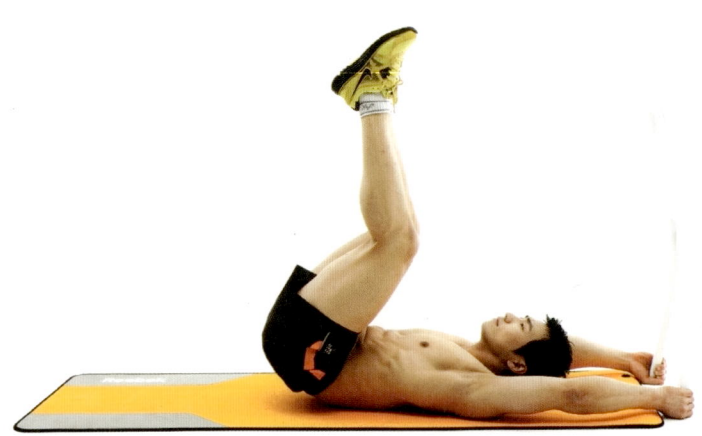

HOW TO

1 바닥에 누운 후 양손을 머리 위로 올린 다음 의자 밑부분을 잡고, 무릎을 구부린 상태로 다리를 들어 올린다.

2 바닥으로부터 골반을 들어 올린 다음 1초간 버텼다가 시작자세로 돌아간다.

ATTENTION!

1 골반이 동작 내내 바닥에 닿으면 안 된다. 가동범위를 좁게 하여 계속 긴장을 유지시킨다.

2 다리가 움직이는 것이 아니라 다리는 고정시킨 상태에서 골반을 들어 올린다.

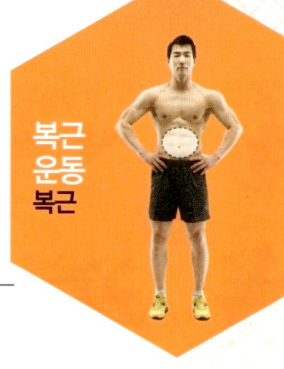

3 V-UP

브이-업 | 상체와 하체 V자 만들기

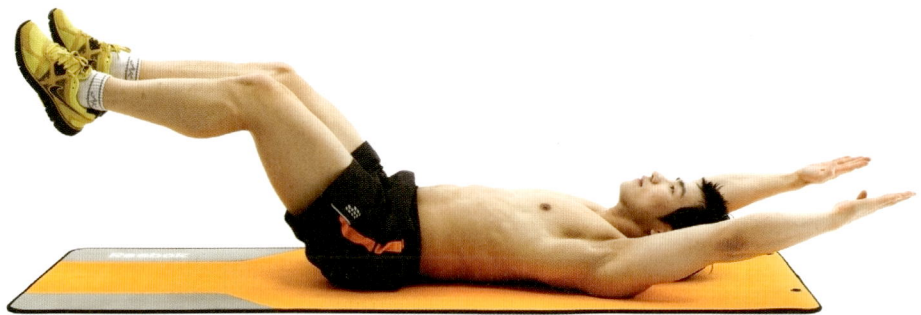

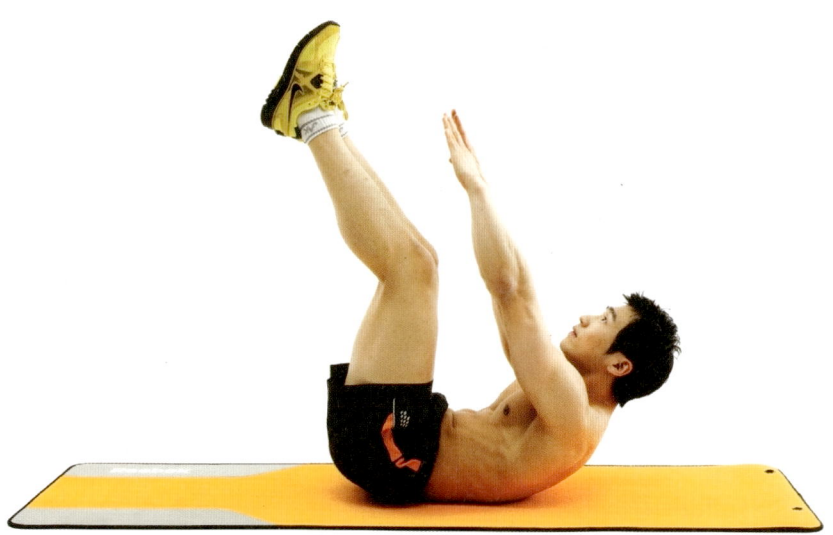

HOW TO
1 바닥에 누워 양팔을 머리 위로 곧게 편다.
2 손끝과 발끝을 동시에 들어 올려 동작을
  완수한다.

ATTENTION!
1 몸통과 다리가 V자 형태가 이루어져야
  한다.
2 양팔과 양 다리를 최대한 곧게 편다.

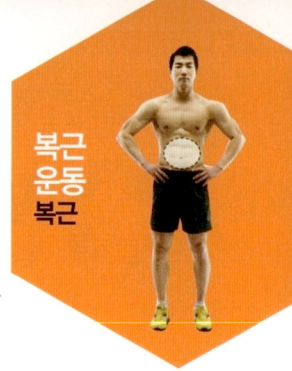

4 FLANK

플랭크 | 상체 일으켜 버티기

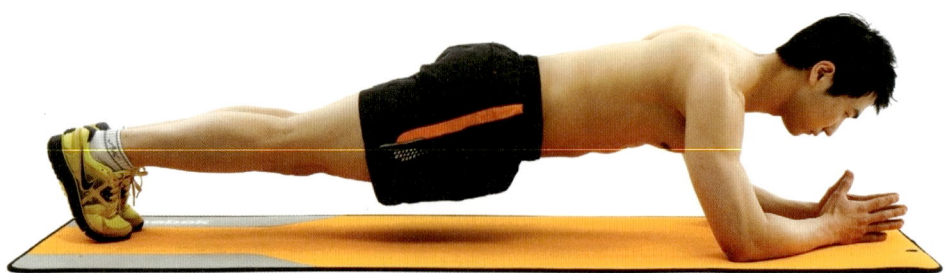

HOW TO

1 바닥에 엎드린 다음 팔꿈치를 구부려 전완이
  바닥에 닿도록 한다.
2 몸을 쭉 편 상태에서 복근에 힘을 주어 상체를
  들어 올리고 30초 이상 버틴다.

ATTENTION!

1 몸이 일직선이 되어야 한다.
2 복부에 힘을 주어 허리에 부담을
  최소화시킨다.

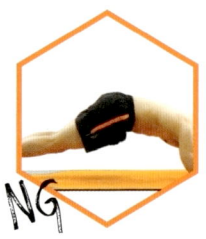

NG

몸이 일직선이 되지 못
하고 힙이 위로 올라가
는 실수를 한다.

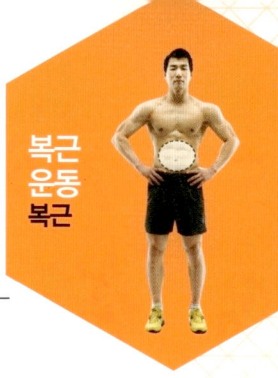

5 SIDE FLANK
사이드 플랭크 | 상체를 옆으로 일으켜 버티기

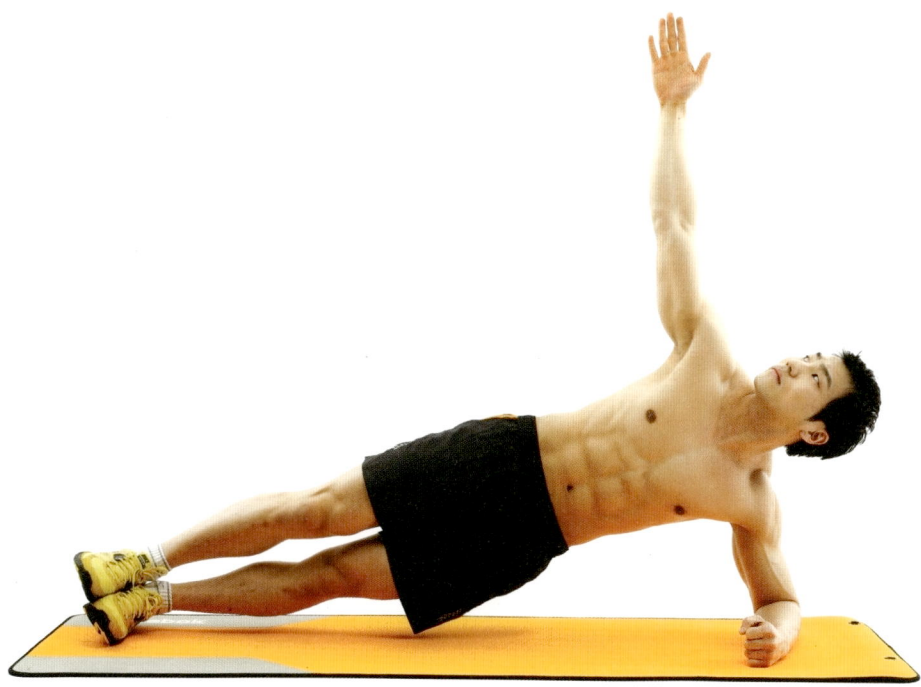

HOW TO
1 옆으로 누운 다음 전완이 바닥에 닿도록 한다.
2 몸을 쭉 편 상태에서 복근에 힘을 주어 상체를
  들어 올리고 30초 이상 버틴다. 반대쪽도
  실시한다.

ATTENTION!
1 몸이 일직선이 되어야 한다.
2 복부에 힘을 주어 허리에 부담을
  최소화시킨다.

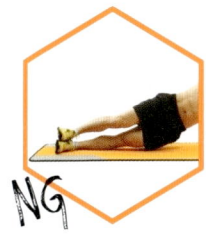

NG

종아리를 바닥에 대는
실수를 한다.

Diet Personal Training

체형별 4주 다이어트 퍼스널 트레이닝

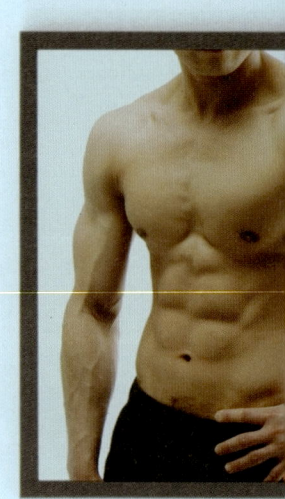

파트 1에서 성공적인 다이어트를 위해 트레이닝 이론 공부를 하고, 파트 2에서 정확한 운동 동작을 상세하게 배웠다면 이제는 본격적으로 응용할 차례이다. 이 파트에서는 고도비만, 상체비만, 하체비만, 저근육형비만, 과체중 등 5가지 비만 체형에 대해 분석하고, 각 체형에 맞는 4주 다이어트 프로그램을 응용할 수 있도록 소개하고 있다. 마지막으로 남성의 근비대를 목적으로 하는 중급자를 위한 프로그램을 선보이고 있는데, 근지구력 트레이닝을 중심으로 하는 초급자 과정을 끝낸 후 도전해보자.

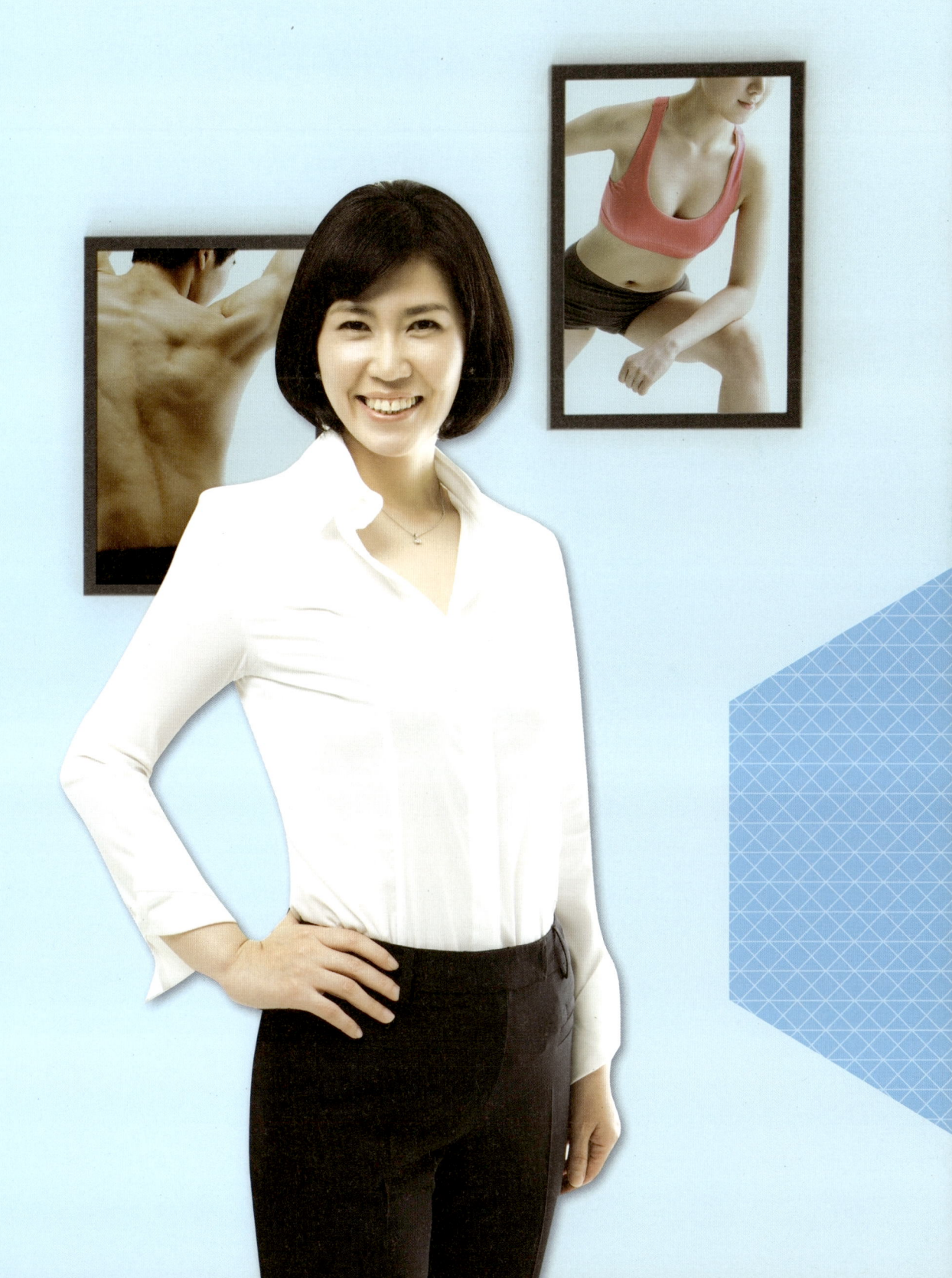

1 고도비만을 위한 4주 프로그램

필자가 처음 다이어트를 결심했을 때 체질량지수가 30이 넘는 고도비만이었다. 큰 결심을 하고 트레드밀에서 워킹을 시작했는데 10분도 안 되어 온 몸이 땀범벅이 되고 무릎은 아프고 당장이라도 내려오고 싶을 정도로 10분이 1시간 보다 길게 느껴졌던 기억이 아직도 생생하다. 운동수행능력이 떨어지는 고도비만은 운동요법보다 식이요법에 더 집중하는 것이 좋다. 운동 지침 역시 꼭 지켜야 한다는 강박관념보다는 활동을 즐긴다는 느낌으로 수행한다면 운동 공포증에서 벗어날 수 있을 것이다.

1 고도비만 체형 분석하기

체질량지수가 30이 넘는 중등도 비만에서 고도비만, 초고도비만까지 이 전략 프로그램을 활용하면 된다. 또, 체질량지수가 30이 넘지 않아도 체지방율이 남자 25%, 여자 35%가 넘으면 고도비만 프로그램을 선택하도록 한다.

2 고도비만을 위한 운동 지침

A 고도비만은 운동을 한다는 생각보다 활동량을 늘린다는 생각으로 운동에 접근한다. 7:5:3 법칙을 기본으로 스트레칭 주 7회, 유산소운동 주 5회, 근력운동 주 3회를 실시하지만 횟수에 지나치게 집착하지 않는다.

B 고도비만은 관절의 가동범위가 좁아서 운동상해가 생기기 쉬우므로 준비운동과 정리운동 시간을 충분히 확보해야 한다. 특히 준비운동은 한 동작 당 15~30초 이상 실시하고 15분을 넘기도록 한다. 반면에 정리운동은 한 동작 당 15~30초씩 10~15분 사이로 실시한다.

C 유산소운동은 상체 무게를 고려하여 무릎이나 발목에 충격이 큰 에어로빅, 줄넘기, 스쿼시, 러닝 등은 피하고, 가벼운 산책이나 수영, 자전거를 주로 한다. 수영

을 하지 못한다면 아쿠아로빅이나 수영장 물속 걷기도 효과적이다.

D 고도비만은 열 배출 능력이 떨어지기 때문에 땀복을 입거나 운동 후 사우나에서 땀을 빼는 것은 주의한다.

E 야외 운동을 할 때 어두운 색은 열을 흡수하기 때문에 상의는 가급적 밝은 색을 선택하고 모자는 통풍이 잘 되는 것으로 고른다.

F 주 3회 복합 트레이닝을 하는 날에는 '준비운동 → 근력운동 → 유산소운동 → 정리운동'의 순서로 하고, 정리운동보다 준비운동 시간을 좀 더 할애해서 하체 관절에 무리를 주지 않도록 한다. 근력운동을 할 때는 상체보다 하체 근력운동 시간을 늘린다. 근력운동과 함께 유산소운동을 할 때는 20분 정도로 가볍게 실시한다.

G 근력운동을 하지 않고 유산소운동만 하는 날(주 2회)에는 산책, 자전거, 수영, 아쿠아로빅 등 즐겁게 할 수 있는 운동 위주로 30~40분 정도 실시하는데, 무릎 건강이 나쁘다면 10분씩 나눠서 한다. 이때 최대심박수의 40~50%인 저·중강도로 매우 가벼운 느낌으로 시작해서 중강도로 서서히 업그레이드 시킨다.

H 주 1회는 트레이닝 없이 완전히 쉬도록 하지만 하루 15분 정도 스트레칭을 해서 몸을 풀어준다.

I 4주 프로그램 후 자신의 체형 변화에 따라 상·하체비만 프로그램을 수행하거나 현재 프로그램의 강도를 높여 실시한다. 다이어트를 끝내고 싶다면 주 3회 복합 트레이닝을 중심으로 실시한다.

운동	운동방법	운동종목
준비운동	총 시간 15~20분 동작 당 시간 15~30초 이상	Part 2 P.83~91
근력운동	회당 시간 40분 내외 횟수 주 3회(상·하체 번갈아 실시) 1회 당 시간 5~6초 1세트 횟수 15~20회 1주차 세트 수 2세트 실시 2주차 세트 수 3세트 실시 3~4주차 세트 수 3~4세트 실시 휴식 세트간 30초 내, 운동종목간 1분 내 휴식	가슴 운동 스탠딩 푸시업 P.112 힙&허벅지 운동1 맨손 스쿼트 P.128 등 운동 밴드 로우 P.116 힙&허벅지 운동2 짐볼 스쿼트 P.129 어깨 운동 밴드 숄더 프레스 P.120 종아리 운동 시티드 덤벨 카프 레이즈 P.143 삼두 운동 밴드 오버헤드 익스텐션 P.138 이두 운동 밴드 컬 P.134 복근 운동1 크런치(체어, 짐볼) P.145 복근 운동2 밴드 사이드 밴드 P.151
유산소운동	주 3회 근력운동 병행 20분 내외 주 2회 유산소운동만 30~40분(10분씩 나눠서 가능) 저·중강도(40~50%)	권장운동 산책 등 가볍게 걷기, 자전거, 아쿠아로빅, 수영 금지운동 러닝, 에어로빅, 줄넘기, 스쿼시, 권투
정리운동	총 시간 10~15분 동작 당 시간 15~30초	Part 2 P.92~104

4 고도비만을 위한 식사 지침

A 하루 평균 800~900kcal의 초저열량 식단이므로 초기 2~4주만 실시하고 이후에는 자신의 체형에 따라 상체비만이나 하체비만 식단으로 업그레이드 한다.

B '탄수화물:단백질:지방=60:20:20'의 비율로 하고 지방은 불포화지방산이 많은 생선을 섭취하도록 한다.

C 하루 세끼 중 아침과 점심은 전통적인 한식 식단으로 구성하는 것이 좋다. 흰밥보다는 잡곡밥을 중심으로 아침과 점심 모두 1/2공기로 구성한다. 아침을 제대로 먹지 못하는 경우 탄수화물이 풍부한 고구마나 선식으로 대체한다. 액체식을 먹을 경우에는 야채나 과일을 추가하여 포만감을 주도록 한다.

D 저녁은 지방 전환율이 낮은 단백질 중심으로 구성하는데 콩, 닭가슴살, 달걀, 참치 등이 좋으며, 배고픔을 줄이기 위해 식이섬유가 풍부한 고구마, 토마토, 양상추, 양배추 등을 곁들여 먹는다.

E 고도비만의 지나친 식욕을 억제하기 위해 초저염식 식단을 구성한다. 이 식단은 하루 평균 나트륨 섭취량이 1,000mg 이하로 구성하고 있는데, 한국인에게는 어려운 저염식을 목표로 하기 때문에 초기에는 구역질이 날 수 있다. 이때는 간이 들어간 배추김치나 멸치볶음을 추가 반찬으로 먹을 수 있다. 반찬은 총 5가지 이하로 구성하는 것이 좋고, 초저염식을 목표로 하기 때문에 국이나 찌개는 하루 1번 이하로 줄이거나 가급적 삼가고 꼭 필요하다면 저녁은 절대 피하도록 한다.

F 간식은 오전, 오후 중 배가 고플 때 한번만 먹도록 하고, 그래도 배가 고프면 삶은 달걀 흰자, 무지방우유, 토마토를 중심으로 섭취한다.

G 콜레스테롤과 포화지방산이 많은 붉은 육류는 제외시키고 해산물, 닭고기, 두부로 씹는 맛을 즐긴다.

H 초저열량 식단이므로 반찬에 곤약, 묵, 해조류 등 식이섬유가 많아 포만감을 줄 수 있는 식품을 자주 구성한다.

I 반찬은 비타민과 무기질이 풍부한 나물 반찬을 꼭 넣도록 하고, 이왕이면 신선도가 높은 제철 나물을 활용한다.

J 탄수화물 중독증을 높일 수 있는 빵 섭취는 피한다.

K 초저열량 식단이므로 수용성 비타민이 풍부한 비타민제를 복용하여 영양 불균형
을 막도록 한다.

5 고도비만용 1주일 식단

	아침		오전 간식		점심		오후 간식		저녁		하루 식사
월 요 일	현미밥 1/2 부추겉절이 2/3 미역연두부무침 2/3 양송이버섯볶음 2/3 잔멸치볶음 2/3	159 23 20 48 49			현미콩밥 1/2 연근구이 2/3 가지나물 2/3 도토리묵무침 2/3	178 32 21 40	삶은 계란 흰자 2개	24	콩샐러드 (오리엔탈드레싱) 찐 고구마 1/2개	140 87.5	총칼로리 (821.5kcal) 총나트륨 (945mg)
칼로리	299				271		24		227.5		
화 요 일	현미콩밥 1/2 두부부침 2/3 연근구이 2/3 오이생채 2/3 미나리관자무침 2/3	178 48 32 21 31	자몽 주스 1컵	35	현미밥 1/2 조기구이 2/3 데친양배추무침 2/3 마늘쫑볶음 2/3 배추김치 2/3	159 64 30 30 7			구운 닭가슴살 1조각 토마토 1개 찐 고구마 1/2개	74 28 87.5	총칼로리 (824.5kcal) 총나트륨 (970mg)
칼로리	310		35		290				189.5		
수 요 일	현미잡곡밥 1/2 참치구이 2/3 콩나물무침 2/3 우엉볶음 2/3 데친 브로콜리 2/3	175 76 26 40 16	토마토 1개	28	현미밥 1/2 곤약부추무침 2/3 잔멸치볶음 2/3 호박나물 2/3	159 27 49 26			찐 고구마 1/2개 삶은 계란 1개 토마토 1개	87.5 75 28	총칼로리 (812.5kcal) 총나트륨 (676mg)
칼로리	333		28		261				190.5		
목 요 일	현미콩밥 1/2 계란찜 2/3 미나리관자무침 2/3 다시마쌈 2/3 배추김치 2/3	178 87 31 3 7			현미밥 1/2 시금치조개국 2/3 오이양배추무침 2/3 버섯구이 2/3	159 31 22 30	무지방우유 1컵	60	구운 닭가슴살 1조각 양상추토마토샐러드 (오리엔탈드레싱) 찐 고구마 1/2개	74 51 87.5	총칼로리 (820.5kcal) 총나트륨 (1,177mg)
칼로리	306				242		60		212.5		

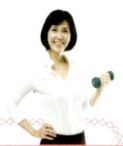

고도비만 식사 지침 주의사항

고도비만은 체내에 저장된 에너지가 많기 때문에 단기간 초저열량 다이어트를 해도 크게 문제가 없지
만, 섭취량이 기초대사량보다 낮기 때문에 4주 이상 지속하면 근육량 손실의 원인이 될 수 있다. 특히 근
육량이 많은 남성의 경우 자신의 체형이 고도비만에 속해도 식단은 상체비만이나 하체비만 식단을 따라
하는 것이 바람직하다. 그리고 요요현상이 많았던 경우에는 고도비만에 해당되더라도 고도비만용 식단
보다는 상체 · 하체비만용 식단을 중심으로 수행한다. 요요현상이 많은 경우 800kcal 정도의 초저열량
식단은 오히려 요요현상을 악화시킬 수 있다.

	아침		오전 간식	점심		오후 간식		저녁		하루 식사
금 요 일	현미콩밥 1/2 연어구이 2/3 호박나물 2/3 부추겉절이 2/3	178 75 26 23		현미잡곡밥 1/2 무해파리무침 2/3 가지나물 2/3 연근구이 2/3	175 29 21 32	무지방우유 1컵	60	양상추참치샐러드 (올리브유드레싱) 토마토 1개 찐 고구마 1/2개	136 28 87.5	총칼로리 (870.5kcal) 총나트륨 (850mg)
칼로리	302			257		60		251.5		
토 요 일	현미밥 1/2 오징어미역무침 2/3 우엉볶음 2/3 두부부침 2/3 배추김치 2/3	159 46 40 48 7		현미잡곡밥 1/2 버섯채소볶음 2/3 청국장우거지무침 2/3 도토리묵무침 2/3	175 32 24 40	토마토 1개	28	양배추토마토샐러드 (오리엔탈드레싱) 찐 고구마 1/2개 구운 닭가슴살 1조각	65 87.5 74	총칼로리 (825.5kcal) 총나트륨 (1,017mg)
칼로리	300			271		28		226.5		
일 요 일	현미콩밥 1/2 홍합미역국 2/3 시금치나물 2/3 땅콩조림 2/3 부추겉절이 2/3	178 40 25 48 23		양념참치채소비빔밥 2/3 청국장우거지무침 2/3	301 24	토마토주스 1컵	13	닭가슴살샐러드 (오리엔탈드레싱) 찐 고구마 1/2개	118 87.5	총칼로리 (857.5kcal) 총나트륨 (981mg)
칼로리	314			325		13		205.5		

상체비만을 위한 4주 프로그램

한겨울에도 코트를 입지 않고 얇은 재킷과 핫팬츠를 즐겨 입는 회원이 있었다. 춥지 않냐고 물어보니 자신은 상체비만이라 두꺼운 코트를 입으면 북극곰처럼 거대해 보이기 때문에 옷을 얇게 입어야 한다고 했다. 사람을 볼 때 시선이 얼굴이 있는 상체로 향하다 보니 상체비만은 하체비만에 비해 더 뚱뚱하게 보인다. 여기에 하체비만보다 당뇨나 고혈압, 관절염 등 건강 위험도 증가하므로 여러모로 억울한 비만 체형인 셈이다. 상체비만은 운동요법보다 식이요법에 더 집중을 하는 것이 좋으며, 운동을 할 때도 하체 관절에 무리를 주지 않으면서 칼로리 소비를 증가시키는 것을 목표로 한다.

1 상체비만 체형 분석하기

체질량지수가 25~30이거나 체지방율이 남자는 20~25%, 여자는 28~35%일 때 비만이라고 하는데, 특히 복부, 등, 어깨에 군살이 많고 하체 근육이 발달하지 않은 체형을 상체비만이라고 한다. 상체비만은 하체가 부실해서 상체 무게를 지탱하지 못하기 때문에 하체 관절이 약하다. 주로 남성비만이 많으며 여성의 경우 동양인보다 서양인에게 많은 비만 체형이다. 동양 여성도 중년 이후 여성 호르몬의 분비가 줄면서 상체비만이 많이 나타난다.

2 상체비만을 위한 운동 지침

A 7:5:3 법칙을 기본으로 스트레칭 주 7회, 유산소운동 주 5회, 근력운동 주 3회를 실시한다.

B 준비운동을 위한 스트레칭을 할 때 상체 스트레칭에 비해 하체 스트레칭 시간을 길게 해서 하체 관절을 충분히 풀어주도록 한다.

C 유산소운동은 상체 무게를 고려하여 무릎이나 발목에 충격이 큰 에어로빅, 줄넘기, 스쿼시, 러닝 등은 피하고 수영이나 자전거, 파워워킹 등을 권장한다. 수영을

하지 못한다면 아쿠아로빅이나 수영장 물속 걷기도 효과적이다.

D 상체비만은 운동 중 상체에 열이 많이 나기 때문에 통풍이 잘되고 열 순환이 좋은 기능성 옷이나 면소재의 옷을 입는 것이 좋다. 열 배출을 막는 땀복을 입고 운동하거나 잦은 사우나는 피한다. 특히 운동 직후 사우나를 하는 것은 탈수현상을 촉진시키고 상체 열 조절에 문제를 일으킬 수 있으므로 피하는 것이 좋다.

E 야외 운동을 할 때 어두운 색은 열을 흡수하기 때문에 상의는 가급적 밝은 색을 선택하고 모자는 통풍이 잘 되는 것을 고른다.

F 복합 트레이닝을 하는 날에는 '준비운동 → 근력운동 → 유산소운동 → 정리운동'의 순서로 하고, 정리운동보다 준비운동 시간을 좀 더 할애해서 하체 관절에 무리를 주지 않도록 한다. 근력운동을 할 때는 상체보다 하체 근력운동 시간을 늘린다. 복합 트레이닝을 하는 날의 유산소운동은 파워워킹보다 자전거나 수영으로 하체 관절에 무리가 가지 않도록 하고 20~30분 정도 실시한다.

G 근력운동을 하지 않고 유산소운동만 하는 날에는 파워워킹이나 수영, 자전거 중 즐겁게 할 수 있는 운동으로 실시하며 30~50분 정도 수행하는데, 무릎 건강이 나쁘다면 20분씩 나눠서 한다.

H 주 1회는 트레이닝 없이 완전히 쉬도록 하지만 하루 15분 정도 스트레칭은 실시한다.

I 4주 프로그램 후 자신의 체형 변화에 따라 과체중 프로그램이나 저근육형비만 프로그램을 수행하거나 현재 프로그램의 강도를 높여 실시한다. 다이어트를 끝내고 싶다면 주 3회 복합 트레이닝을 중심으로 실시한다.

3 상체비만 4주 운동 프로그램

운동	운동방법	운동종목	
준비운동	총 시간 15분 내외 상체 스트레칭 15초 내외 하체 스트레칭 15~30초	Part 2 **P.83~91**	
근력운동	회당 시간 50분 내외 횟수 주 3회 (상·하체 번갈아 실시, 하체는 한 근육 당 2종목 실시) 1회 당 시간 5~6초 1세트 횟수 15~20회 1주차 세트 수 2세트 실시 2주차 세트 수 3세트 실시 3~4주차 세트 수 3~4세트 실시 휴식 세트간 30초 내, 운동종목간 1분 내 휴식	가슴 운동 밴드 프레스 **P.107**	
		힙&허벅지 운동1 덤벨 스쿼트 **P.126**	
		등 운동 덤벨 데드리프트 **P.113**	
		힙&허벅지 운동2 짐볼 스쿼트 **P.129**	
		어깨 운동 덤벨 숄더 프레스 **P.119**	
		종아리 운동1 스탠딩 덤벨 카프 레이즈 **P.142**	
		삼두 운동 투 암 덤벨 오버헤드 익스텐션 **P.137**	
		종아리 운동2 시티드 덤벨 카프 레이즈 **P.143**	
		이두 운동 덤벨 컬 **P.133**	
		복부 운동1 크런치(체어, 짐볼) **P.145**	
		복부 운동2 리버스 크런치 **P.146**	
유산소운동	주 3회 근력운동 병행 20~30분 주 2회 유산소운동만 30~50분(20분 이상 지속) 저·중강도(40~60%)	권장운동 파워워킹, 자전거, 아쿠아로빅, 수영	금지운동 러닝, 에어로빅, 줄넘기, 스쿼시, 권투
정리운동	총 시간 10분 내외 동작 당 시간 15초 내외	Part 2 **P.92~104**	

4 상체비만을 위한 식사 지침

A 하루 평균 1,200kcal의 저열량 식단이므로 4주 다이어트 프로그램 후에는 1,500kcal까지 늘리도록 한다.

B '탄수화물:단백질:지방=60:20:20'의 비율로 하고 지방은 불포화지방산이 많은 견과류나 생선을 섭취하도록 한다. 남성의 경우 근육의 크기 증가를 목적으로 트레이닝을 할 때는 단백질 보충제를 추가적으로 섭취할 수 있다.

C 하루 세끼 중 아침과 점심은 전통적인 한식 식단으로 구성하는 것이 좋다. 흰밥보다는 잡곡밥을 중심으로 아침은 2/3공기, 점심은 1/2공기로 한다. 아침을 제대로 먹지 못하는 경우 탄수화물이 풍부한 야채김밥이나 고구마 1~2개로 대체하고, 생식이나 선식 같은 액체식을 먹을 때는 야채나 과일을 먹어 포만감을 주도록 한다.

D 저녁은 지방 전환율이 낮은 단백질 식품을 중심으로 구성하는데 두부, 콩, 닭가슴살, 달걀, 연어, 참치캔, 해산물 등이 좋으며, 배고픔을 줄이기 위해 식이섬유가 많은 고구마나 토마토, 야채샐러드 등을 곁들인다.

E 하루 평균 나트륨 섭취량을 1,500mg 이하로 구성하는 저염식을 목표로 하기 때문에 반찬은 찌개, 국을 포함하여 5가지 이하로 구성한다. 국이나 찌개는 하루 한 끼만 먹도록 하는데 저녁은 피하도록 한다.

F 간식은 오전에는 복부비만을 위한 장 청소에 효과적인 고구마 중심으로 먹고, 오후에는 토마토, 사과, 자몽 등 혈당지수가 낮은 과일과 야채로 먹거나 견과류를 먹는다. 그래도 배가 고프면 저지방우유나 달걀 흰자를 추가로 먹는다.

G 육류는 포화지방산이 많은 돼지고기나 쇠고기는 피하고 닭고기 위주로 섭취한다.

H 상체에 열을 내릴 수 있는 녹두로 만든 청포묵을 이용한 요리나 곤약 등 식이섬유가 많은 요리를 많이 활용한다.

I 식사 전에 배가 고프면 호두 6알, 아몬드 10알, 땅콩 20알 중 하나를 선택해서 공복을 달래준다.

J 탄수화물 중독증을 유발하는 밀가루 섭취는 주 1~2회 미만으로 먹는 것이 좋은

데, 혈압을 내리는 데 도움이 되는 메밀국수나 포만감을 줄 수 있는 호밀 잡곡빵 등 혈당지수가 낮은 식품을 선택하도록 한다.

K 추가적으로 수용성 비타민이 풍부한 비타민제를 복용하면 영양불균형을 막을 수 있다.

5 상체비만용 1주일 식단

	아침		오전 간식		점심		오후 간식		저녁		하루 식사
월요일	현미콩밥 2/3 배추된장국 잔멸치볶음 우엉볶음 데친 브로콜리	238 20 73 60 24	찐 고구마 1/2개 토마토 1개	87.5 28	현미밥 1/2 미나리관자무침 2/3 연근구이 2/3 청포묵무침 2/3 배추김치 2/3	159 31 32 38 7	자몽 1/2개 아몬드 10알	60 77	양상추두부샐러드 (오리엔탈드레싱) 찐 고구마 1/2개 구운 닭가슴살 1조각	109 87.5 74	총칼로리 (1,205kcal) 총나트륨 (1,397mg)
칼로리	415		115.5		267		137		270.5		
화요일	현미잡곡밥 2/3 시금치조개국 두부부침 콩나물무침 오징어미역무침	235 47 72 39 69	찐 고구마 1/2개	87.5	현미밥 1/2 조기구이 2/3 데친양배추무침 2/3 청국장우거지무침 2/3	159 64 30 24	키위 1개	54	양상추연어샐러드 (올리브유드레싱) 토마토 1개 찐 고구마 1/2개	211 28 87.5	총칼로리 (1,207kcal) 총나트륨 (1,439mg)
칼로리	462		87.5		277		54		326.5		
수요일	현미밥 2/3 무해파리무침 곤약부추무침 잔멸치볶음 버섯구이	213 44 41 73 45	찐 고구마 1/2개	87.5	현미팥밥 1/2 청포묵냉국 2/3 연어구이 2/3 우엉볶음 2/3 미역연두부무침 2/3	174 45 75 40 20	토마토 1개 키위 1개	28 54	해산물샐러드 (오리엔탈드레싱) 찐 고구마 1/2개 삶은 계란 1개	114 87.5 75	총칼로리 (1,216kcal) 총나트륨 (1,453mg)
칼로리	416		87.5		354		82		276.5		
목요일	현미콩밥 2/3 홍합미역국 두부부침 콩나물무침 청국장우거지무침	238 59 72 39 36	찐 고구마 1/2개	87.5	현미잡곡밥 1/2 도토리묵무침 2/3 연근구이 2/3 오징어미역무침 2/3 배추김치 2/3	175 40 32 46 7	땅콩 20알 토마토 1개	73 28	구운 닭가슴살 2조각 양상추토마토샐러드 (오리엔탈드레싱) 찐 고구마 1/2개	148 51 87.5	총칼로리 (1,219kcal) 총나트륨 (1,472mg)
칼로리	444		87.5		300		101		286.5		

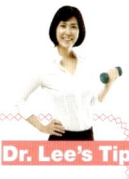

상체비만 식사 지침 주의사항

상체비만은 배고픔이 빨리 오기 때문에 5시간 이상 공복을 유지하는 것은 좋지 않다. 공복이 오래가면 폭식으로 이어지기 때문에 견과류를 휴대하거나 식이섬유가 풍부한 간식을 미리 섭취해서 폭식하는 습관을 없애야 한다. 상체비만은 운동요법보다 식이요법이 더 중요하기 때문에 반드시 식사 지침을 잘 따라야 한다.

Dr. Lee's Tip

	아침		오전 간식		점심		오후 간식		저녁		하루 식사
금요일	현미잡곡밥 2/3 해물탕 우엉볶음 부추겉절이 오이생채	235 106 60 34 32	찐 고구마 1개	175	현미콩밥 1/2 닭고기야채냉채 2/3 도토리묵무침 2/3 데친양배추무침 2/3 가지나물 2/3	178 70 40 30 21	자몽 1/2개	60	양상추참치샐러드 (올리브유드레싱) 토마토 1개 구운 닭가슴살 1조각	136 28 74	총칼로리 (1,279kcal) 총나트륨 (1,065mg)
칼로리	467		175		339		60		238		
토요일	현미팥밥 2/3 시금치조개국 곤약부추무침 잔멸치볶음 데친 브로콜리	234 47 41 73 24	찐 고구마 1/2개 자몽주스 1컵	87.5 35	메밀국수 2/3 깍두기 2/3	205 11	키위 1개 호두 6알	54 84	찐 고구마 1/2개 청포묵야채샐러드 (오리엔탈드레싱) 구운 닭가슴살 2조각	87.5 78 148	총칼로리 (1,209kcal) 총나트륨 (1,901mg)
칼로리	419		122.5		216		138		313.5		
일요일	현미잡곡밥 2/3 우엉볶음 곤약부추무침 모둠채소볶음	235 60 41 52	찐 고구마 1/2개	87.5	현미콩밥 1/2 연어구이 2/3 잔멸치볶음 2/3 청국장우거지무침 2/3 양송이버섯볶음 2/3	178 75 49 24 48	토마토 1개 아몬드 10알	28 77	양배추새우샐러드 (오리엔탈드레싱) 토마토 1개 찐 고구마 1/2개	126 28 87.5	총칼로리 (1,196kcal) 총나트륨 (1,083mg)
칼로리	388		87.5		374		105		241.5		

3 하체비만을 위한 4주 프로그램

쭉 뻗은 각선미를 자랑해주는 핫팬츠, 섹시한 힙과 날씬한 허벅지 라인이 생명인 청바지… 하체비만에게는 너무나 먼 패션 아이템이다. 젊은 여성에게 많이 나타나는 하체비만은 지방세포 수가 많은 일종의 난치성 비만에 속한다. 지방세포의 크기가 커진 상체비만보다 빠른 다이어트 효과를 기대하기 힘들기 때문에 포기하는 경우가 많다. 하지만 포기하기엔 이르다. 식사량을 줄이는 것보다 음식 종류에 신경 쓰고 하체 혈액순환을 강화하는 운동 요법을 꾸준히 하다 보면 미니스커트 패션이 유행해도 두렵지 않게 된다.

1 하체비만 체형 분석하기

체질량지수가 25~30이거나 체지방율이 남자는 20~25%, 여자는 28~35%일 때 비만이라고 하는데, 특히 하체, 즉 엉덩이, 허벅지, 종아리에 군살이 많은 경우 하체비만 프로그램을 선택한다. 10~30대 동양 여성의 80%가 하체비만에 속하는데, 상체에는 근육이 별로 없는 반면 하체 근육은 정상에 속하거나 발달된 상태이면서 하체에 지방이 많다. 또한 하체 부종도 심한 편이라 조금만 무리를 해도 하체 피로를 빨리 느낀다. 비만 상태가 아닌 과체중이라도 하체비만 운동 지침과 식이 지침을 적용하는 것이 좋다.

2 하체비만을 위한 운동 지침

A 7:5:3 법칙을 기본으로 스트레칭 주 7회, 유산소운동 주 5회, 근력운동 주 3회를 실시한다.

B 준비운동보다 정리운동 시간을 길게 한다. 정리운동 시 상체 스트레칭에 비해 하체 스트레칭 시간을 길게 해서 운동 후 하체에 쌓인 피로 물질을 풀어주고, 하체가 붓거나 하체 근육이 단단해지는 것을 방지한다.

C 하체비만을 위한 유산소운동은 하체에 피로 물질이 쌓이기 쉬운 강도가 높은 종목은 피하는 것이 좋다. 자전거, 인라인 스케이트, 스텝퍼 등 하체 근육을 주로 쓰는 것보다 하중이 골고루 분산되는 파워워킹이나 하체 부하가 적은 요가, 필라테스, 수영 등이 바람직하다. 파워워킹은 낮 시간대에 하는 것이 좋고 요가나 필라테스는 저녁에 하는 것이 하체 붓기를 빼는 데 효율적이다.

D 하체비만은 손발이 찬 여성들에게 많이 발생하기 때문에 하체를 차게 만드는 지나치게 짧은 바지나 하체 혈액순환을 방해하는 레깅스 등을 입고 운동하는 것은 주의한다.

E 복합 트레이닝을 하는 날에는 '준비운동 → 근력운동 → 유산소운동 → 정리운동'의 순서로 하고, 준비운동보다 정리운동 시간을 좀 더 할애해서 피로물질을 풀어주도록 한다. 근력운동을 할 때는 하체보다 상체 근력운동 시간을 늘린다. 복합 트레이닝을 하는 날의 유산소운동은 파워워킹을 중심으로 20~30분 정도 실시한다. 근력운동과 유산소운동을 함께 해서 하체 피로감이 높아지면 자기 전에 하체 근육을 풀어주는 크림으로 마사지한다.

F 근력운동을 하지 않고 유산소운동만 하는 날에는 수영, 요가, 필라테스 중 즐겁게 할 수 있는 운동으로 실시하며 30~50분 정도 수행한다.

G 주 1회는 트레이닝 없이 완전히 쉬도록 하지만 하루 15분 정도 스트레칭을 실시해서 몸을 풀어준다.

H 4주 프로그램 후 자신의 체형 변화에 따라 과체중 프로그램이나 저근육형 프로그램을 수행하거나 현재 프로그램의 강도를 높여 실시한다. 다이어트를 끝내고 싶다면 주 3회 복합 트레이닝을 중심으로 실시한다.

3 하체비만 4주 운동 프로그램

운동	운동방법	운동종목	
준비운동	**총 시간** 10분 내외 **동작 당 시간** 15초 내외	Part 2 **P.83~91**	
근력운동	**회당 시간** 50분 내외 **횟수** 주 3회 (상·하체 번갈아 실시, 상체 대근육 2종목 내외 실시) **1회 당 시간** 5~6초 **1세트 횟수** 15~20회 **1주차 세트 수** 2세트 실시 **2주차 세트 수** 3세트 실시 **3~4주차 세트 수** 3~4세트 실시 **휴식** 세트간 30초 내, 운동종목간 1분 내 휴식	**가슴 운동1** **남자** 푸시업 **P.110** **여자** 벤트 니 푸시업 **P.111**	
		가슴 운동2 밴드 플라이 **P.109**	
		힙&허벅지 운동1 짐볼 스쿼트 **P.129**	
		등 운동1 덤벨 데드리프트 **P.113**	
		등 운동2 밴드 로우 **P.116**	
		힙&허벅지 운동2 밴드 힙 업 **P.132**	
		어깨 운동 밴드 사이드 래터럴 레이즈 **P.122**	
		삼두 운동 덤벨 킥 백 **P.139**	
		이두 운동 덤벨 컬 **P.133**	
		복근 운동1 짐볼 리버스 크런치 **P.147**	
		복근 운동2 덤벨 사이드 밴드 **P.150**	
유산소운동	**주 3회 근력운동 병행** 20~30분 **주 2회 유산소운동만** 30~50분(20분 이상 지속) **저·중강도**(40~60%)	**권장운동** 파워워킹, 요가, 수영, 필라테스	**금지운동** 스텝퍼, 인라인 스케이트, 에어로빅, 줄넘기, 자전거
정리운동	**총 시간** 15분 내외 **상체 스트레칭** 15초 내외 **하체 스트레칭** 15~30초	Part 2 **P.92~104**	

196

체형별 4주 다이어트 퍼스널 트레이닝

4 하체비만을 위한 식사 지침

A 하루 평균 1,300kcal의 저열량 식단으로 본인의 기초대사량보다 낮은 경우 4주 이상 지속하지 않는다.

B '탄수화물:단백질:지방=60:20:20'의 비율로 하고 지방은 불포화지방산이 많은 생선을 섭취하도록 한다. 남성의 경우 근육의 크기 증가를 목적으로 트레이닝을 할 때는 단백질 보충제를 추가적으로 섭취할 수 있다.

C 하루 세끼 중 아침과 점심은 전통적인 한식 식단으로 구성하는 것이 좋다. 흰밥보다는 잡곡밥 중심으로 먹는데 하체 붓기를 줄이는 데 도움이 되는 팥밥을 자주 활용하고 아침, 점심 모두 2/3공기로 한다. 아침을 제대로 하지 못하는 경우 탄수화물이 풍부한 고구마 1~2개로 대체한다. 생식이나 선식 같은 액체식을 먹을 때는 야채나 과일을 추가하여 포만감을 주도록 한다.

D 하체 혈액순환이 원활하지 않아 발생하기 쉬운 하체비만은 나트륨 제한이 중요하다. 반찬은 싱겁게 조리해서 5가지 이하로 하고 나트륨이 많은 국과 찌개는 피하도록 한다. 양념에는 나트륨 함량이 높기 때문에 소금, 된장, 간장 등의 양념 사용을 최대한 줄이거나 양파, 마늘, 고추 등을 이용해서 맛을 낸다.

E 저녁은 지방 전환율이 낮은 단백질을 중심으로 구성하는데 두부, 콩, 닭가슴살, 달걀 등이 좋다. 이때 하체 부종을 줄여주는 칼륨이 풍부한 해조류를 추가하고 배고픔을 줄이기 위해 식이섬유가 풍부한 고구마나 토마토, 야채샐러드를 곁들인다.

F 하체비만용 간식에는 칼륨이 풍부하여 나트륨 배설에 효과적인 바나나, 키위, 포도, 고구마 등이 적당하며, 배가 고프면 추가로 저지방우유나 달걀 흰자, 견과류(땅콩, 아몬드, 호두)를 먹도록 한다.

G 육류는 모두 섭취가 가능하지만 소금, 간장 등 양념을 적게 해서 하체비만을 악화시키는 나트륨의 추가 섭취를 막는다. 불고기나 양념갈비보다는 등심구이나 안심구이, 닭가슴살 찜을 선택한다.

H 찬 성질이 있으면서 하체 순환을 방해하는 빵이나 면류와 같은 밀가루 음식, 녹

두로 만든 청포묵, 죽순은 금지한다.

I 탈수 현상을 촉진시켜 하체 혈액순환을 방해하는 카페인이 많이 든 커피, 홍차, 콜라 등은 주의한다.

J 나트륨이 많이 들어 있는 오징어, 문어, 해파리, 훈제연어, 참치캔 등의 사용을 줄인다. 특히 훈제 식품이나 통조림 식품은 생산 과정에서 나트륨을 추가하므로 신선한 상태의 식품을 조리해서 먹는 편이 낫다.

K 추가적으로 수용성 비타민이 풍부한 비타민제를 복용하면 영양불균형을 막을 수 있다.

5 하체비만용 1주일 식단

	아침		오전 간식		점심		오후 간식		저녁		하루 식사
월요일	현미팥밥 2/3 홍합미역국 두부부침 가지나물 데친 브로콜리	234 59 72 31 24	찐 고구마 1개	175	현미밥 2/3 연근구이 버섯채소볶음 배추김치 해초샐러드	213 49 48 10 12	삶은 계란 흰자 2개 포도 1/2송이	24 60	양상추토마토샐러드 (오리엔탈드레싱) 구운 닭가슴살 2조각 삶은 감자 1개	51 148 93	총칼로리 (1,303kcal) 총나트륨 (1,597mg)
칼로리	420		175		332		84		292		
화요일	현미팥밥 2/3 미나리관자무침 돼지고기안심& 미역쌈 호박볶음 콩나물무침	234 47 127 42 39	키위 1개	54	현미잡곡밥 2/3 우엉볶음 무해파리무침 미역연두부무침 버섯채소볶음	235 60 44 30 48	호두 6알 토마토주스 1컵	84 13	다시마새우샐러드 (오리엔탈드레싱) 찐 고구마 1/2개 토마토 1개	117 87.5 28	총칼로리 (1,289.5kcal) 총나트륨 (1,052mg)
칼로리	489		54		417		97		232.5		
수요일	현미콩밥 2/3 닭고기야채냉채 미역오이초무침 잔멸치볶음 다시마쌈	238 104 25 73 5	찐 고구마 1개	175	현미팥밥 2/3 홍합미역국 연근구이 곤약부추무침	234 59 49 41	아몬드 10알	77	해초샐러드 삶은 감자 1개 삶은 계란 2개	12 93 150	총칼로리 (1,335kcal) 총나트륨 (1,314mg)
칼로리	445		175		383		77		255		
목요일	현미콩밥 2/3 잔멸치볶음 우엉볶음 미역오이초무침 데친 브로콜리	238 73 60 25 24	바나나 1개	93	현미팥밥 2/3 조기구이 미역연두부무침 데친양배추무침 김구이	234 96 30 45 5	토마토 1개 호두 6알	28 84	다시마두부샐러드 (오리엔탈드레싱) 찐 고구마 1/2개 구운 닭가슴살 1조각	106 87.5 74	총칼로리 (1,302.5kcal) 총나트륨 (1,046mg)
칼로리	420		93		410		112		267.5		

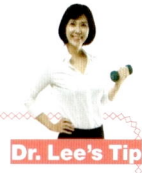

하체비만 식사 지침 주의사항

하체비만은 식사량을 지나치게 줄이는 것보다 식사 종류를 주의하는 것이 더 효과적이다. 특히 하체 순환을 방해하는 밀가루나 카페인에 길들여진 입맛을 교정해야 한다. 하체 부종을 악화시키는 나트륨 섭취를 줄이기 위해 해조류 조리 시 찬물에 30분 정도 담가 소금기를 완전히 빼고, 김은 소금이 없는 생김으로 먹는다. 칼륨이 풍부하지만 혈당지수가 높은 바나나, 포도는 과식을 주의하고 밤에는 섭취하지 않는다.

	아침		오전 간식		점심		오후 간식		저녁		하루 식사
금요일	현미밥 2/3 홍합미역국 우엉볶음 두부부침 김구이	213 59 60 72 5	키위 1개 땅콩 20알	54 73	현미팥밥 2/3 연어구이 미역오이초무침 청국장우거지무침 깍두기	234 112 25 36 16	찐 단호박 1/2개 저지방우유 1컵	58 102	찐 고구마 1/2개 구운 닭가슴살 1조각 삶은 계란 1개	87.5 74 75	총칼로리 (1,355.5kcal) 총나트륨 (1,559mg)
칼로리	409		127		423		160		236.5		
토요일	현미잡곡밥 2/3 계란찜 미역오이초무침 부추겉절이 데친 브로콜리	235 131 25 34 24	찐 고구마 1/2개 토마토주스 1컵	87.5 13	현미팥밥 2/3 잔멸치볶음 연근구이 미역연두부무침 시금치나물	234 73 49 30 38	바나나 1개	93	찐 고구마 1/2개 닭가슴살샐러드 (오리엔탈드레싱) 토마토 1개	87.5 118 28	총칼로리 (1,300kcal) 총나트륨 (1,401mg)
칼로리	449		100.5		424		93		233.5		
일요일	현미팥밥 2/3 홍합미역국 미나리관자무침 우엉볶음 호박볶음	234 59 47 60 42	바나나 1개	93	현미콩밥 2/3 삼치구이 미역오이초무침 콩나물무침 다시마쌈	238 124 25 39 5	찐 고구마 1/2개	87.5	미역콩샐러드 (오리엔탈드레싱) 구운 닭가슴살 1조각 삶은 감자 1/2개	122 74 46.5	총칼로리 (1,296kcal) 총나트륨 (1,225mg)
칼로리	442		93		431		87.5		242.5		

4 저근육형비만을 위한 4주 프로그램

정상 몸무게지만 아무리 예쁜 옷을 입어도 스타일이 살지 않는다면 숨어 있는 군살을 없애주는 저근육형비만 프로그램에 도전해보자. 불과 10년 전만 해도 48kg으로 만들어달라고 찾아오는 이들이 많았는데, 이제는 건강하고 탄력 있는 몸매를 위해 적당한 근육이 필수적이라는 것을 알게 되었다. 저근육형비만은 식이요법보다 운동요법에 좀 더 집중해야 한다. 특히 근력운동을 중심으로 복합 트레이닝을 꾸준히 하고 트레이닝만큼 수면과 휴식도 규칙적으로 취해야 한다.

저근육형비만 체형 분석하기

체질량지수가 23 이하로 비만이나 과체중은 아니지만 체지방율이 남자 15%, 여자 23% 이상이 되는 경우이다. 몸에 비해 근육이 적고 체지방이 많은 불균형 상태이므로 저근육형비만 전략을 선택하는 것이 좋다.

2 저근육형비만을 위한 운동 지침

A 저근육형비만은 기초 체력이 약하기 때문에 고강도 운동은 피하고 근력운동 중심으로 프로그램을 구성한다. 근력운동은 상체 3일, 하체 3일로 나누어 수행하고 주 6회 근력운동을 하기 때문에 유산소운동을 가볍게 추가하는 복합 트레이닝을 중심으로 한다.

B 준비운동보다 정리운동 시간을 길게 한다. 정리운동 시 상체 스트레칭에 비해 하체 스트레칭 시간을 길게 해서 운동 후 하체에 쌓인 피로 물질을 풀어 근육 피로를 방지한다.

C 복합 트레이닝은 '준비운동 → 근력운동 → 유산소운동 → 정리운동'의 순서로 한다. 유산소운동은 따로 하지 않고 근력운동과 같은 날 하기 때문에 지나친 저강

도보다는 중강도의 가벼운 러닝이나 파워워킹, 자전거를 중심으로 20~30분간 약간 힘든 정도의 느낌으로 실시한다.

D 복합 트레이닝 시간은 1시간 반을 넘지 않도록 하고 스트레칭을 포함해서 총 2시간을 넘지 않도록 한다.

E 저근육형비만은 근력운동을 중심으로 하기 때문에 휴식과 수면을 통해 성장 호르몬의 질을 높이도록 한다. 밤 12시~오전 2시 사이에 성장 호르몬이 집중 분비되기 때문에 12시 전에 취침을 하도록 노력한다.

F 주 1회는 트레이닝 없이 완전히 쉬도록 하지만 하루 15분 정도 스트레칭은 실시한다.

G 4주 프로그램 후 현재 프로그램의 강도를 높여 실시하고 남성의 경우 근비대 트레이닝 중심의 중급 프로그램에 도전해본다. 다이어트를 끝내고 싶다면 주 3회 복합 트레이닝을 중심으로 실시한다.

3 저근육형비만 4주 운동 프로그램

운동	운동방법	운동종목			
준비운동	총 시간 10분 내외 동작 당 시간 15초 내외	Part 2 **P.83~91**			
		상체(월, 수, 금)		하체(화, 목, 토)	
근력운동	회당 시간 50분 내외 횟수 주 6회(상체 3일/ 하체 3일 실시, 대근육군 중심으로 집중 실시) 1회 당 시간 5~6초 1세트 횟수 15~20회 1주차 세트 수 2세트 실시 2주차 세트 수 3세트 실시 3~4주 차 세트 수 3~4세트 실시 휴식 세트간 30초 내, 운동종목간 1분 내 휴식	가슴 운동1 덤벨 프레스 **P.106**		힙&허벅지 운동1 덤벨 스쿼트 **P.126**	
		가슴 운동2 덤벨 플라이 **P.108**		힙&허벅지 운동2 덤벨 런지 **P.130**	
		등 운동1 덤벨 데드리프트 **P.113**		힙&허벅지 운동3 밴드 힙 업 **P.132**	
		등 운동2 덤벨 로우 **P.114**		종아리 운동1 스탠딩 덤벨 카프 레이즈 **P.142**	
		어깨 운동 덤벨 업라이트 로우 **P.124**		종아리 운동2 시티드 덤벨 카프 레이즈 **P.143**	
		삼두 운동1 투 암 덤벨 오버헤드 익스텐션 **P.137**		복근 운동1 크런치 **P.144**	
		삼두 운동2 덤벨 킥 백 **P.139**		복근 운동2 벤트 니 브이-업 **P.148**	
		이두 운동1 덤벨 컬 **P.133**		복근 운동3 덤벨 사이드 밴드 **P.150**	
		이두 운동2 덤벨 해머 컬 **P.135**			
유산소운동	주 6회 근력운동 병행 20~30분 중강도(50~70%)	권장운동 가볍게 러닝, 파워워킹, 자전거		금지운동 권투, 에어로빅, 스쿼시, 테니스	
정리운동	총 시간 15분 내외 상체 스트레칭 15초 내외 하체 스트레칭 15~30초	Part 2 **P.92~104**			

4 저근육형비만을 위한 식사 지침

A 하루 평균 1,400kcal의 저열량 식단으로 본인의 기초대사량보다 낮은 경우 4주 이상 하지 않도록 한다. 4주 후에는 단백질 섭취량을 조금씩 늘려준다.

B '탄수화물:단백질:지방=50:30:20'의 비율로 해서 고단백 식단을 구성하고, 지방은 불포화지방산이 많은 생선을 섭취하도록 한다. 남성의 경우 근육의 크기 증가를 목적으로 트레이닝을 할 때는 단백질 보충제를 추가로 섭취할 수 있으나 보충제와 식품을 통한 단백질 함량이 하루 2.2g/kg이 넘지 않도록 한다.

C 하루 세끼 중 아침과 점심은 전통적인 한식 식단으로 구성하는 것이 좋다. 흰밥보다는 아미노산이 풍부한 발아현미밥이나 콩밥을 먹고 아침, 점심 모두 2/3공기로 한다. 아침을 제대로 먹지 못하는 경우 탄수화물이 풍부한 고구마와 함께 저지방우유나 두유를 추가해서 먹는다.

D 육류는 돼지고기, 쇠고기, 닭고기 모두 섭취 가능하며 지방이 적고 단백질이 풍부한 부위를 선택한다. 쇠고기는 등심이나 안심을 선택하고 돼지고기는 안심 부위가 적합하다. 닭고기는 단백질 대사를 도와주는 니아신 함량이 풍부하고 단백질 효율이 높은 가슴살 부위가 적당하다. 동물성 단백질만 과잉 섭취하는 것보다 두부나 콩 등 식물성 단백질도 균형 있게 섭취한다.

E 저녁은 지방 전환율이 낮은 단백질 식품을 중심으로 구성하는데 콩, 닭가슴살, 달걀 등이 좋으며, 식이섬유가 풍부한 고구마나 토마토, 야채샐러드를 함께 먹어 포만감을 높이고 영양 균형을 맞춘다.

F 하루 평균 나트륨 섭취량을 약 1,600mg 이하로 구성하는 저염식을 목표로 하기 때문에 반찬은 찌개나 국을 포함해서 5가지 이하로 구성한다. 국이나 찌개는 하루 한끼만 먹도록 하는데 저녁은 피하도록 한다.

G 밀가루 식품은 일주일에 1번 정도로 먹되 탄수화물 중독증을 줄여주는 단백질식품, 즉 달걀, 우유, 닭가슴살 등과 함께 먹도록 하고 밀가루 식품을 단독으로 섭취하지 않도록 한다.

H 간식은 저지방우유, 달걀, 요구르트, 닭가슴살 등 효율이 높은 동물성 단백질로

섭취하고, 특히 근력운동 후에는 단백질 섭취를 추가하도록 한다. 단백질 간식 외에도 견과류(호두 6알, 아몬드 10알, 땅콩 20알)를 공복 시에 먹을 수 있다.

▌추가적으로 수용성 비타민이 풍부한 비타민제를 복용하면 영양불균형을 막을 수 있다.

5 저근육형비만용 1주일 식단

	아침		오전 간식		점심		오후 간식		저녁		하루 식사
월 요 일	현미콩밥 2/3 미나리관자무침 두부부침 잔멸치볶음 버섯볶음	238 47 72 73 29	저지방 요구르트 1개	97	현미콩밥 2/3 연어구이 부추겉절이 우엉볶음 시금치나물	238 112 34 60 38	저지방우유 1컵	102	양배추토마토샐러드 (오리엔탈드레싱) 구운 닭가슴살 2조각 찐 고구마 1/2개	65 148 87.5	총칼로리 (1,440.5kcal) 총나트륨 (1,474mg)
칼로리	459		97		482		102		300.5		
화 요 일	현미콩밥 2/3 조개국 잔멸치볶음 연근구이 데친 새우	238 69 73 49 74	저지방 요구르트 1개	97	비빔밥 2/3 데친 브로콜리 오징어미역무침 오이양배추무침	321 24 69 33	삶은 계란 1개 삶은 계란 흰자 1 개	75 12	양상추토마토샐러드 (오리엔탈드레싱) 구운 닭가슴살 2조각 찐 고구마 1/2개	51 148 87.5	총칼로리 (1,420.5kcal) 총나트륨 (1,576mg)
칼로리	503		97		447		87		286.5		
수 요 일	발아현미밥 2/3 북어콩나물국 조기구이 우엉볶음	221 110 96 60	저지방 요구르트 1개	97	현미콩밥 2/3 쇠고기파프리카구이 미역오이초무침 배추김치	238 158 25 10	삶은 계란 흰자 2개	24	양배추새우샐러드 (오리엔탈드레싱) 구운 닭가슴살 2조각 찐 고구마 1/2개	126 148 87.5	총칼로리 (1,400.5kcal) 총나트륨 (1,653mg)
칼로리	487		97		431		24		361.5		
목 요 일	현미콩밥 2/3 닭고기야채냉채 잔멸치볶음 부추겉절이 시금치나물	238 104 73 34 38	두유 1컵	118	발아현미밥 2/3 대구무맑은탕 연근구이 우엉볶음	221 97 49 60	땅콩 20알	73	해산물샐러드 (오리엔탈드레싱) 구운 닭가슴살 2조각 찐 고구마 1/2개	114 148 87.5	총칼로리 (1,454.5kcal) 총나트륨 (1,656mg)
칼로리	487		118		427		73		349.5		

저근육형비만 식사 지침 주의사항

Dr. Lee's Tip

저근육형비만은 지나친 저칼로리 다이어트를 하면 근육 손실 위험이 커지기 때문에 하루 1,200칼로리 이하의 저칼로리 다이어트는 피하도록 한다. 지나친 저탄수화물 다이어트 역시 주의해야 하는데, 탄수화물이 부족해지면 근육 단백질에서 탄수화물을 만드는 작용이 생기므로 하루 100g 이상의 탄수화물 섭취가 중요하다. 적절한 탄수화물 섭취는 근력운동 시 근육 피로를 막아주고 근파워를 증가시킨다. 탄수화물 섭취가 부족해서 근육이 피로할 때는 바나나, 고구마, 두유 등을 섭취하도록 한다.

	아침		오전 간식		점심		오후 간식		저녁		하루 식사
금요일	현미콩밥 2/3 연어구이 오이생채 부추겉절이 우엉볶음	238 112 32 34 60	저지방 요구르트 1개	97	발아현미밥 2/3 계란찜 미나리관자무침 미역오이초무침	221 131 47 25	삶은 계란 1개	75	양배추토마토샐러드 (오리엔탈드레싱) 구운 닭가슴살 2조각 찐 고구마 1/2개 삶은 계란 흰자 2개	65 148 87.5 24	총칼로리 (1,396.5kcal) 총나트륨 (1,496mg)
칼로리	476		97		424		75		324.5		
토요일	현미콩밥 2/3 닭고기야채냉채 미나리관자무침 오이양배추무침	238 104 47 33	저지방 요구르트 1개	97	발아현미밥 2/3 조기구이 무해파리무침 배추나물 데친 브로콜리	221 96 44 28 24	삶은 계란 1개 삶은 계란 흰자 1개	75 12	양상추연어샐러드 (올리브유드레싱) 구운 닭가슴살 1조각 찐 고구마 1/2개	211 74 87.5	총칼로리 (1,391.5kcal) 총나트륨 (1,322mg)
칼로리	422		97		413		87		372.5		
일요일	현미콩밥 2/3 오징어미역무침 두부부침 마늘쫑볶음 배추김치	238 69 72 45 10	두유 1컵	118	발아현미밥 2/3 쇠고기파프리카구이 연근구이 시금치나물	221 158 49 38	저지방우유 1컵 삶은 계란 흰자 1개	102 12	양배추토마토샐러드 (오리엔탈드레싱) 구운 닭가슴살 2조각 찐 고구마 1/2개	65 148 87.5	총칼로리 (1,432.5kcal) 총나트륨 (1,980mg)
칼로리	434		118		466		114		300.5		

체형별 4주 다이어트 퍼스널 트레이닝

205

5 과체중을 위한 4주 프로그램

단기간에도 체중과 체지방 모두를 정상 체형으로 바꿀 수 있는 과체중은 실제로 다이어트를 시작하면 만족도가 무척 높다. 고도비만이나 다른 비만에서 다이어트를 하게 되면 정상 체중에 도달하는데 시간이 걸리기 때문에 중간에 포기하는 경우가 많지만 과체중은 단기간 정상 체중에 도달할 수 있기 때문에 다이어트 재미도 크다. 과체중 프로그램에서는 운동 강도를 고강도까지 높일 수 있어 운동 수행 능력을 향상시키는 것도 중요한 목표로 삼는다.

1 과체중 체형 분석하기

체질량지수가 23~25이거나 체지방율이 남자는 15~20%, 여자는 23~28% 사이일 때 과체중 프로그램을 선택한다. 또, 성인의 키가 150cm 이하로 작은 경우에는 표준체중보다 10~20% 정도 초과한다면 과체중 프로그램 선택이 적합하다.

2 과체중을 위한 운동 지침

A 7:5:3 법칙을 기본으로 스트레칭 주 7회, 유산소운동 주 5회, 근력운동 주 3회를 실시한다.

B 스트레칭은 준비운동과 정리운동 시간을 비슷하게 분배한다. 근력운동 중량을 높이거나 하체 관절에 충격을 주는 유산소운동을 할 경우 하체 중심으로 준비운동과 정리운동의 스트레칭 시간을 늘려준다.

C 유산소운동은 중강도부터 고강도까지 가능하며 자신의 무릎 상태를 고려하여 선택한다. 줄넘기, 자전거, 러닝, 파워워킹, 수영 등 자신이 즐겨 할 수 있는 운동을 중심으로 선택하고 근력운동과 함께 할 때는 30분 이내로 실시한다.

D 근력운동은 고도비만이나 상·하체비만보다 좀더 높은 부하를 선택해서 실시하

고 4세트까지 할 수 있도록 노력한다. 체지방율이 높지 않은 남성의 경우 근비대 트레이닝에 도전해도 좋다. 근비대 트레이닝을 할 때는 1세트 당 6~15회 반복할 수 있도록 최대근력의 65~85%를 중량으로 정하고 3~4세트를 실시한다. 세트 간 휴식 시간은 30~90초까지 가능한데, 충분한 휴식을 취하는 것보다 약간 근피로가 남아 있는 상태일 때 다음 세트로 진행한다.

E 복합 트레이닝을 하는 날에는 '준비운동 → 근력운동 → 유산소운동 → 정리운동'의 순서로 한다. 복합 트레이닝을 하는 날의 유산소운동은 칼로리 소비가 많은 러닝이나 줄넘기를 중심으로 20~30분 정도 실시한다. 근력운동과 유산소운동을 같이 해서 하체 피로도가 높다면 정리운동 시 하체 스트레칭 시간을 늘린다.

F 근력운동을 하지 않고 유산소운동만 하는 날에는 파워워킹, 수영, 줄넘기, 러닝, 배드민턴 등 즐겁게 할 수 있는 운동으로 실시하며 30~50분 정도 수행한다. 하지만 무릎에 부담을 주는 줄넘기나 러닝은 일주일에 3회를 넘지 않도록 한다.

G 주 1회는 트레이닝 없이 완전히 쉬도록 하지만 하루 15분 정도 스트레칭은 실시한다.

H 4주 프로그램 후 여성은 현재 프로그램의 강도를 높여 실시하고 남성의 경우 근비대 트레이닝 중심으로 중급자 프로그램에 도전해본다. 다이어트를 끝내고 싶다면 주 3회 복합 트레이닝을 중심으로 실시한다.

운동	운동방법	운동종목	
준비운동	총 시간 10분 내외 동작 당 시간 15초 내외	Part 2 **P.83~91**	
근력운동	회당 시간 50분 내외 횟수 주 3회(상·하체 번갈아 실시) 1회 당 시간 5~6초 1세트 횟수 15~20회 1~2주차 세트 수 3세트 실시 3~4주차 세트 수 4세트 실시 휴식 세트간 30초 내, 운동종목간 1분 내 휴식	가슴 운동 **남자** 푸시업 **P.110** **여자** 밴드 프레스 **P.107**	
		힙&허벅지 운동1 덤벨 스쿼트 **P.126**	
		등 운동 덤벨 데드리프트 **P.113**	
		힙&허벅지 운동2 덤벨 런지 **P.130**	
		어깨 운동 덤벨 벤트 오버 래터럴 레이즈 (의자) **P.123**	
		삼두 운동 덤벨 킥 백 **P.139**	
		종아리 운동 스탠딩 덤벨 카프 레이즈 **P.142**	
		이두 운동 덤벨 컬 **P.133**	
		복근 운동1 크런치 **P.144**	
		복근 운동2 벤트 니 브이-업 **P.148**	
유산소운동	주 3회 근력운동 병행 20~30분 주 2회 유산소운동만 30~50분(20분 이상 지속) 중·고강도(50~80%)	권장운동 줄넘기, 러닝, 파워워킹, 수영, 배드민턴	금지운동 없음 (무릎 상태 고려해서 강도 조절)
정리운동	총 시간 10분 내외 동작 당 시간 15초 내외	Part 2 **P.92~104**	

4 과체중을 위한 식사 지침

A 하루 평균 1,400kcal의 저열량 식단으로 성장기 청소년이나 활동량이 많은 남성의 경우에는 4주 다이어트 프로그램 후 식사량을 늘린다.

B '탄수화물:단백질:지방=57:23:20'의 비율로 하고 지방은 불포화지방산이 많은 생선과 견과류를 섭취하도록 한다. 남성의 경우 근육의 크기 증가를 목적으로 트레이닝을 할 때는 단백질 보충제를 추가적으로 섭취할 수 있다. 단, 단백질 보충제를 섭취할 때는 식품을 통한 단백질 섭취량을 포함하여 하루 2.2g/kg이 넘지 않도록 구성한다.

C 하루 세끼 중 아침과 점심은 전통적인 한식 식단으로 구성하는 것이 좋다. 흰밥보다는 잡곡밥을 중심으로 아침, 점심 모두 2/3공기로 한다. 아침을 제대로 먹지 못하는 경우 탄수화물이 풍부한 고구마, 야채김밥으로 대체하고 선식, 고구마 우유 쉐이크 등 액체식을 먹을 때는 토마토나 오이 등 야채를 함께 먹는다.

D 저녁은 지방 전환율이 낮은 단백질 식품을 중심으로 구성하는데 콩, 두부, 닭가슴살, 달걀, 연어, 참치 등을 다양하게 섭취한다. 단백질 식품과 함께 배고픔을 줄이기 위해 식이섬유가 많은 고구마나 토마토, 야채샐러드를 곁들인다.

E 하루 평균 나트륨 섭취량을 1,400mg 이하로 구성한 저염식을 목표로 하기 때문에 반찬은 찌개, 국을 포함하여 5가지 이하로 구성한다. 국과 찌개는 하루 한끼만 먹도록 하고 저녁은 피하도록 한다.

F 간식은 오전에는 사과나 자몽, 키위처럼 혈당지수가 낮은 과일로 하고 오후에는 달걀, 저지방우유, 저지방 요구르트와 같은 단백질로 한다. 그래도 배가 고프면 삶은 달걀흰자나 저지방우유, 견과류 등을 추가해서 먹어도 좋다.

G 육류는 돼지고기, 쇠고기, 닭고기 모두 섭취 가능하며 지방이 적고 단백질이 풍부한 부위를 선택한다. 쇠고기는 등심이나 안심을 선택하고 돼지고기는 안심 부위가 적합하다. 닭고기는 단백질 대사를 도와주는 니아신 함량이 풍부하고 단백질 효율이 높은 가슴살 부위가 적당하다. 육류 조리법은 양념이 많이 들어가지 않은 구이나 찜으로 선택하고 양념갈비나 장조림은 피한다.

H 비타민과 무기질이 풍부한 제철 나물로 반찬을 구성한다.

I 식사 전에 배가 고프면 호두 6알, 아몬드 10알, 땅콩 20알 중 하나를 선택해서 공복을 달래준다.

J 주 1~2회 밀가루 섭취가 가능하지만 메밀국수나 호밀빵 등 혈당지수가 낮은 식품을 선택한다. 밀가루 식품을 단독으로 섭취하는 것보다 탄수화물 중독증을 줄여주는 단백질 식품(우유, 달걀, 요구르트, 닭가슴살 등)과 함께 섭취한다.

K 추가적으로 수용성 비타민이 풍부한 비타민제를 복용하면 영양불균형을 막을 수 있다.

5 과체중용 1주일 식단

	아침		오전 간식		점심		오후 간식		저녁		하루 식사
월요일	현미잡곡밥 2/3 시금치조개국 조기구이 연근구이 콩나물무침	235 47 96 49 39	자몽 1/2개	60	양념참치채소 비빔밥 2/3 우엉볶음 오이생채 무해파리무침 깍두기	301 60 32 44 16	삶은 계란 1개	75	구운 닭가슴살 2조각 찐 고구마 1개 토마토 1개	148 175 28	총칼로리 (1,405kcal) 총나트륨 (1,669mg)
칼로리	466		60		453		75		351		
화요일	현미밥 2/3 도토리묵무침 양송이버섯볶음 미나리관자무침 가지나물	213 61 72 47 31	찐 고구마 1/2개 토마토 1개	87.5 28	현미밥 2/3 잔멸치볶음 돼지고기안심&미역쌈 부추겉절이	213 73 127 34	저지방우유 1컵	102	양상추참치샐러드 (올리브유드레싱) 찐 고구마 1개	136 175	총칼로리 (1,399.5kcal) 총나트륨 (1,309mg)
칼로리	424		115.5		447		102		311		
수요일	현미팥밥 2/3 잔멸치볶음 쇠고기파프리카구이 미역오이초무침 데친 브로콜리	234 73 158 25 24	사과 1/2개	57	현미밥 2/3 삼치구이 무해파리무침 우엉볶음	213 124 44 60	삶은 계란 흰자 2개	24	양배추토마토샐러드 (오리엔탈드레싱) 구운 닭가슴살 2조각 찐 고구마 1개	65 148 175	총칼로리 (1,424kcal) 총나트륨 (908mg)
칼로리	514		57		441		24		388		
목요일	현미잡곡밥 2/3 대구무맑은탕 두부부침 데친양배추무침 배추나물	235 97 72 45 28	키위 1개	54	현미밥 2/3 연어구이 콩나물무침 곤약부추무침 시금치나물	213 112 39 41 38	저지방 요구르트 1개	97	닭가슴살샐러드 (오리엔탈드레싱) 찐 고구마 1개 토마토 1개	118 175 28	총칼로리 (1,392kcal) 총나트륨 (1,373mg)
칼로리	477		54		443		97		321		

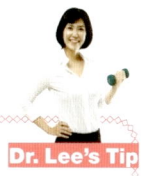

과체중 식사 지침 주의사항

성장기 청소년이나 근육량과 활동량이 많은 남성의 경우 4주 정도만 실시하고 이후에는 식사량을 늘리
거나 단백질과 견과류, 과일과 야채 중심으로 간식량을 늘린다.

		아침		오전 간식		점심		오후 간식		저녁		하루 식사
금요일		현미콩밥 2/3 우엉볶음 오이양배추무침 닭고기야채냉채 배추김치	238 60 33 104 10	찐 고구마 1/2개	87.5	현미잡곡밥 2/3 청국장우거지무침 쇠고기파프리카구이 데친 브로콜리	235 36 158 24	삶은 계란 1개	75	양상추두부샐러드 (오리엔탈드레싱) 찐 고구마 1개 토마토 1개	109 175 28	총칼로리 (1,372.5kcal) 총나트륨 (1,272mg)
칼로리		445		87.5		453		75		312		
토요일		현미잡곡밥 2/3 잔멸치볶음 도토리묵무침 해초샐러드 버섯볶음	235 73 61 12 29	사과 1/2개 땅콩 20알	57 73	닭고기호밀빵샌드위치 오렌지주스 1컵	302 45	저지방우유 1컵	102	양상추연어샐러드 (올리브유드레싱) 찐 고구마 1개 토마토 1개	211 175 28	총칼로리 (1,403kcal) 총나트륨 (1,955mg)
칼로리		410		130		347		102		414		
일요일		현미밥 2/3 조기구이 양송이버섯볶음 연근구이 오이생채	213 96 72 49 32	자몽 1/2개	60	현미콩밥 2/3 무해파리무침 조개국 미나리관자무침 우엉볶음	238 44 69 47 60	저지방우유 1컵	102	양상추토마토샐러드 (오리엔탈드레싱) 구운 닭가슴살 2조각 찐 고구마 1개	51 148 175	총칼로리 (1,456kcal) 총나트륨 (1,278mg)
칼로리		462		60		458		102		374		

6 남성 중급자를 위한 4주 프로그램

'나는 남자다'라고 온몸으로 외치고 싶다면 중급자 프로그램을 시도해보자. 중급자 프로그램은 정상 체중인 남성이나 과체중이지만 운동 수행 능력이 뛰어난 남성을 위한 근비대 트레이닝을 중심으로 구성하고 있다. 초급자 프로그램보다 근육에 집중해야 하는 프로그램이지만 식사량은 2,000kcal로 구성되어 행복한 식이요법을 할 수 있다. 운동 수행 능력이 부족하지만 근비대 트레이닝을 하고 싶다면 자신의 체형에 맞는 초급자 프로그램을 8주 실시한 후 중급자 프로그램에 도전해보자.

1 정상체중 체형 분석하기

체질량지수가 18.5~23이거나 체지방율이 남성은 15% 미만, 여자는 23% 미만일 때 정상체중이라고 한다. 이 프로그램은 정상체중인 남성 중 근력운동 초급자 코스를 8주 이상 지속적으로 실시한 상태에서 근비대를 목적으로 할 때 적합하다. 여성의 경우 근비대 트레이닝보다 근지구력 트레이닝을 목표로 하기 때문에 저근육형비만 운동 프로그램을 참고하는 것이 바람직하다. 정상체중이 아니더라도 과체중 상태이면서 초급자 코스를 잘 수행했다면 중급자 코스에 도전할 수 있다.

2 남성 중급자를 위한 운동 지침

A 중급자 코스는 근비대 트레이닝을 중심으로 하기 때문에 주 6회 3분할 운동으로 실시한다. 월/목, 화/금, 수/토에 동일 근육군을 강화하는 트레이닝이며, 이때 유산소운동도 추가하여 복합 트레이닝을 실시한다.

B 스트레칭을 할 때 본 운동의 강도가 높기 때문에 정리운동 시간을 좀 더 길게 하고, 한 동작 당 15~30초 이상 실시한다.

C 복합 트레이닝은 '준비운동 → 근력운동 → 유산소운동 → 정리운동'의 순서로 한

다. 유산소운동은 따로 하지 않고 근력운동과 같은 날 하기 때문에 유산소운동 시간을 오래 확보하기 어렵기 때문에 저강도 보다는 중강도 이상으로 실시한다. 유산소운동은 단시간에 칼로리 소모가 높은 인터벌 트레이닝이나 러닝, 자전거, 줄넘기를 최대심박수의 50~90% 정도로 실시한다. 인터벌 트레이닝은 3~5분 전력질주 하고 3~5분 가볍게 뛰는 식으로 1:1 비율로 하는 것이 좋다.

D 복합 트레이닝의 총 시간은 1시간 반을 넘지 않도록 하고 스트레칭을 포함해서 총 2시간을 넘지 않도록 한다.

E 중급자 프로그램은 근비대 트레이닝이 중심이기 때문에 휴식과 수면을 통해 성장 호르몬의 질을 높이는 것이 중요하다. 밤 12시~ 오전 2시 사이에 성장 호르몬이 집중 분비되기 때문에 12시 전에 취침을 하도록 노력한다. 취침 3시간 내에 카페인 섭취는 삼가도록 한다.

F 주 1회는 트레이닝 없이 완전히 쉬도록 하지만 하루 15분 정도 스트레칭은 실시한다.

G 4주 프로그램 후 현재 프로그램의 강도를 높여 실시할 수 있고 12주 정도 익숙해지면 보디빌딩 등을 목적으로 4분할 프로그램에 도전할 수 있다.

3 남성 중급자 4주 운동 프로그램

운동	운동방법	운동종목
준비운동	**총 시간** 10분 내외 **동작 당 시간** 15초 내외	Part 2 **P.83~91**
근력운동	**회당 시간** 60분 내외 **횟수** 주 6회(3분할 운동, 각 근육군 당 주 2회 집중, 각 근육군 당 3종목 내외) **1회 당 시간** 5~6초 **1세트 횟수** 15~20회 **1~4주차 세트 수** 3~4 세트 실시 **휴식** 세트간 30~90초 내, 운동종목간 1분 내 휴식	**월, 목** **가슴 운동1** 플랫 바벨 벤치 프레스 **P.153** **가슴 운동2** 인클라인 덤벨 프레스 **P.154** **가슴 운동3** 벤치 덤벨 플라이 **P.155** **삼두 운동1** 덤벨 라잉 익스텐션 **P.170** **삼두 운동2** 원 암 덤벨 오버헤드 익스텐션 **P.171** **삼두 운동3** 원 암 덤벨 킥 백 **P.172** **이두 운동1** 바벨 컬 **P.167** **이두 운동2** 인클라인 덤벨 컬 **P.168** **이두 운동3** 얼터네이트 해머 컬 **P.169**
유산소운동	**주 6회 근력운동 병행** 20~30분 **중·고강도(50~90%)**	**권장운동** 인터벌 트레이닝, 러닝, 자전거, 줄넘기
정리운동	**총 시간** 15분 내외 **동작 당 시간** 15~30초 이상	Part 2 **P.92~104**

운동	운동종목			
준비운동	Part 2 **P.83~91**			
	화, 금		수, 토	
근력운동	등 운동1 바벨 데드리프트 **P.157**		힙&허벅지 운동1 바벨 백 스쿼트 **P.164**	
	등 운동2 바벨 로우 **P.158**		힙&허벅지 운동2 바벨 프론트 스쿼트 **P.165**	
	등 운동3 바벨 슈러그 **P.159**		힙&허벅지 운동3 바벨 런지 **P.166**	
	어깨 운동1 바벨 숄더 프레스 **P.160**		종아리 운동1 스탠딩 바벨 카프 레이즈 **P.173**	
	어깨 운동2 시티드 덤벨 사이드 레터럴 레이즈 **P.161**		종아리 운동2 시티드 바벨 카프 레이즈 **P.174**	
	어깨 운동3 바벨 업라이트 로우 **P.163**		복근 운동1 바벨 플레이트 크런치 **P.175**	
	복근 운동1 바벨 플레이트 크런치 **P.175**		복근 운동2 플랭크 **P.178**	
	복근 운동2 암 익스텐션 리버스 크런치 **P.176**		복근 운동3 사이드 플랭크 **P.179**	
	복근 운동3 브이-업 **P.177**			
유산소운동	금지운동 없음(무릎 상태 고려해서 강도 조절)			
정리운동	Part 2 **P.92~104**			

A 하루 평균 2,000kcal의 식단으로 구성한다.

B '탄수화물:단백질:지방=50:30:20'의 비율로 해서 고단백 식단을 구성하고, 지방은 불포화지방산이 많은 생선과 견과류를 섭취하도록 한다. 근육의 크기 증가를 목적으로 트레이닝을 할 때는 단백질 보충제를 추가적으로 섭취할 수 있다. 단, 단백질 보충제를 섭취할 때는 식품을 통한 단백질 섭취량을 포함하여 하루 2.2g/kg이 넘지 않도록 구성한다.

C 하루 세끼 중 아침과 점심은 전통적인 한식 식단으로 구성하는 것이 좋다. 흰밥보다는 아미노산이 풍부한 발아현미밥이나 콩밥을 먹고 아침, 점심 모두 1공기로 한다. 아침을 제대로 먹지 못하는 경우 탄수화물이 풍부한 고구마와 함께 저지방 우유나 두유를 추가해서 먹는다.

D 단백질은 BCAA가 많이 함유된 닭가슴살뿐만 아니라 북어, 꽁치, 조기, 대구 등과 같은 생선과 꽃게, 낙지, 중하와 같은 해산물을 섭취한다.

E 육류는 돼지고기, 쇠고기, 닭고기 모두 섭취가 가능하며 지방이 적고 단백질이 풍부한 부위를 선택한다. 쇠고기는 등심이나 안심을 선택하고 돼지고기는 안심 부위가 적합하다. 닭고기는 단백질 대사를 도와주는 니아신 함량이 풍부하고 단백질 효율이 높은 가슴살 부위가 적당하다. 동물성 단백질만 과잉 섭취하는 것보다 두부나 콩 등 식물성 단백질도 균형 있게 섭취한다.

F 저녁은 지방 전환율이 낮은 단백질 식품을 중심으로 구성하는데 두부, 닭가슴살, 달걀 등이 좋으며, 식이섬유가 풍부한 고구마나 토마토, 야채샐러드를 함께 먹어 포만감을 높이고 영양 균형을 맞춘다.

G 하루 평균 나트륨 섭취량 2,000mg 이하를 목표로 하기 때문에 반찬은 찌개나 국을 포함해서 5가지 이하로 구성한다. 국이나 찌개는 하루 한끼만 먹도록 하는데 저녁은 피하도록 한다.

H 밀가루 식품은 일주일에 1번 정도로 먹되 탄수화물 중독증을 줄여주는 단백질식품, 즉 달걀, 우유, 닭가슴살 등과 함께 먹도록 하고 밀가루 식품을 단독으로 섭

취하지 않도록 한다.

▮ 간식은 저지방우유, 달걀, 요구르트, 닭가슴살 등 효율이 높은 동물성 단백질로 섭취하고, 특히 근력운동 후에는 단백질 섭취를 추가하도록 한다. 단백질 간식 외에도 견과류(호두 6알, 아몬드 10알, 땅콩 20알)를 공복 시에 먹을 수 있다.

▮ 추가적으로 수용성 비타민이 풍부한 비타민제를 복용하면 영양불균형을 막으면서 에너지 대사 시스템을 강화할 수 있다.

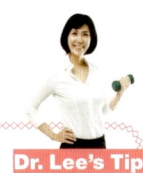

Dr. Lee's Tip

남성 중급자 식사 지침 주의사항

남성을 대상으로 한 2,000kcal 식단으로 하루에 약 150g의 단백질을 섭취할 수 있도록 구성하고 있다. 예를 들어, 몸무게가 75kg인 남성의 경우 단백질 보충제를 포함하여 하루 165g(=75×2.2g)의 단백질을 넘지 않도록 한다. 따라서 75kg의 남성이 이 식단을 따라 하면서 단백질 보충제를 추가하려면 15g 정도면 충분하다. 70kg 이하의 남성은 단백질 보충제 추가 없이도 이 식단을 통해서도 충분한 단백질 보충이 가능하다.

	아침		오전 간식		점심		오후 간식		저녁		하루 식사
월 요 일	현미콩밥 시금치조개국 조기구이 연근구이 오징어미역무침	356 47 96 49 69	삶은 계란 1개 저지방 요구르트 1개	75 97	발아현미밥 두부부침 미나리관자무침 잔멸치볶음 우엉볶음	329 72 47 73 60	저지방우유 1컵 구운 닭가슴살 1조각	102 74	양상추토마토샐러드 (오리엔탈드레싱) 구운 닭가슴살 2조각 찐 고구마 1개 삶은 계란 1개	51 148 175 75	총칼로리 (1,995kcal) 총나트륨 (1,608mg)
칼로리	617		172		581		176		449		
화 요 일	현미콩밥 해물탕 잔멸치볶음 양송이버섯볶음 무해파리무침	356 106 73 72 44	구운 닭가슴살 1조각 땅콩 20알	74 73	현미콩밥 돼지고기안심& 미역쌈 데친 새우 부추겉절이 깍두기	356 127 74 34 16	저지방우유 1컵 삶은 계란 1개	102 75	구운 닭가슴살 2조각 찐 고구마 1개 해산물샐러드 (오리엔탈드레싱)	148 175 114	총칼로리 (2,019kcal) 총나트륨 (1,724mg)
칼로리	651		147		607		177		437		
수 요 일	현미콩밥 연어구이 우엉볶음 데친양배추무침 미역연두부무침	356 112 60 45 30	저지방 요구르트 1개 삶은 계란 1개	97 75	발아현미밥 홍합미역국 두부부침 데친 오징어 오이생채	329 59 72 87 32	저지방우유 1컵 구운 닭가슴살 1조각 삶은 계란 흰자 1개	102 74 12	양배추토마토샐러드 (오리엔탈드레싱) 구운 닭가슴살 2조각 찐 고구마 1개 삶은 계란 1개	65 148 175 75	총칼로리 (2,005kcal) 총나트륨 (1,886mg)
칼로리	603		172		579		188		463		
목 요 일	발아현미밥 계란찜 데친 새우 청국장우거지무침 연근구이	329 131 74 36 49	두유 1컵 구운 닭가슴살 1조각	118 74	현미콩밥 쇠고기파프리카구이 잔멸치볶음 미역오이초무침 데친 브로콜리	356 158 73 25 24	저지방우유 1컵 삶은 계란 흰자 2개	102 24	다시마두부샐러드 (오리엔탈드레싱) 구운 닭가슴살 2조각 찐 고구마 1개	106 148 175	총칼로리 (2,002kcal) 총나트륨 (1,683mg)
칼로리	619		192		636		126		429		

	아침		오전 간식		점심		오후 간식		저녁		하루 식사
금 요 일	발아현미밥 북어콩나물국 미나리관자무침 데친양배추무침 검정콩조림	329 110 47 45 97	저지방 요구르트 1개 삶은 계란 흰자 1개	97 12	현미콩밥 닭고기야채냉채 오징어미역무침 콩나물무침 오이생채	356 104 69 39 32	구운 닭가슴살 1조각 저지방우유 1컵	74 102	양상추연어샐러드 (올리브유드레싱) 구운 닭가슴살 1조각 찐 고구마 1개 토마토 1개	211 74 175 28	총칼로리 (2,001kcal) 총나트륨 (1,973mg)
칼로리	628		109		600		176		488		
토 요 일	현미콩밥 대구무맑은탕 데친 브로콜리 조개무침 시금치나물	356 97 24 95 38	두유 1컵 구운 닭가슴살 1조각	118 74	현미콩밥 두부부침 잔멸치볶음 무해파리무침 우엉볶음	356 72 73 44 60	저지방우유 1컵 삶은 계란 1개	102 75	양배추새우샐러드 (오리엔탈드레싱) 구운 닭가슴살 2조각 찐 고구마 1개	126 148 175	총칼로리 (2,033kcal) 총나트륨 (1,847mg)
칼로리	610		192		605		177		449		
일 요 일	현미콩밥 꽃게탕 연근구이 미역연두부무침 청국장우거지무침	356 120 49 30 36	저지방 요구르트 1개 구운 닭가슴살 1조각	97 74	발아현미밥 조기구이 데친 오징어 부추겉절이 콩나물무침	329 96 87 34 39	저지방우유 1컵 삶은 계란 1개	102 75	콩샐러드 (오리엔탈드레싱) 구운 닭가슴살 2조각 찐 고구마 1개 토마토 1개	140 148 175 28	총칼로리 (2,015kcal) 총나트륨 (1,696mg)
칼로리	591		171		585		177		491		

이제는 다이어트도 SNS 시대

요즘에는 자신의 다이어트 상황을 실시간으로 공개해 많은 사람들과 다이어트 정보를 공유하는 것이 대세이다. 다이어트 전문가와의 인맥을 맺어 다이어트 정보와 상담을 언제 어디서든 쉽고 빠르게 받을 수 있는 SNS 다이어트가 앞으로 유행할 것으로 본다. 손안의 스마트폰을 통해서 언제 어디서나 자신이 필요한 다이어트 정보를 얻고, 이를 잘 실천하는지 확인해주는 SNS 다이어트는 아마도 다이어트 방법도 크게 바꾸어 놓을 것 같다.

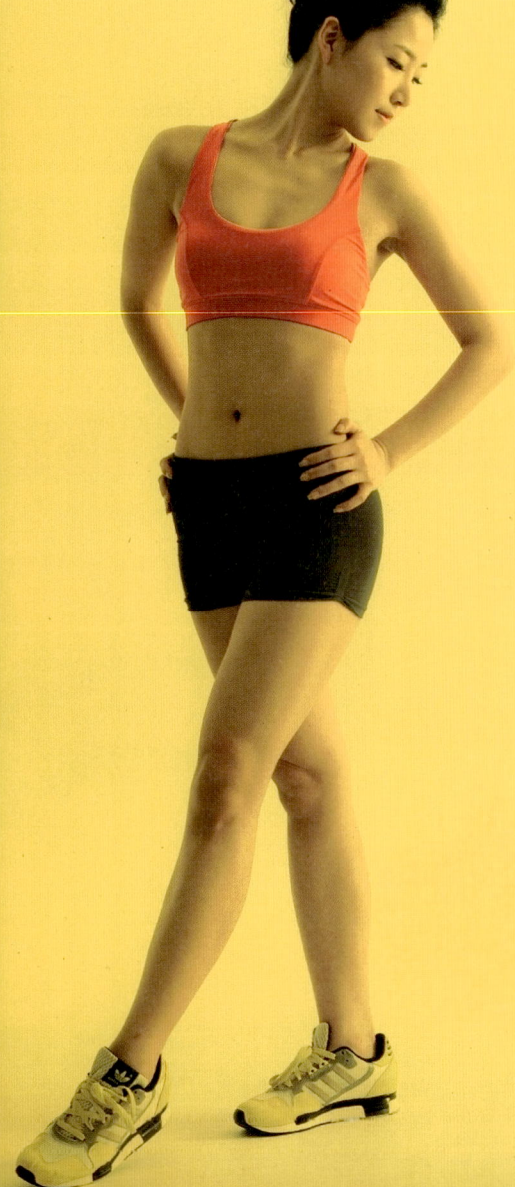

SNS 다이어트가 필요한 이유

그동안 주위에 비만클리닉센터가 없어 고민이거나 바쁜 생활 속에서 다이어트 상담을 받기 어려워 온갖 다이어트 서적과 기사 등으로만 다이어트 정보를 얻는 것에 만족했다면, 이제는 SNS를 활용해서 시공간의 제약 없이 실시간으로 간편하게 다이어트 상담이 가능하다. 다이어트를 성공하려면 먼저 주위에 다이어트를 한다는 소문을 내라는 말이 있듯 SNS 다이어트로 인해 자신의 다이어트 상황이 공식적으로 노출되면 쉽게 좌절하거나 그만두기 힘들어지므로 다이어트 성공의 열쇠가 된다.

반면 SNS 다이어트는 많은 장점을 가지고 있지만 익명성이 보장되지 않을 경우 생길 수 있는 문제와 SNS 공간에 제한되어 있으므로 솔직하지 않은 내용을 올릴 경우에 대한 상황 판단이 불가능하다. 또한 다이어트 상담전문가를 사칭하는 경우 오히려 건강을 해칠 수 있다는 점에 주의해야 한다. 그러므로 무엇보다 무분별한 SNS 다이어트 속에서 전문적이고 체계적인 전문가가 필요하다.

> *그동안 다이어트 하면 많은 정보로 혼란이 많았는데
> 저의 생활에 맞춤 과학적인 처방에
> 언제나 힘들었던 다이어트를 이제는 즐기면서 할 수 있어요.*

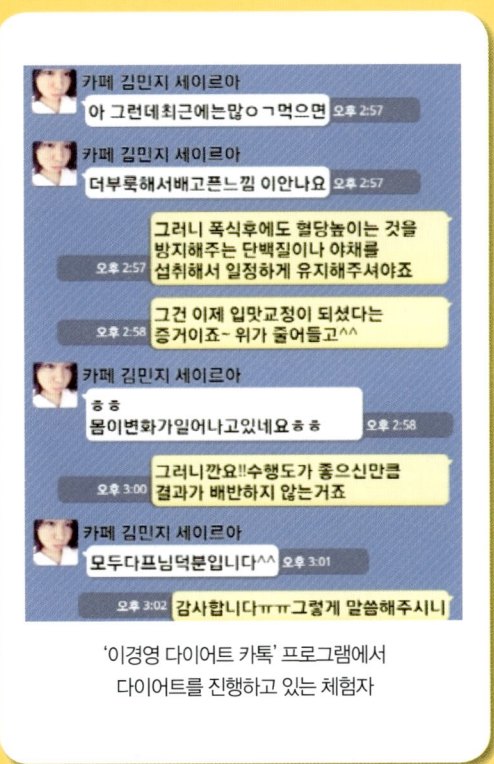

'이경영 다이어트 카톡' 프로그램에서
다이어트를 진행하고 있는 체험자

SNS를 이용한 다이어트 프로그램 '이경영 다이어트 카톡'

이에 필자가 운영하는 이경영벤에세레에서 다이어트 프로그래머 선생님들과 함께 '이경영 다이어트 카톡' 프로그램을 시범적으로 운영해 보았다. 이경영 다이어트 카톡 프로그램은 5명을 대상으로 한 달간 하루 30분씩 다이어트에 관한 자신의 진행 상황과 다이어트 관한 궁금증을 묻고 대답하는 방식으로 운영해 보았는데 좋은 성과를 내었다. 5명 중 4명이 체지방이 감소되었으며, 1명은 개인적인 사정으로 아쉽게 중도 탈락하였다. 하지만 4명이 좋은 성과를 가져온 것은 SNS를 이용한 다이어트도 성공할 수 있다는 좋은 사례가 되었다. 국내에서 처음 시도되었지만 SNS 다이어트 프로그램은 스마트폰의 보급과 함께 정착이 되면 좋은 다이어트 방법으로 자리 잡을 수 있을 것이다.

이경영벤에세레 다이어트 프로그램

1 이경영벤에세레 소개

싸이프레스 기획팀은 다이어트 프로그래머 1호인 이경영 박사가 운영하는 이경영벤에세레를 방문하였다. 이경영벤에세레는 서울대학교 재학시절 자신이 만든 식이요법과 운동요법으로 6개월에 34kg을 감량한 이경영 박사의 노하우가 녹아 있는 다이어트 프로그램을 선보이는 다이어트 센터이다. 압구정에 위치하는 이경영벤에세레는 비만으로 상처 받은 경험이 있는 고객의 마음을 누구보다 잘 이해하는 이경영 박사의 상담을 받기 위해 전국 각지는 물론, 미국, 유럽, 일본 등에서 온 이들의 방문으로 분주하였다.

이태리어로 '웰빙'이라는 뜻을 가진 벤에세레는 고객의 건강을 최우선으로 생각하여 무분별한 다이어트 방법으로 건강을 해치는 것이 아닌 과학적인 다이어트 지식을 바탕으로 식이요법, 운동요법, 행동수정요법을 고객 특성에 맞게 처방한다. 끊임없는 요요현상으로 심신이 지친 이들을 위로하고 실패하지 않는 과학적인 다이어트를 선보이는 이경영벤에세레 프로그램을 소개한다.

2 이경영벤에세레 프로그램

PROGRAM 1
하이드로 프로그램　　**HYDRO PROGRAM**

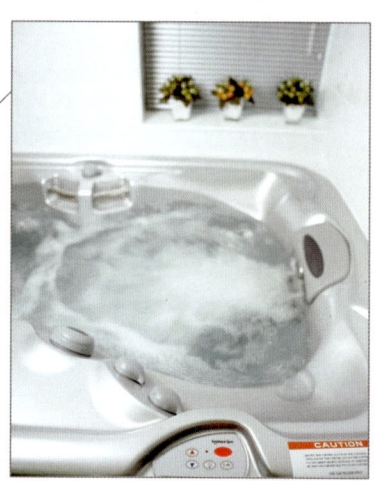

세포조직의 메커니즘을 활성화시켜 피로회복과 스트레스 완화에 탁월한 효과를 보이는 프로그램이다. 강한 수압으로 모세혈관을 자극해 혈액순환을 돕고, 신진대사 기능까지 강화하여 살이 찌지 않는 체질로 개선시켜준다. 또한 피부와 근육 등에 부드러운 기계적 자극을 가하여 근육과 지방의 뭉침을 풀어주고 갑작스런 체중감량으로 인해 피부 탄력이 손실되는 것을 방지한다.

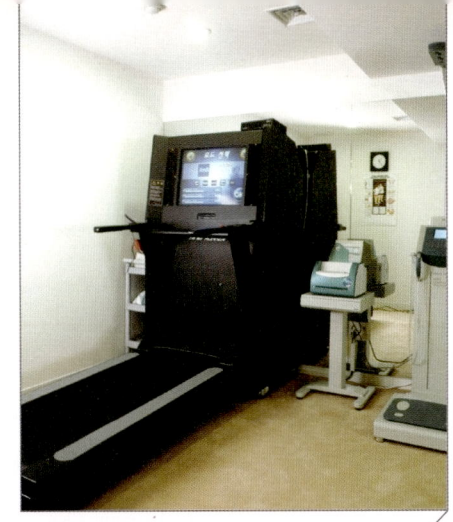

PROGRAM 2
부스터 프로그램
BOOSTER PROGRAM

재미없고 힘들기만 한 운동은 이제 그만! 이경영 박사의 다이어트 노하우가 접목된 파워워킹 프로그램은 체지방 연소 효과가 높다고 정평이 나 있다. 일반 트레드밀과 다르게 게임 형식으로 상체와 하체 운동을 동시에 할 수 있어 짧은 시간에 운동량을 극대화시켜 칼로리 소모를 높여준다. 걸으면서 팔 운동을 강화할 수 있어 다이어트 중 팔뚝 살이 처지는 것을 방지한다.

PROGRAM 3
써모 프로그램
THERMO PROGRAM

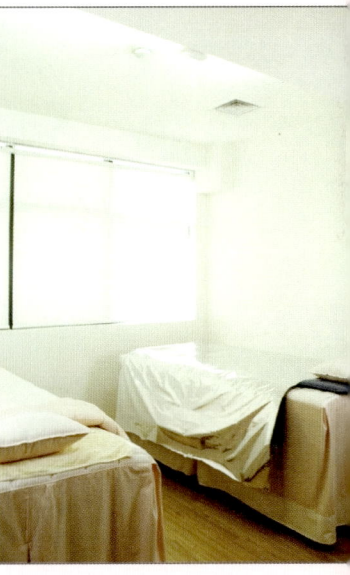

비만 고객들의 독소 배출 능력을 높여주는 프로그램이다. 원적외선의 핫 블랭킷(Hot Blanket) 안에 누워 림프절(겨드랑이, 팬티라인, 배꼽주변, 무릎 뒤쪽)에 사해소금으로 만든 아로마솔트를 바른 후 땀을 통해 독소 배출을 활발하게 해주는 프로그램이다. 독소를 걸러주는 폴리필름을 이용하여 무덥고 힘든 온열요법의 한계를 극복하여 편안하게 관리를 받을 수 있다.

PROGRAM 4
체성분 분석
BID PROGRAM

고객들이 자신의 신체상황을 정확히 확인할 수 있는 프로그램이다. 자신의 체지방, 근육, 수분의 상태를 과학적인 데이터로 파악함으로써 자신의 비만 정도와 감량이 필요한 부위를 알 수 있고, 신체 발달 밸런스를 파악할 수 있다.

PROGRAM 5
이경영 식이요법
LEE CLEAN DIETARY PROGRAM

하루 세 끼 모두 균형 잡힌 식사를 통하여 즐겁게 체중과 사이즈를 감량할 수 있도록 한다. 고객들은 이경영 박사와의 상담을 통해 자신의 식이 패턴 문제점 등을 수정할 수 있고, 과학적이고 효율적인 데이터 분석을 통해 자신의 문제점을 개선할 수 있다.

3 이경영벤에세레 이용 후기

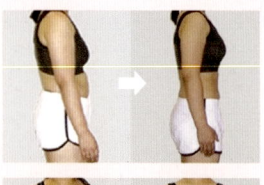
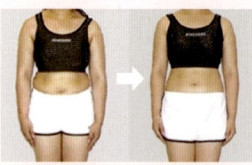
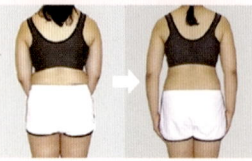

윤보희 씨는 잦은 다이어트 실패로 인해 요요현상을 많이 겪으면서 나이에 비해 높은 체지방율과 허리둘레를 갖고 있었다. 우선 체지방률을 줄이는 것이 급선무였기 때문에 이경영벤에세레 운동 프로그램을 잘 따라 하면서 다이어트에서 운동의 중요성을 본인 스스로 실감하게 되었다. 처음에는 의무적으로 운동을 하다가 어느새 운동 자체를 즐기게 되었다. 체지방을 4주 만에 5.6kg 감량하여 체중보다 더 많이 빠지면서 요요현상에 대한 걱정도 덜게 되었다. 운동이 다이어트의 완성이라는 것을 알게 해준 사례였다.

	처음	4주차	변화
체중	63.0kg	57.5kg	−5.5kg
체지방	21.6kg	16.0kg	−5.6kg
체지방율	34.3%	27.3%	−7.0%
허리둘레	87.4cm	79.4cm	−8.0cm

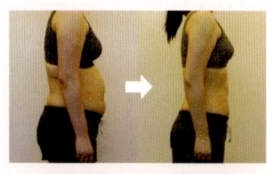
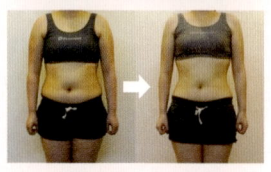
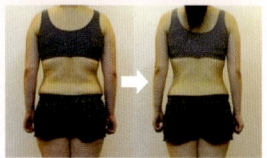

박수지 씨는 밀가루 음식을 좋아하는 식습관을 가지고 있었다. 일상생활에서 활동량도 매우 부족한 상태였으며 체지방률이 40%인 고도비만인데, 특히 복부비만이 심각한 상태였다. 불규칙한 식습관 교정을 위해 입맛교정 프로그램과 유산소운동 위주의 처방이 내려졌다. 이경영벤에세레의 프로그램에 처방 받은 운동을 매일 실행하는 성실함과 끈기를 보여준 결과 2개월 관리 후 체중이 9.4kg, 허리둘레가 11.3cm나 줄었다.

	처음	8주차	변화
체중	74.6kg	65.2kg	−9.4kg
체지방	29.7kg	21.7kg	−8.0kg
체지방율	39.9%	33.2%	−6.7%
허리둘레	94.7cm	83.4cm	−11.3cm

CASE 3
강민경

27세, 직장인, 161cm

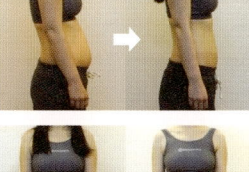

강민경 씨는 자취하며 직장생활을 하면서 식사 패턴이 불규칙하였다. 주로 아침 결식이 많았고, 20대 여성에게 흔히 나타나는 탄수화물 중독증이 있었다. 다이어트 기간 내내 아침 결식 개선을 집중적으로 노력하였고 이경영벤에세레 프로그램에 처방 받은 식이요법과 운동요법을 잘 병행한 결과 과체중 범위에 있던 체지방률이 정상 범위로 떨어졌다. 다이어트 중 본인 스스로도 규칙적인 식습관과 운동이 건강 체중을 유지하는 데에 중요하다는 것을 느꼈다고 한다.

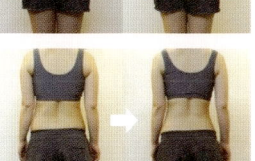

	처음	8주차	변화
체중	60.0kg	54.4kg	−5.6kg
체지방	16.5kg	11.8kg	−4.7kg
체지방율	27.5%	21.3%	−6.2%
허리둘레	78.6cm	70.7cm	−7.9cm

CASE 4
류선민

32세, 주부, 161cm

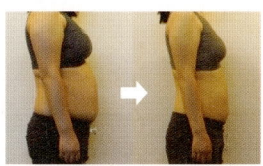

류선민 씨는 전업주부로 육아와 다이어트를 병행해야 했기 때문에 다이어트를 하기에 좋은 조건은 아니었다. 불규칙한 식사와 남편의 입맛에 따라 짠 음식과 야식 문제가 발생했는데, 이경영벤에세레에서 처방 받은 식이요법과 운동요법을 성실히 수행하였고 관리 받으러 오는 날도 걸어 다니는 등의 노력을 하였다. 그 결과 본인은 물론 주변 사람들도 놀랄만한 결과를 얻었고 둘째 아이 임신 계획까지 세우게 되었다. 8주 만에 체지방을 10kg 감량하고 허리둘레가 5인치나 주는 쾌거를 이루었으니 아줌마라고 포기하면 안 된다는 것을 온몸으로 보여주었다.

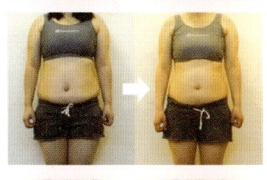

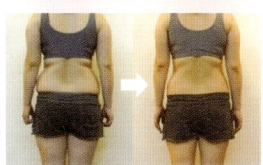

	처음	8주차	변화
체중	76.3kg	66.5kg	−9.8kg
체지방	28.1kg	18.2kg	−9.9kg
체지방율	36.8%	27.2%	−9.6%
허리둘레	97.2cm	85.4cm	−11.8cm

다이어트도 하고 전문가도 되자
다이어트 프로그래머, 퍼스널 트레이너 자격증

자신이 다이어트도 성공하고 이 경험으로 직업을 갖는다면 어떨까? 다이어트 프로그래머와 퍼스널 트레이너를 10년째 교육하는 이경영 아카데미(www.lky.co.kr, 02-511-8237, lkydiet@naver.com)를 방문하여 다이어트 프로그래머와 퍼스널 트레이너에 대하여 알아보자.

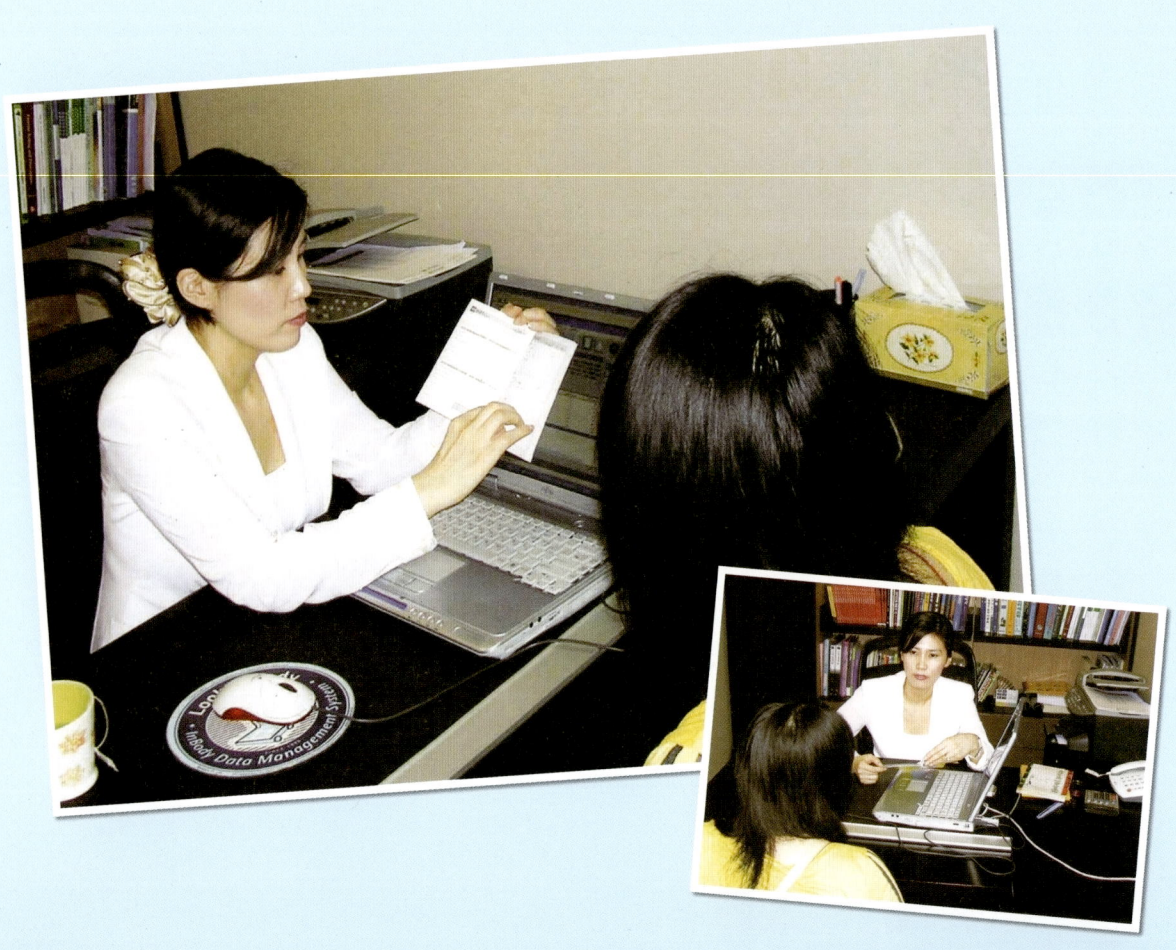

다이어트 프로그래머, 퍼스널 트레이너란 무엇인지?

생활 수준이 높아짐에 따라 식생활습관이 변하고, 바쁜 사회생활로 운동이 부족하게 됨으로써 나타나는 비만은 남녀노소 가릴 것 없이 나타나는 대표적인 현대질병으로 우리들의 생명까지 위협하고 있다.

다이어트 프로그래머는 고객의 체중과 체지방을 기계로 측정하고, 식습관, 운동량, 주변환경 등을 확인하여 이를 토대로 식이요법, 운동요법, 행동수정요법을 설계하여 고객이 다이어트 프로그램을 제대로 이행하고 있는지를 점검하고 확인하는 다이어트 관련 최고의 자격증이다. 그리고 퍼스널 트레이너는 운동을 하면서 발생할 수 있는 모든 위험요소를 최소화 하면서 개인의 신체활동능력에 맞게 운동방법을 설계 및 작성하여 진행함에 따라 운동효과를 더욱 극대화 할 수 있도록 해주는 운동전문가이다

자격증은 어떻게 취득해야 하는지?

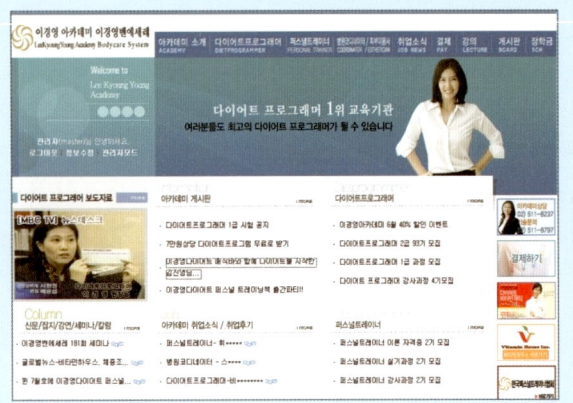

이경영아카데미에 등록하고 강의를 수강한 후 자격증 시험에 합격하면 된다. 다이어트 프로그래머가 되기 위해서는 비만학, 영양학, 운동학, 생리학을 공부해야 하는데 이경영아카데미는 다이어트 프로그래머 1호인 이경영 박사의 강의를 들을 수 있는 유일한 곳이다. 특히 모든 과정이 온라인 또는 오프라인으로 이루어져 있어 시간과 공간에 제약이 없이 국내는 물론 해외에서도 이경영아카데미에 접속하여 다이어트 프로그래머와 퍼스널 트레이너 강의를 들을 수 있다.

다이어트 프로그래머가 되기 위해서는 비만학, 영양학, 운동학, 생리학 기말고사를 보고 자격시험을 합격하면 되는데, 각 과목당 75점을 넘으면 된다. 자격시험은 1, 3, 5, 7, 9, 11월 마지막 주 일요일에 서강대학교에서 실시한다. 또한 부분합격제도가 있어 공부시간이 부족한 사람들은 2과목만 먼저 합격하고 2년 이내에 나머지 과목을 합격해도 된다. 다이어트 프로그래머 자격증은 2급, 1급, 강사 자격증으로 구성되어 있는데 2급 자격증은 이론 중심으로, 1급과 강사 자격증은 실무 중심으로 이루어져 있다.

퍼스널 트레이너가 되기 위해서는 영양학, 운동학1, 운동학2, 생리학, 서비스학을 배워야 하는데 다이어트 프로그래머와 과목이 비슷하여 동시에 수강하면 많은 도움이 된다. 특히 다이어트 프로그래머 자격시험에 합격한 분들은 영양학과 생리학 자격시험이 면제가 되어 운동학과 서비스학만 시험을 보면 된다. 퍼스널 트레이너 자격증은 2급, 1급, 강사 자격증이 있다. 2급은 이론자격증이고, 1급과 강사 자격증은 실무자격증이다.

다이어트 프로그래머, 퍼스널 트레이너 자격증
취득 후 진로는?

다이어트 프로그래머, 퍼스널 트레이너 자격증을 취득하면 주로 아래와 같은 곳의
취업의 기회를 얻을 수 있다.

• 다이어트센터, 비만클리닉, 에스테틱, 헬스클럽 등 취업

• 대기업, 중소기업 다이어트 기획, 마케팅 부서 취업

• 문화센터, 대학, 기업체에 다이어트 강의 출강

• TV, 라디오, 신문, 잡지, 인터넷에 다이어트 전문가로 출연

• TV, 라디오, 신문, 잡지, 인터넷에 다이어트 전문가로 칼럼 연재 등

• 홈쇼핑에 쇼호스트로 출연

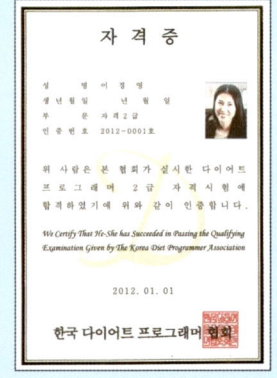

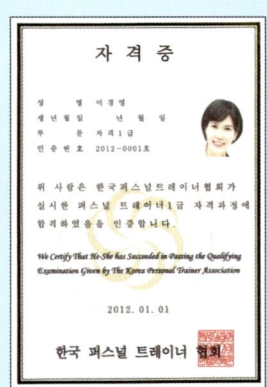

유사협회 자격증에 주의해야 한다는데?

다이어트 프로그래머는 한국다이어트프로그래머협회에서 주관하는 다이어트 프로
그래머 자격증 시험에 합격해야 한다. 한국다이어트프로그래머는 이경영 박사가
설립한 협회로서 다이어트 프로그래머가 현재의 위상을 갖는 데 많은 노력을 하였
다. 하지만 일부 협회에서 내실 있는 교육은 뒤로 한 채 다이어트 프로그래머를 매
출 수단으로만 악용하는 경우가 있어 주의가 요구된다. 이러한 단체에서 다이어트
프로그래머 교육을 받을 경우 다이어트 프로그래머에 대한 흥미를 잃을 수 있고,
협회의 경제적 이득을 위해 고객에게 좋지 않은 다이어트 식품을 판매하여 다이어
트 프로그래머의 의미가 퇴색되는 경우가 많다.

다이어트 프로그램을 마치고 회원들과 마지막 인사를 하면서 항상 묻는 말이 있습니다. "6개월 후에도 운동을 꾸준히 할 수 있을 것 같습니까?" 저의 질문에 절반 정도는 운동에 재미가 생겨 꾸준히 할 것 같다고 합니다. 하지만 나머지 절반은 다이어트를 위해 억지로 운동을 했고 시간도 별로 없어 운동을 지속하기는 힘들 것 같다고 대답합니다. 이렇게 부정적으로 대답한 분들은 다이어트 기간 중에도 운동 선호도가 높아지지 않았기 때문에 다이어트 후에 운동을 계속할 마음이 거의 없을 것입니다. 문제는 이런 경우에는 저를 다시 보게 될 위험(?)이 높아집니다. 식이요법으로 다이어트에 성공했지만 감량된 체중을 유지하려면 운동이 꼭 필요하기 때문에 요요현상으로 저를 다시 보게 될 확률이 높아지게 됩니다.

소아비만이었던 저는 운동을 무척 싫어했습니다. 심지어 운동경기 관람도 싫어해서 그 당시 여학생들에게 인기가 많았던 농구선수들의 이름도 전혀 몰랐습니다. 유일하게 알았던 운동 선수 이름이 선동렬일 정도로 운동 선호도가 낮았습니다.

처음에는 다이어트 성공을 위해 운동을 이용(?)했지만 다이어트를 하면서 마음이 조금씩 바뀌었습니다. 버스 한 정거장 거리도 택시를 타고 가던 제가 30분 거리 정도는 걸어가는 것이 편해졌습니다. 6개월 다이어트를 하면서 생겼던 걷기 습관은 18년이 지난 지금도 자가용보다 대중교통 이용을 선호하게 만들었습니다.

처음에는 다이어트를 위해 접근했던 운동이 이제는 저의 삶을 바꾸었습니다. 그리고 식품영양학에서 운동생리학으로 전공을 바꾸어 박사 과정을 마쳤습니다. 경주에서 열렸던 마라톤 대회에 제가 출전했을 때는 가족들이 정말로 놀라워했던 기억이 납니다. 체중감량에 효과적인 운동뿐만 아니라 검도나 암벽등반 등 다양한 스포츠에 도전하게 되었습니다. 운동이 더 이상 다이어트의 목적이 아닌 운동 자체를 즐기게 된 것입니다. 18년 전 고도비만이었던 제가 10분 걷기에도 고통스러웠던 기억을 뒤로 하고 이제는 운동으로 인해 더 건강하고 풍요로운 삶을 살게 되었습니다. 운동을 꾸준히 하면서 느낀 것은 비만관리에 도움이 될 뿐만 아니라 자존감이 커지는 것이었습니다.

그리스 철학자 플라톤은 건강한 육체에 건강한 정신이 깃든다고 말했습니다. 스트레스와 과중한 업무 등으로 지친 현대인들이 컴퓨터 게임과 패스트푸드로 위안받는 것은 일시적일 뿐, 결국 우리 육체를 더욱 병들게 합니다. 하지만 규칙적인 운동은 튼튼한 심장, 강한 근육뿐만 아니라 스트레스를 이기는 강한 심신을 만들어 줍니다. 비만의 양극화 현상뿐만 아니라 우울증으로 몸살을 앓고 있는 현대인들에게 운동이야 말로 저비용 고효율의 해결책이라는 점을 알려드리고 싶습니다. 규칙적인 운동을 통해 잃어버린 체형과 자존감을 찾고 운동 자체를 즐기시길 바랍니다.

저자 이경영

34kg 감량 신화 이경영의
다이어트
퍼스널 트레이닝

초판 1쇄 발행 2012년 6월 16일
초판 3쇄 발행 2012년 8월 17일

지은이 이경영, 이병주
펴낸이 김영조
외부스태프 디자인 design group ALL
　　　　　　 사진 촬영 이과용, 박상국
　　　　　　 모델 이병주, 이하예진
펴낸곳 싸이프레스
주소 서울시 마포구 서교동 394-25 동양한강트레벨 1505호
전화 02-335-0385
팩스 02-335-0397
이메일 cypressbook@naver.com
홈페이지 www.cypressbook.co.kr
블로그 blog.naver.com/cypressbook
트위터 @cypressbook
출판등록 2009년 11월 3일 제313-2010-105호

ISBN 978-89-97125-14-2 13690

이 도서의 국립중앙도서관 출판시도서목록(CIP)은
e-CIP홈페이지(http://www.nl.go.kr/ecip)에서 이용
하실 수 있습니다. (CIP 제어번호: 2012002496)